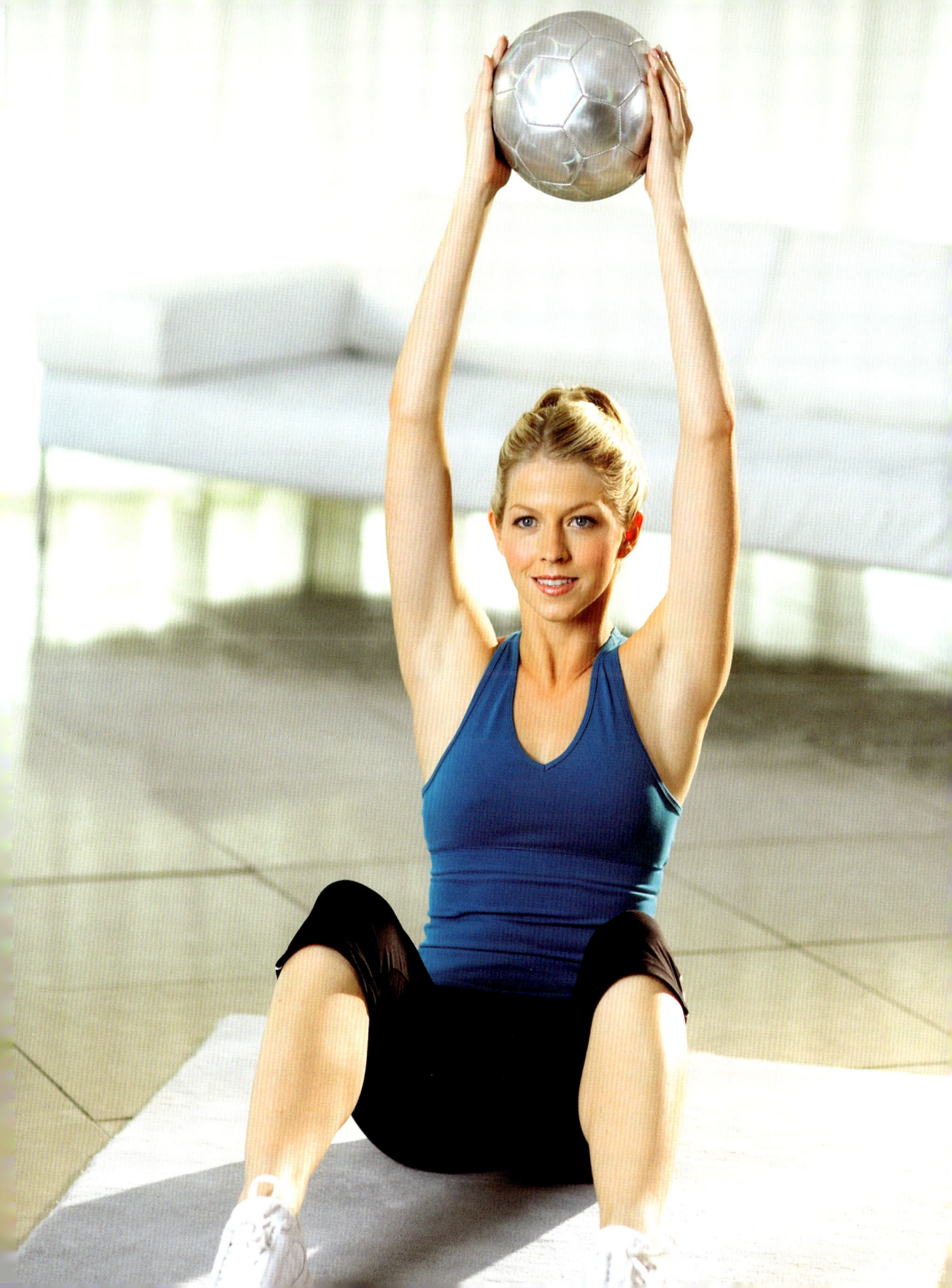

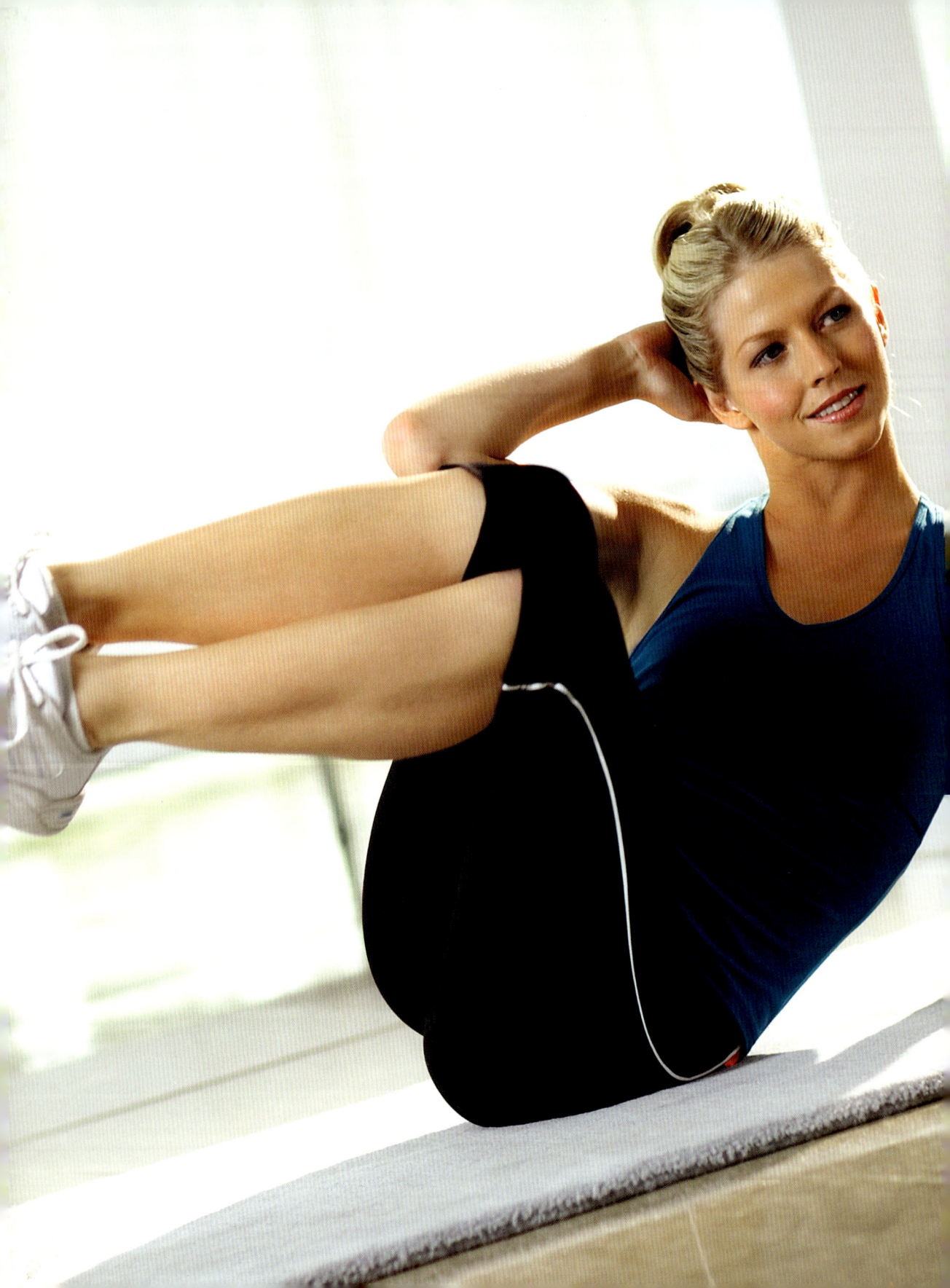

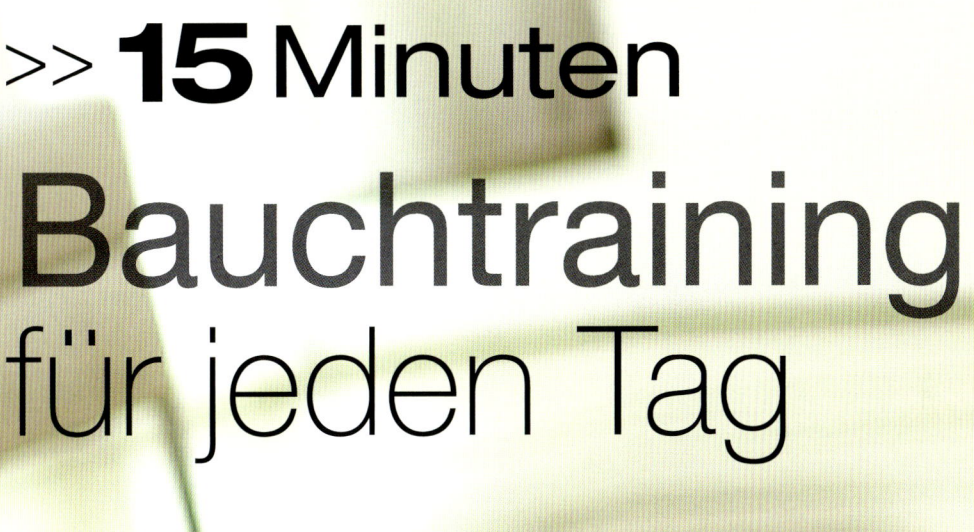

>> **15** Minuten
Bauchtraining
für jeden Tag

Joan Pagano

DK
DORLING KINDERSLEY

DORLING KINDERSLEY
London, New York, München, Melbourne und Delhi

Für meinen Vater

Projektbetreuung Hilary Mandleberg
Bildbetreuung Ruth Hope
Assistenz Andrew Roff
Lektorat Jennifer Latham
Chefbildredaktion Susan Downing
Cheflektorat Dawn Henderson
Chefbildlektorat Christine Keilty
Art Director Peter Luff
Programmleitung Mary-Clare Jerram
Fotos Ruth Jenkinson
DTP-Design Sonia Charbonnier
Herstellungskoordination Alice Holloway
Herstellung Luca Frassinetti

DVD für Dorling Kindersley produziert von
Chrome Productions
www.chromeproductions.com

Regie Joel Mishcon
Produktionsleitung Hannah Chandler
Kameraleitung Benedict Spence
Kamera Benedict Spence, Joe McNally
Produktionsassistenz Irene Maffei
Beleuchtung Terry Williams, Jonathan Spencer
Musik Chad Hobson
Styling Victoria Barnes

Für die deutsche Ausgabe:
Programmleitung
Monika Schlitzer
Projektbetreuung
Kerstin Uhl
Herstellungsleitung
Dorothee Whittaker
Herstellung
Petra Kühner

Bibliografische Information Der Deutschen Bibliothek
Die Deutsche Bibliothek verzeichnet diese Publikation in der
Deutschen Nationalbibliografie;
detaillierte bibliografische Daten sind im Internet über
http://dnb.ddb.de abrufbar.

Titel der englischen Originalausgabe:
15 Minute Abs Workout

© Dorling Kindersley Limited, London, 2009
Ein Unternehmen der Penguin-Gruppe
Text © Joan Pagano, 2009

© der deutschsprachigen Ausgabe by
Dorling Kindersley Verlag GmbH, München, 2009
Alle deutschsprachigen Rechte vorbehalten

Übersetzung Dörte Fuchs
Redaktion Anke Wellner-Kempf

Deutsche DVD-Fassung
Technische Realisation Peter Riedel, video-art & networks,
München
Tonstudio Orange Sound, München
Sprecherin Alisa Palmer

ISBN: 978-3-8310-1365-4

Printed and bound in China by Sheck Wah Tong

Besuchen Sie uns im Internet
www.dk.com

Hinweis
  Die Informationen und Ratschläge in diesem Buch sind von den Autoren und
    vom Verlag sorgfältig erwogen und geprüft, dennoch kann eine Garantie
      nicht übernommen werden.
        Eine Haftung der Autoren bzw. des Verlags und seiner Beauftragten
          für Personen-, Sach- und Vermögensschäden ist
            ausgeschlossen.

Inhalt

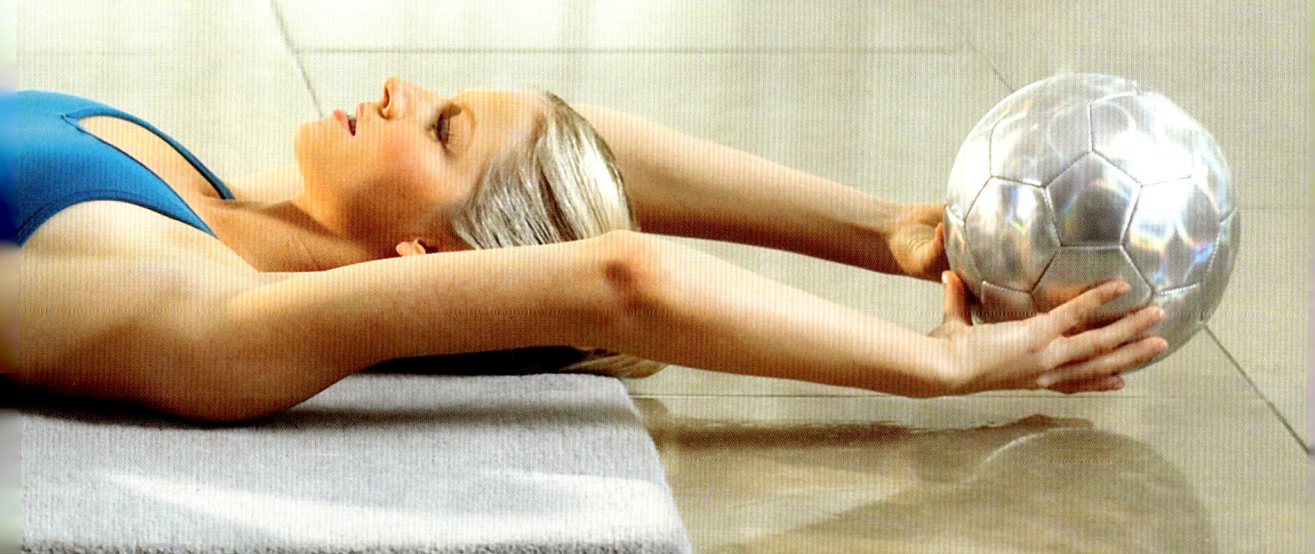

Vorwort der Autorin

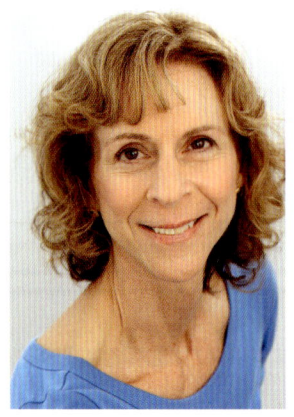

In meiner über 20-jährigen Tätigkeit als Fitnesstrainerin haben meine Kunden sehr vielfältige und sehr persönliche Fragen mit mir besprochen, die nicht nur ihre Gesundheit und ihr Wohlbefinden, sondern naturgemäß auch ihre äußere Erscheinung betrafen. In der sich bei Einzelsitzungen einstellenden vertrauensvollen Atmosphäre wurde ich oft von meinen Klienten zu sehr persönlichen Fragen, ihren Körper betreffend, um Rat gefragt.

In diesen Gesprächen habe ich erfahren, dass meine Klienten vor allem gesund und in Form bleiben wollen. Einen trainierten Körper zu haben, ist ein ebenfalls verbreiteter Wunsch. Wenn ich die Körperregion nennen sollte, die in dieser Hinsicht die größte Herausforderung darstellt, wäre meine Antwort klar: Taille und Bauch. Wohl unzählige Male haben mich Menschen jeden Alters gefragt, wie sie ihre Bauchregion wieder in Form bringen können. Frauen klagen vor allem über sich rundende Bäuche, schwindende Taillen und schlappe Bauchmuskeln. Männer möchten wissen, wie sie ihre »Rettungsringe« loswerden und das ultimative »Sixpack« herausmodellieren können.

Es ist ein beglückender Moment für meine Kunden wie für mich, wenn die Erfolge eines Trainingsprogramms sichtbar werden. Alle Übungen, die ich für dieses Buch zusammengestellt habe, zielen aus einer Vielzahl von Ausgangspositionen heraus auf die Körpermitte. Von einer festen Bauchmuskulatur profitiert der gesamte Körper, denn sie stärkt zugleich die tiefer liegende Rumpfmuskulatur, englisch »Core«. So verbessert Bauchmuskeltraining Ihre Haltung, kräftigt den unteren Rücken, lindert Schmerzen in Nacken und Schultern und verleiht Ihnen mehr Ausdauer und Kraft bei Alltagsaktivitäten. Sie sehen besser aus und fühlen sich auch besser.

Um optimale Resultate zu erzielen, sollten Sie die Workouts aus diesem Buch mit Ausdauersport kombinieren. Regelmäßiges Ausdauer-Training – mindestens 30 Minuten Walken, Joggen, Radfahren oder Schwimmen an fünf Tagen der Woche – lässt die über den Muskeln liegende Fettschicht schmelzen und strafft die Figur sichtbar. Dabei müssen Sie nicht alles auf einmal in Angriff nehmen, Sie können Ihr Trainingsprogramm auch in 10- oder 15-Minuten-Einheiten aufteilen. Wichtig ist, dass Sie *überhaupt* trainieren.

Darüber hinaus sollten Sie natürlich Tag für Tag auf eine gesunde Ernährung achten.
Viel Erfolg bei Ihrem Trainingsprogramm,

Joan Pagano

>> **So gehen** Sie vor

Mit den Bauchmuskel-Workouts aus diesem Buch kräftigen und dehnen Sie Ihre Rumpfmuskulatur – Voraussetzung für eine schlanke Silhouette und einen flachen Bauch. Bebilderte Schritt-für-Schritt-Anleitungen zeigen, wie es geht. Die ausklappbaren Doppelseiten sind zum Nachschlagen gedacht.

Alle vier in diesem Buch dargestellten Trainingseinheiten finden Sie auch auf der mitgelieferten DVD. Die dort eingeblendeten Seitenzahlen verweisen auf die Buchseiten, auf denen Sie die detaillierte Anleitung nachlesen können. Beginnt eine Übung mit einer bestimmten Ausgangsposition, so ist diese zu Beginn auf einem kleinen Foto dargestellt. Die großen Abbildungen zeigen den Ablauf der Übungen Schritt für Schritt. Tipps zur korrekten Haltung und zusätzliche Erläuterungen (»Spüren Sie es hier«) unterstützen Sie bei der Ausführung.

Jeder 15-Minuten-Workout beginnt mit einem dreiminütigen Warm-up, dessen Intensität sich allmählich steigert. Der zehnminütige Hauptteil trainiert die wichtigsten Bauch- und Rückenmuskeln. Regelmäßige Stretching-Einheiten dienen der Dehnung und Erholung der Muskeln. Am Schluss jedes Workouts steht ein zweiminütiges Cool-down zur Ganzkörperdehnung.

Die Workouts sind so ausgelegt, dass sie sich für Einsteiger eignen; lediglich das Core-Training für Fortgeschrittene erfordert etwas mehr Kraft und Geschicklichkeit. Anfänger sollten sich langsam zu dieser Einheit vorarbeiten und zunächst die Einführung, die »Fragen-&-Antworten«-Seiten sowie die Hintergrundinformation am Ende des Buchs lesen.

Trainieren Sie drei- bis viermal wöchentlich. Sie können mehrere Workouts an einem Tag üben, sollten aber einen Tag pausieren. Diese Regenerationsphase ist für den Muskelaufbau ebenso wichtig wie das eigentliche Training. Optimale Resultate erzielen Sie, wenn Sie Ihren Workout durch ein

halbstündiges moderates Ausdauertraining wie Schwimmen, Walken oder Radfahren unterstützen.

Sicherheitshinweis

Gehen Sie sicher, dass Sie unbesorgt trainieren können. Auf Seite 117 finden Sie einen von der Canadian Society for Exercise Physiology entwickelten Fragebogen, der Sie herausfinden lässt, ob Sie vor Trainingsbeginn Ihren Arzt konsultieren sollten.

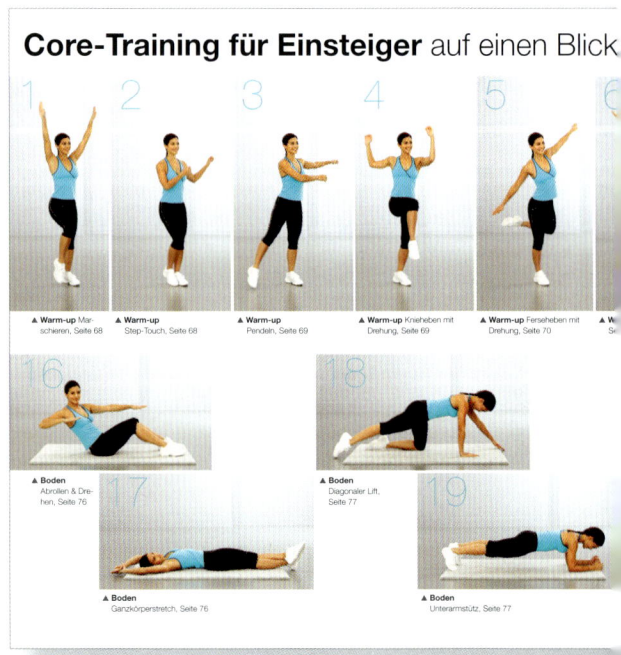

Core-Training für Einsteiger auf einen Blick

Die Doppelseiten zum Aufklappen geben Ihnen einen Überblick über die gesamte Trainingseinheit – eine praktische Nachschlageseite für schnelles, einfaches Üben.

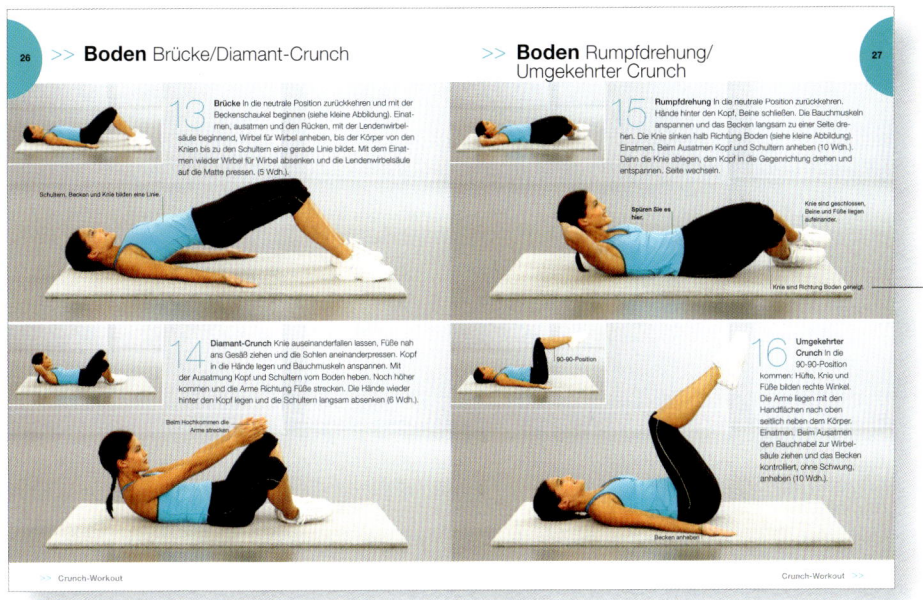

13 **Brücke** In die neutrale Position zurückkehren und mit der Beckenschaukel beginnen (siehe kleine Abbildung). Einatmen, ausatmen und den Rücken, mit der Lendenwirbelsäule beginnend, Wirbel für Wirbel anheben, bis der Körper von den Knien bis zu den Schultern eine gerade Linie bildet. Mit dem Einatmen wieder Wirbel für Wirbel absenken und die Lendenwirbelsäule auf die Matte pressen. (5 Wdh.)

Schultern, Becken und Knie bilden eine Linie.

14 **Diamant-Crunch** Knie auseinanderfallen lassen, Füße nah ans Gesäß ziehen und die Sohlen aneinanderpressen. Kopf in die Hände legen und Bauchmuskeln anspannen. Mit der Ausatmung Kopf und Schultern vom Boden heben. Noch höher kommen und die Arme Richtung Füße strecken. Die Hände wieder hinter den Kopf legen und die Schultern langsam absenken (8 Wdh.).

Beim Hochkommen die Arme strecken.

15 **Rumpfdrehung** In die neutrale Position zurückkehren. Hände hinter den Kopf, Beine schließen. Die Bauchmuskeln anspannen und das Becken langsam zu einer Seite drehen. Die Knie sinken halb Richtung Boden (siehe kleine Abbildung). Einatmen. Beim Ausatmen Kopf und Schultern anheben (10 Wdh.). Dann die Knie ablegen, den Kopf in die Gegenrichtung drehen und entspannen. Seite wechseln.

Spüren Sie es hier.

Knie sind geschlossen, Beine und Füße liegen aufeinander.

Knie in Richtung Boden geneigt.

16 **Umgekehrter Crunch** In die 90-90-Position kommen: Hüfte, Knie und Füße bilden rechte Winkel. Die Arme liegen mit den Handflächen nach oben seitlich neben dem Körper. Einatmen. Beim Ausatmen den Bauchnabel zur Wirbelsäule ziehen und das Becken kontrolliert, ohne Schwung, anheben (10 Wdh.).

90-90-Position

Becken anheben

Anmerkungen geben zusätzliche Tipps und Erläuterungen.

Schritt-für-Schritt-Anleitungen Das kleine Foto oben links zeigt die Ausgangsposition, die großen Abbildungen demonstrieren die wichtigsten Schritte einer Übung.

Die Doppelseite zeigt alle Übungen eines Workouts im Überblick.

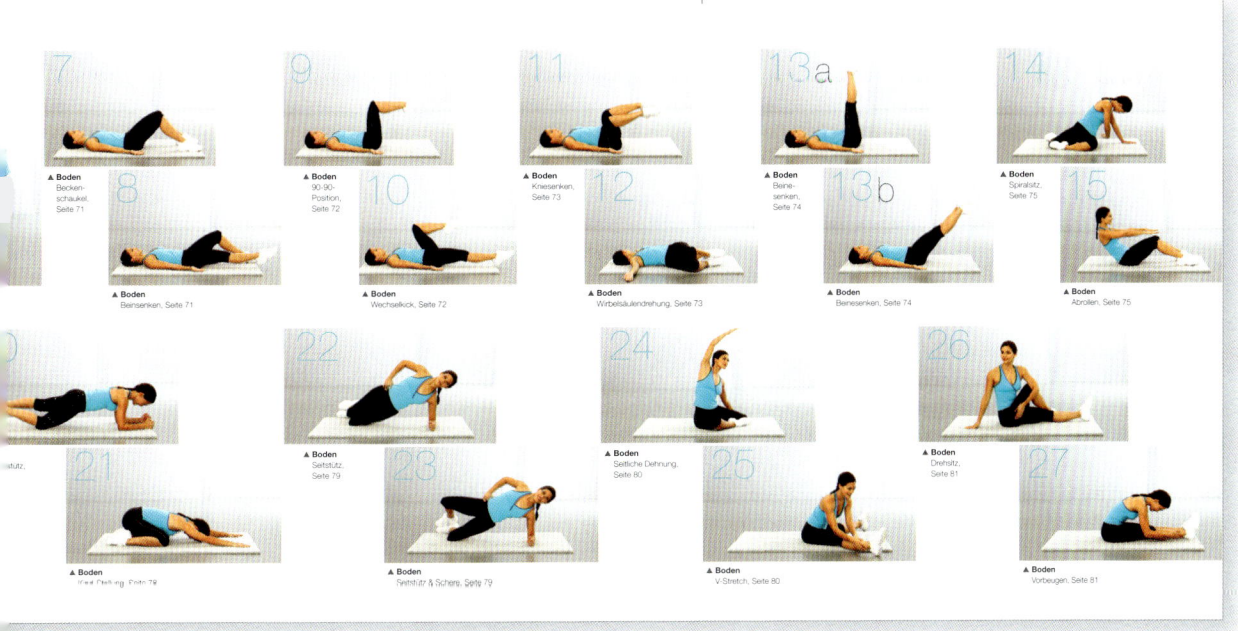

7

8
▲ Boden
Beinsenken, Seite 71

9

10
▲ Boden
Wechselkick, Seite 72

11
▲ Boden
Kniesenken, Seite 73

12
▲ Boden
Wirbelsäulendrehung, Seite 73

13a
▲ Boden
Beinesenken, Seite 74

13b
▲ Boden
Beinesenken, Seite 74

14
▲ Boden
Spiralsitz, Seite 75

15
▲ Boden
Abrollen, Seite 75

▲ Boden
Beckenschaukel, Seite 71

90-90-Position, Seite 72

21
▲ Boden
Seitstütz, Seite 78

22
▲ Boden
Seitstütz, Seite 79

28
▲ Boden
Drehstütz & Schere, Seite 79

24
▲ Boden
Seitliche Dehnung, Seite 80

25
▲ Boden
V-Stretch, Seite 80

26

27
▲ Boden
Vorbeugen, Seite 81

▲ Boden
Drehsitz, Seite 81

>> **Blickpunkt** Bauch

Wenn Sie ein Kunstmuseum besuchen und die Bilder und Skulpturen betrachten, fällt Ihnen sicherlich auf: Frauen haben Bäuche – das ist Fakt. Zwar wird die Form des Bauches von vielen Faktoren beeinflusst, doch wirkt sich ein gesunder Lebensstil in jedem Fall positiv aus.

Der Körperbau eines Menschen wird durch seine Gene bestimmt. Auch an welcher Stelle man Fett ansetzt (Apfel- oder Birnenform), ist eine Frage der Gene. Jeder gesunde Organismus verfügt über Fettreserven. Diese neigen dazu, sich in bestimmten Körperregionen zu sammeln. Ungünstig, weil mit einem erhöhten Risiko für Herzerkrankungen verbunden, ist das Fett, das sich im Bauchraum sammelt (Apfelform). Es lässt sich jedoch gut mit Ernährung und Bewegung in den Griff bekommen (siehe Fragen & Antworten, S. 112–113).

Geschlechtsspezifische Faktoren spielen eine wichtige Rolle. So haben Frauen in der Regel einen höheren Körperfettanteil als Männer. Dieses Körperfett liefert die Energie, die gebraucht wird, um einen Fötus und später einen Säugling zu nähren. Außerdem ist das weibliche Becken etwas stärker nach vorn geneigt, damit im Falle einer Schwangerschaft das Gewicht des Fötus von den Bauchmuskeln gestützt wird und die inneren Organe entlastet sind. Durch diese Neigung des Beckens erscheint der Unterbauch leicht vorgeschoben.

Auch altersbedingte Veränderungen treten auf. Nicht selten entwickeln sich in den Wechseljahren »Jahresringe«. Haltungsveränderungen können dazu führen, dass sich ein Hohlkreuz bildet oder verstärkt, das den Bauch nach vorne schiebt.

Neben Gewichtszunahme und Stress beeinträchtigen auch Schwangerschaften den Tonus von Muskulatur und Haut; Bauchoperationen können einen Verlust an Muskelkraft, die Bildung von Narbengewebe und die Flüssigkeitseinlagerung ins

---

>> **Straffer Bauch:** So geht's

● **Wenn Ihre Bauchmuskeln trainiert,** aber von zu viel Körperfett bedeckt sind, helfen Ihnen 30 Minuten Ausdauer-Training an fünf Tagen pro Woche, mehr Kalorien und überschüssiges Fett zu verbrennen.

● **Wer kein überschüssiges Bauchfett,** aber zu wenig Muskeln hat, sollte sich auf die Bauchmuskelübungen konzentrieren.

● **Schlaffe Bauchmuskeln** *und* zu viel Bauchfett? Dann benötigen Sie Bauchmuskel- und Ausdauer-Training. Starten Sie mit dem Crunch-Workout.

Gewebe zur Folge haben. Vielen dieser Faktoren kann man jedoch mit Bewegung und Sport gezielt entgegenwirken.

Bevor Sie loslegen, sollten Sie sich Ihre persönlichen Ziele überlegen. Bleiben Sie realistisch in Ihren Ansprüchen und legen Sie einen geeigneten Ausgangspunkt für Ihr Training fest (siehe »Der Crunch: Test«, S. 14f., »Die tiefen Bauchmuskeln: Test«, S. 16f. und »Wie gesund sind Sie?«, S. 116f.).

Größe und Form des Bauches unterliegen vielen Einflüssen: Wichtig sind z. B. die genetische Veranlagung, das Alter und Lebensstilfaktoren wie Ernährung und Bewegung.

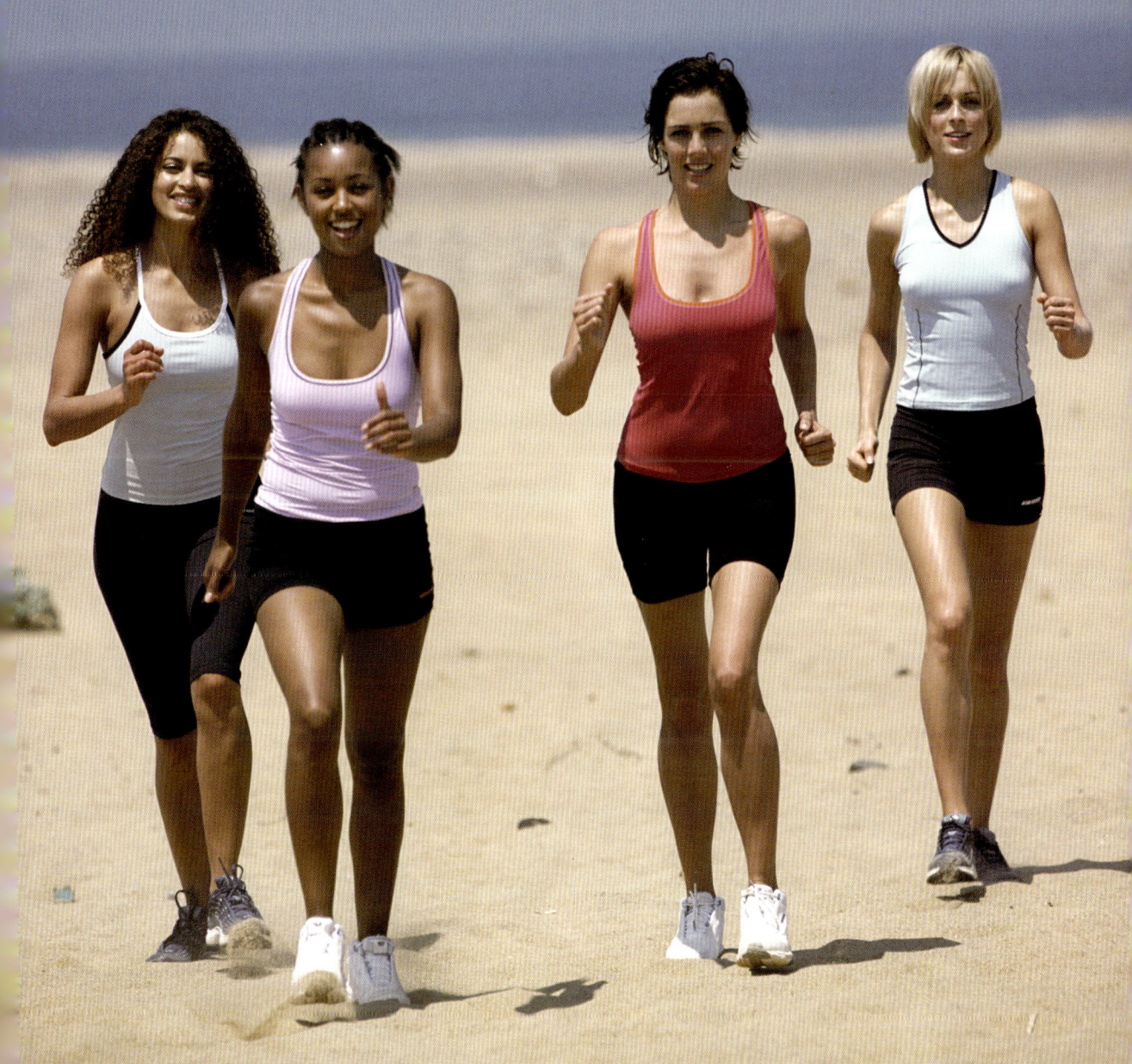

>> **Anatomie** der Rumpfmuskeln

Der Rumpf besitzt eine komplexe Muskulatur, die aus einer Vielzahl von Einzel-
muskeln besteht. Wie ein Korsett stabilisieren diese den Körper bei allen
Bewegungen. Von zentraler Bedeutung sind die Bauchmuskeln, die mit ihren
Gegenspielern, den Rückenmuskeln, zusammenarbeiten.

Die Bauchmuskulatur besteht aus vier Muskelgrup-
pen: den Muskelsträngen des geraden Bauchmuskels (M. rectus abdominis), des äußeren und
des inneren schrägen Bauchmuskels (M. obliquus

externus abdominis und M. obliquus internus
abdominis) und des queren Bauchmuskels (M.
transversus abdominis). Diese Muskeln verlau-
fen vertikal, diagonal und horizontal in Schichten

MUSKULATUR DES RUMPFS

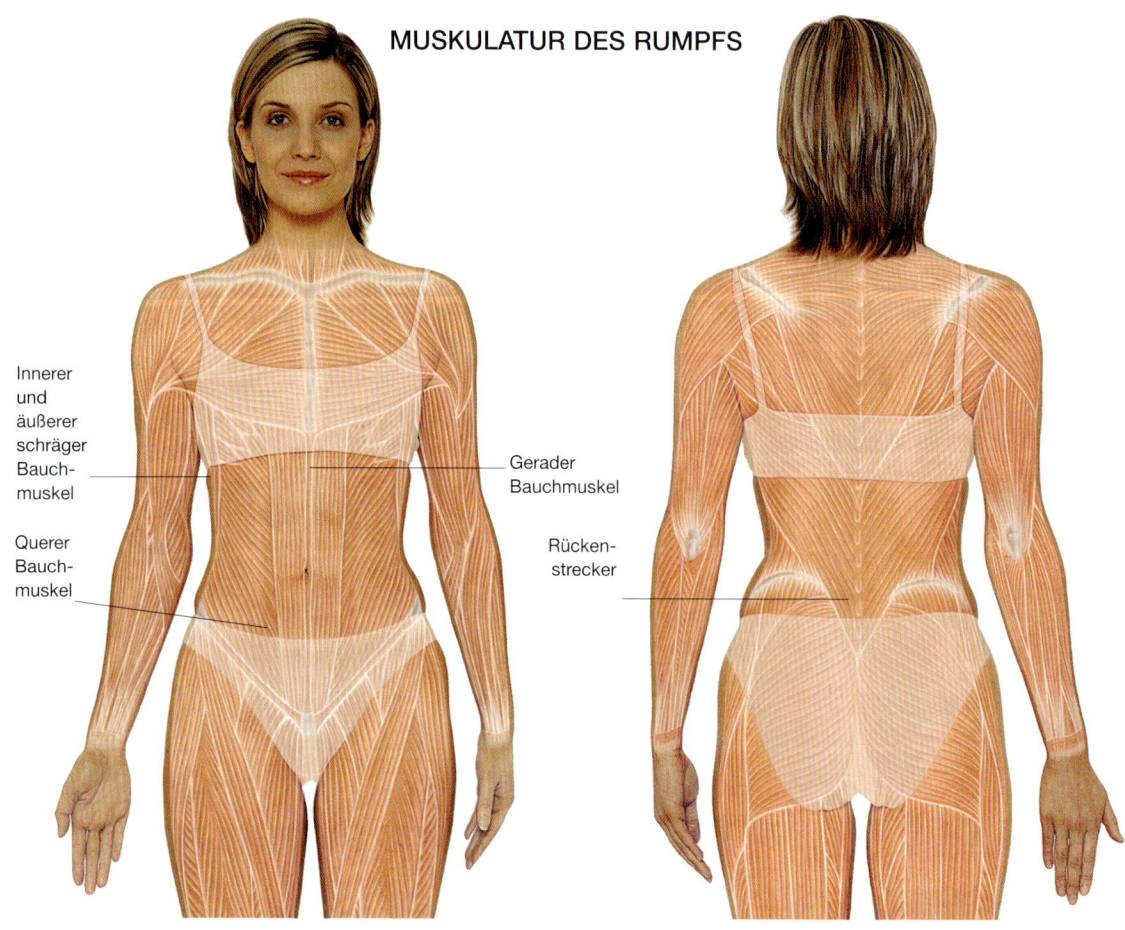

Innerer
und
äußerer
schräger
Bauch-
muskel

Querer
Bauch-
muskel

Gerader
Bauchmuskel

Rücken-
strecker

übereinander und sind miteinander verbunden. Bei vielen Bewegungen arbeiten sie gruppenweise zusammen. Der gerade Bauchmuskel, der, wenn er gut trainiert ist, für den begehrten »Waschbrett«- oder »Sixpack«-Effekt sorgt, verläuft direkt unter der Haut vertikal vom Brustbein zum Schambein. Er ist an der Beugung des Rumpfs und an der Stabilisierung des Beckens beim Gehen beteiligt.

Die seitlich am Rumpf verlaufende schräge Bauchmuskulatur erfüllt mehrere Funktionen. Für eine Drehung des Rumpfes (etwa beim Gedrehten Crunch, S. 25) arbeitet die äußere schräge Bauchmuskulatur der einen Körperseite mit der inneren schrägen Bauchmuskulatur der anderen Körperseite zusammen. Um den Rumpf zu beugen, das Becken aufzurichten und den Bauch einzuziehen (wie bei der Beckenschaukel, S. 23), ist eine beidseitige Kontraktion der schrägen Bauchmuskeln erforderlich.

Die tief liegende quere Bauchmuskulatur bildet, sofern sie gut trainiert ist, einen natürlichen Stützgürtel, sorgt für einen flachen Bauch und stabilisiert den unteren Rücken. Sie verläuft horizontal um die Taille und arbeitet zur Stabilisierung des Beckens (wie in der 90-90-Position auf S. 72) mit den schrägen Bauchmuskeln zusammen.

Der beiderseits der Wirbelsäule verlaufende Rückenstrecker wird insbesondere im Bereich des unteren Rückens (M. erector spinae) bei allen Übungen gefordert, die den Rücken aufrichten und dehnen (wie bei der Rückendehnübung auf S. 55). Beim Unterarmstütz (S. 99) arbeiten der Rückenstrecker mit den Bauchmuskeln zusammen, um den Körper stabil in horizontaler Position zu halten.

ÜBUNGEN FÜR EINE KRÄFTIGE RUMPFMUSKULATUR

Trainieren Sie drei- bis viermal wöchentlich. Jede Trainingseinheit bietet ein ausgewogenes Programm für Bauch- und Rückenmuskeln. Sie können an einem Tag mehrmals trainieren, sollten aber anschließend einen Tag pausieren. Die Tabelle zeigt, welche Übung welche Muskeln trainiert.

CRUNCH-WORKOUT	BEACHBALL-WORKOUT	CORE/EINSTEIGER	CORE/FORTGESCHRITTENE
Gerader Bauchmuskel	**Gerader Bauchmuskel**	**Gerader Bauchmuskel**	**Gerader Bauchmuskel**
Kurzer Crunch	Abrollen & Ballheben	Abrollen	Doppelter Crunch
Basis-Crunch	Überkopf-Crunch	**Querer Bauchmuskel**	Crunch & Strecken
Langer Crunch	Brücke & Crunch	Beckenschaukel	Crunch im Knien
Diamant-Crunch	**Querer Bauchmuskel**	Beinsenken	**Querer Bauchmuskel**
Umgekehrter Crunch	Brücke & Crunch	90-90-Position	Tippen & Rollen
90-90-Crunch	Wechseltipp	Wechselkick	Crunch & Strecken
Crunch mit Tippen	Ballübergabe	Beinesenken	Käfer
Radfahren	**Schräge Bauchmuskeln**	**Schräge Bauchmuskeln**	Auftippen
Querer Bauchmuskel	Drehen mit Ball I	Kniesenken	**Schräge Bauchmuskeln**
Beckenschaukel	Seit-Crunch	Spiralsitz	Tippen & Rollen
Crunch mit Tippen	Drehen mit Ball II	Abrollen & Drehen	Aufdrehen im Knien
Schräge Bauchmuskeln	Balance-Crunch mit Ball	Seitstütz	Crunch im Knien
Gedrehter Crunch	**Rückenstrecker**	**Rückenstrecker**	Seitstütz & Drehung
Rumpfdrehung	Unterarmstütz	Diagonaler Lift	Balance-Crunch
Radfahren	Rückendehnen	Unterarmstütz	**Rückenstrecker**
Rückenstrecker			Crunch im Knien
Arm- & Beinheben			Stütz mit Beinlift
Rückenstrecken			Schwimmen

>> **Der Crunch:** Test

Crunches trainieren insbesondere die gerade, vom Brustbein zum Schambein verlaufende Bauchmuskulatur. Dieser höchst wirkungsvolle »Klassiker«
unter den Bauchmuskelübungen ist äußerst vielseitig und für Anfänger wie für
Fortgeschrittene geeignet.

Die Aufgabe der geraden Bauchmuskulatur ist,
den Rumpf zu beugen, und beim Crunch werden
Kopf und Schultern in der Rückenlage nur so weit
angehoben, dass sie einen 30°-Winkel zum Boden
bilden. Hierbei wird der gerade Bauchmuskel,
der ja gezielt trainiert werden soll, isoliert aktiviert. Hebt man den Oberkörper weiter an, wie es
z. B. beim klassischen Sit-up der Fall ist, werden
andere Muskeln aktiv (in diesem Fall hauptsächlich
die Hüftbeuger an der Oberschenkelvorderseite).
Crunches sind nicht nur wirkungsvoller als Sit-ups,
sie belasten auch den unteren Rücken weniger.

Bevor Sie mit dem Training beginnen, sollten
Sie testen, wie fit Ihre Bauchmuskulatur ist, um Ihre

Trainingsziele bestimmen und Fortschritte einschät-
zen zu können. Führen Sie den Crunch-Test wie
unten beschrieben durch, notieren Sie Ihr Ergebnis
und das Datum, und wiederholen Sie den Test
nach zwei Monaten Training.

Um optimale Trainingsergebnisse zu erreichen,
muss der Crunch korrekt ausgeführt werden. Eignen Sie sich die richtige Technik an, und achten Sie
bei jeder Wiederholung auf korrekte Durchführung.
Lassen Sie sich von Ihrer Vorstellungskraft unterstützen: Spüren Sie, wie Ihre Bauchmuskeln sich
anspannen, wie die Kraft aus Ihrer Mitte kommt.
Lassen Sie den Kopf entspannt in den Händen
ruhen, während Ihre Brustwirbel sich von der
Unterlage heben.

Vorbereitung für den Crunch
Legen Sie Ihre Hände mit leicht gespreizten und
gebeugten Fingern an den Hinterkopf (siehe Foto
auf S. 15, oben rechts). Das Gewicht des Kopfes
ruht auf Ihren Händen. Zwischen Kinn und Brust
sollte eine Faust passen (siehe Foto auf S. 15, oben
links). Öffnen Sie die Ellbogen weit, um zu vermei-
den, dass Sie mit den Armen Zug auf die Hals-
wirbelsäule ausüben.

Der untere Rücken bleibt entspannt und behält
seine natürliche Krümmung. Spannen Sie jetzt
die geraden Bauchmuskeln an, als wollten Sie ein
zwischen Rippen und Becken gespanntes Band
fester ziehen. Halten Sie diese Spannung, während
Sie den Oberkörper so weit anheben, dass die
Schulterblätter den Boden nicht mehr berühren.

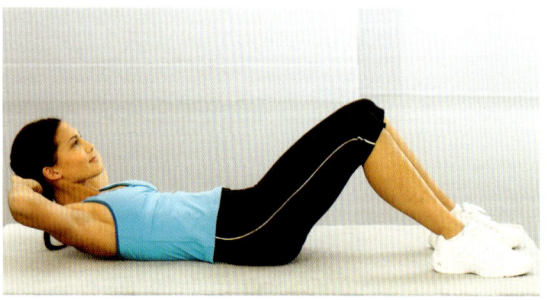

Basis-Crunch
Zählen Sie, wie viele Wiederholungen Sie ohne Pause schaffen.
Achtung: Dies ist kein Sit-up; der Oberkörper hebt sich nur etwa
30° von der Matte.

Ihr Ergebnis

Sehr gut	50 oder mehr Wiederholungen
Gut	35–49 Wiederholungen
Mittelmäßig	20–34 Wiederholungen
Schlecht	weniger als 20 Wiederholungen

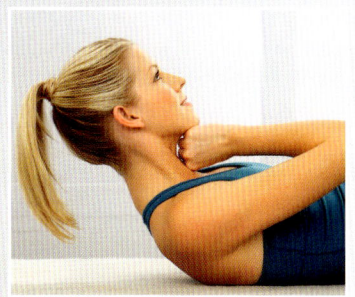

Faustprobe
Überprüfen Sie Ihre Kopfhaltung: Zwischen Kinn und Brust sollte eine Faust passen.

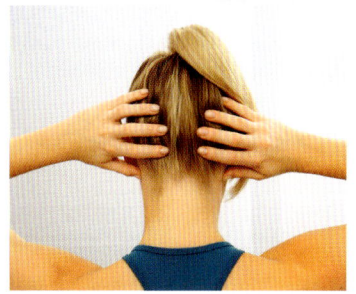

Den Kopf stützen
Legen Sie die Hände mit leicht gespreizten Fingern an den Hinterkopf. Der Kopf ruht entspannt auf den Händen.

Auch beim anschließenden Senken des Oberkörpers (Schultern nicht ganz auf dem Boden ablegen) bleiben die Bauchmuskeln angespannt. Atmen Sie beim Heben und Senken des Oberkörpers normal weiter: Atmen Sie erst ein und beim Anheben des Oberkörpers aus. Achten Sie auf langsame, kontrollierte Bewegungen. Die Qualität zählt, nicht die Quantität!

Beim Crunch sorgt das Gewicht von Kopf und Oberkörper für Widerstand. Sie können die Intensität der

Übung steigern, indem Sie die Bewegung verlangsamen und Haltepunkte einbauen (wie beim Langen Crunch, S. 24, und beim Diamant-Crunch, S. 26) oder indem Sie zusätzliches Gewicht einsetzen. Beim Beachball-Workout beispielsweise sorgt ein normaler Ball für mehr Widerstand, aber Sie können natürlich auch einen Medizinball (1,5–2 kg) verwenden – ich persönlich bevorzuge mit Gel gefüllte Bälle. Wichtiger als ein möglichst schwerer Ball ist jedoch die korrekte und fließende Ausführung der Bewegung.

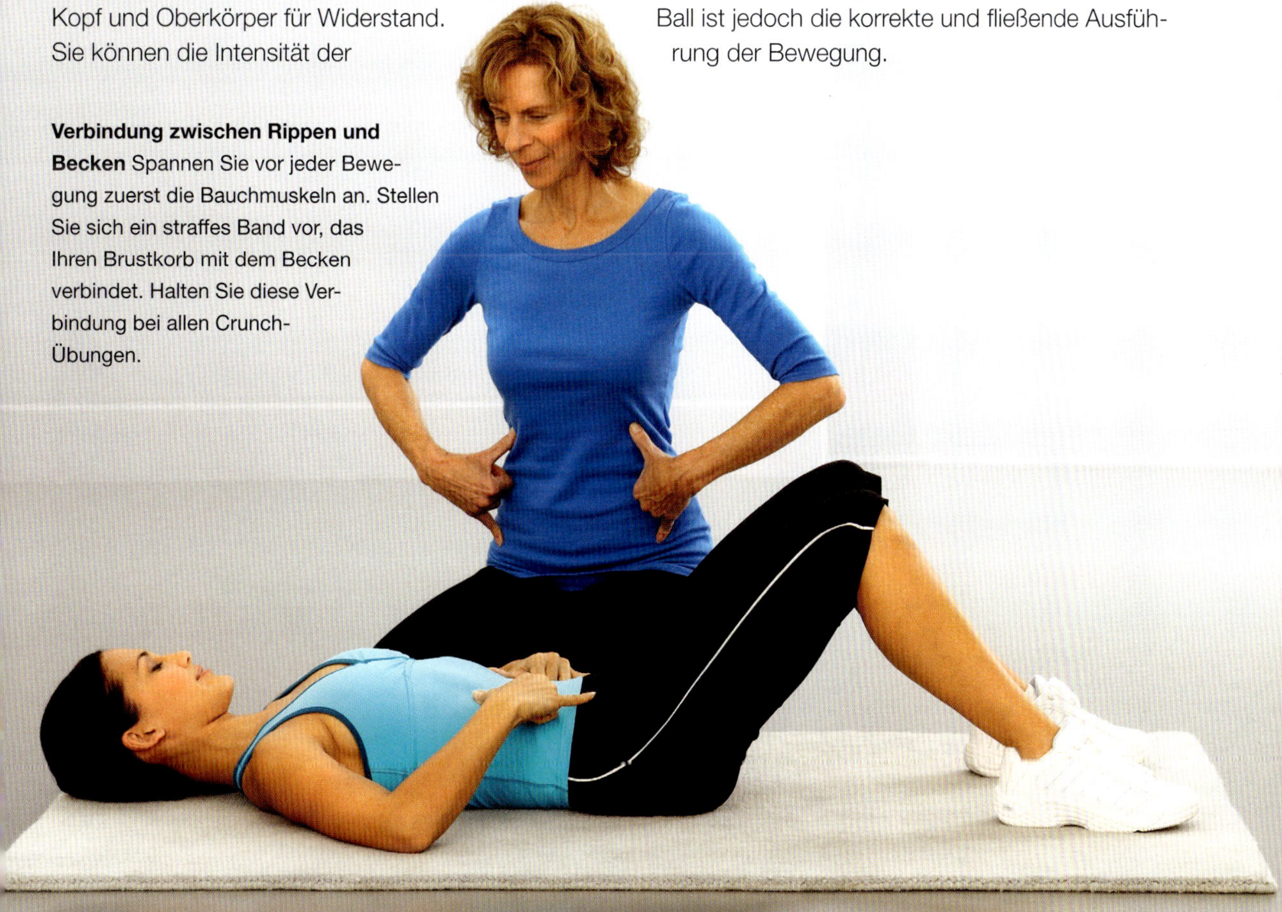

Verbindung zwischen Rippen und Becken Spannen Sie vor jeder Bewegung zuerst die Bauchmuskeln an. Stellen Sie sich ein straffes Band vor, das Ihren Brustkorb mit dem Becken verbindet. Halten Sie diese Verbindung bei allen Crunch-Übungen.

>> **Die tiefen Bauchmuskeln:** Test

Der am tiefsten liegende Teil der Bauchmuskulatur, der quere Bauchmuskel, ist ein flaches, die Taille umspannendes Muskelband. Ist er trainiert, sorgt er wie ein natürliches Korsett für eine schmale Taille und einen flachen Bauch. Außerdem stabilisiert er den unteren Rücken.

Der quere Bauchmuskel stabilisiert das Becken und stützt die leichte S-Krümmung der Lendenwirbelsäule gegen die Schwerkraft, sowohl in Ruhehaltung als auch in Bewegung. Beim Fitnesstraining und anderen sportlichen Aktivitäten sowie im Alltag stärkt eine gut trainierte Muskulatur im unteren Rücken den gesamten Rumpf und verbessert die Kontrolle über alle Bewegungen.

Einige einfache Übungen können Ihnen helfen, die tiefe Bauchmuskulatur bewusster wahrzunehmen. Die quere Bauchmuskulatur hat (zusammen mit den schrägen Bauchmuskeln) die Aufgabe, den Bauch beim Ausatmen zu kontrahieren. Üben Sie die Bauchatmung: Atmen Sie tief in den Bauch ein und füllen Sie ihn mit Luft. Atmen Sie dann kraftvoll aus, indem Sie die Bauchmuskeln anspannen, als wollten Sie den Bauchnabel zur Wirbelsäule ziehen.

Als Nächstes nehmen Sie die neutrale Wirbelsäulenhaltung ein. Dabei sollte sich Ihr Rücken weder ins Hohlkreuz wölben noch flachgedrückt sein, sondern seine natürliche doppelte S-Krümmung beibehalten. Wenn Sie sich mit dem Rücken gegen eine Wand lehnen, sollte in Höhe des unteren Rückens gerade so viel Platz sein, dass Sie eine flache Hand dahinterschieben können. In der korrekten Haltung wird die Rumpfmuskulatur am effizientesten eingesetzt. Im Liegen fällt es meist schwerer, die neutrale Position einzunehmen, und

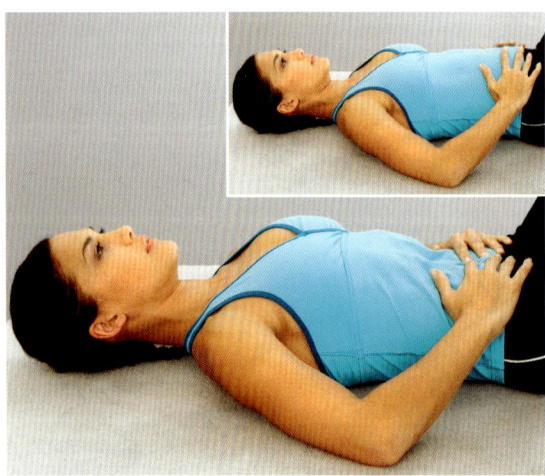

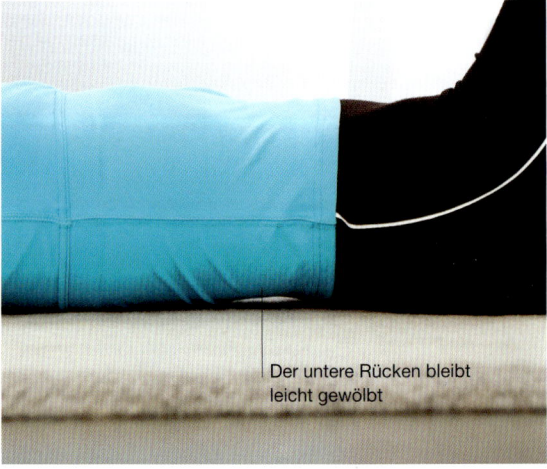

Der untere Rücken bleibt leicht gewölbt

Bauchatmung Legen Sie die Hände auf Ihren Bauch. Spüren Sie, wie sich Ihre Bauchmuskeln beim Einatmen weiten (kleines Foto) und sich beim Ausatmen kontrahieren.

Neutrale Wirbelsäulenposition bedeutet, dass die Lendenwirbelsäule ihre natürliche leichte Krümmung beibehält und nicht flach auf den Boden gedrückt wird.

>> Tipps zum **Core-Training**

- **Aufwärmen** Praktizieren Sie die Bauchatmung mit 10 Beckenschaukeln. Kontrahieren Sie die Bauchmuskeln beim Ausatmen und bewegen Sie das Becken kontrolliert.

- **Aktive Stabilisierung** Das Becken nach einer kräftigen Beckenschaukel halb nach vorn kippen. Die Bauchmuskeln bleiben aktiviert, der untere Rücken entspannt. Bei stabilisiertem Becken natürlich weiteratmen.

- **Positionskontrolle** Schieben Sie Ihre Hände unter das Kreuzbein, um zu kontrollieren, ob das Becken gerade liegt.

die Krümmung des unteren Rückens fällt etwas flacher aus.

Die Beckenschaukel (S. 23) zeigt, wie Sie Ihr Becken in der neutralen Position stabilisieren können: Lassen Sie beim Einatmen die Luft tief in den Bauch strömen. Nun die Bauchmuskeln anspannen und den unteren Rücken beim Ausatmen sanft Richtung Boden drücken. Dann das Becken wieder ein wenig zurückkippen lassen, ohne ins Hohlkreuz zu kommen. Entspannen Sie den unteren Rücken, und spüren Sie die natürliche Krümmung der Wirbelsäule. Die Bauchmuskeln sollten angespannt bleiben.

Die Stärke der queren Bauchmuskeln lässt sich durch eine Übung in drei Schwierigkeitsgraden testen (Fotos rechts). Alle Varianten werden in Rückenlage ausgeführt, die Arme ruhen mit den Handflächen nach oben neben dem Körper. Der untere Rücken und die Hüfte sollten mithilfe der Bauchmuskeln bei allen Beinbewegungen stabil und gerade gehalten werden. Schieben Sie zur Kontrolle Ihre Hände unter Ihr Becken und spüren Sie die beiden Erhebungen rechts und links des Steißbeins direkt unterhalb der Taille. Beim Heben und Senken der Beine sollte das Becken Druck auf Ihre Hände ausüben und sich nicht seitlich heben.

Testen Sie die Stärke Ihrer **queren Bauchmuskeln**

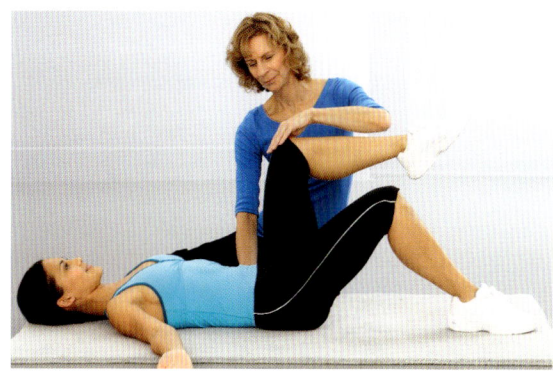

Anfänger Bauchmuskeln anspannen und ein Bein gebeugt anheben (Ober- und Unterschenkel bilden einen rechten Winkel). Absetzen und das andere Bein heben (10 Wdh.).

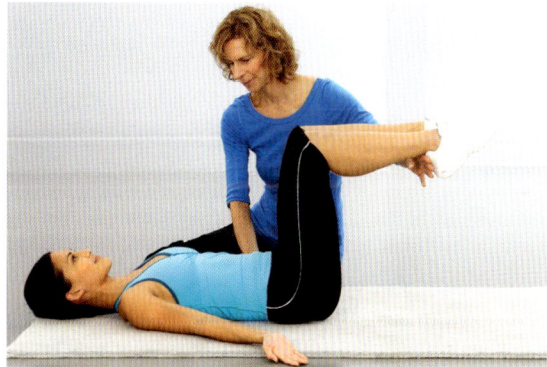

Fortgeschritten Beine nacheinander in die 90-90-Position bringen: Knie über den Hüften, Füße auf Kniehöhe. Der untere Rücken bleibt neutral. Position 30 Sekunden halten.

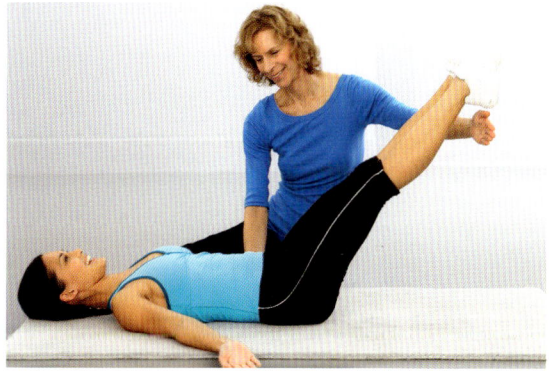

Trainiert Aus der 90-90-Position beide Beine in die Streckung bringen und heben, dann langsam so weit absenken, wie Sie den unteren Rücken neutral halten können.

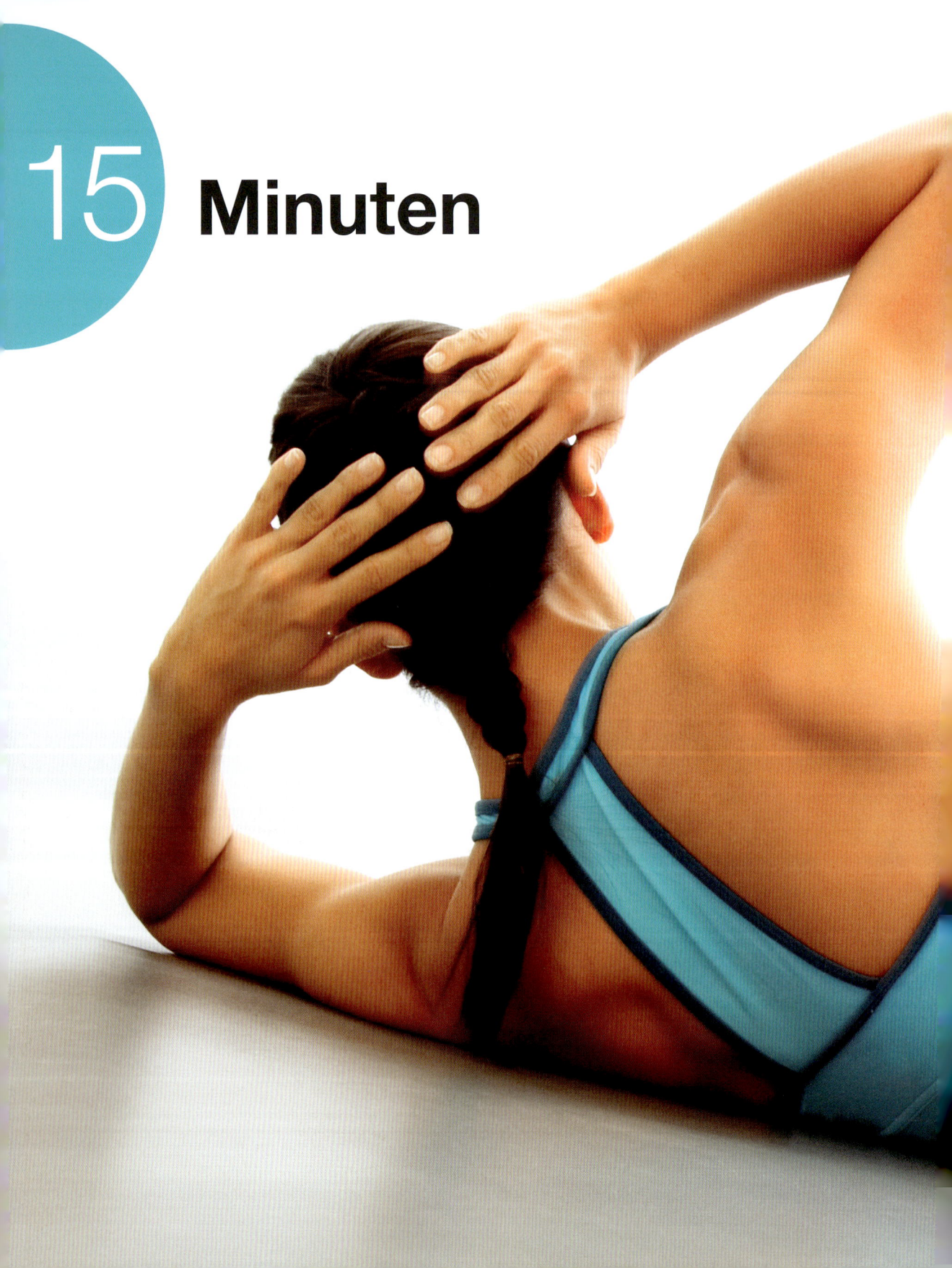

15 Minuten

Crunch-Workout>>

Bringen Sie sich mit dem
Klassiker unter den Bauchmuskelübungen in Form.

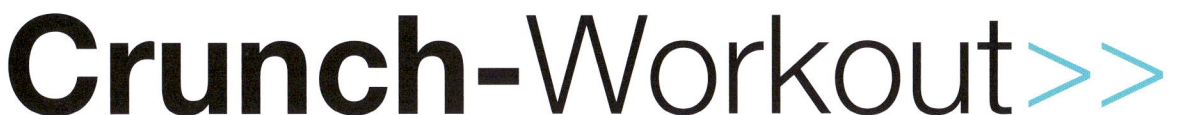

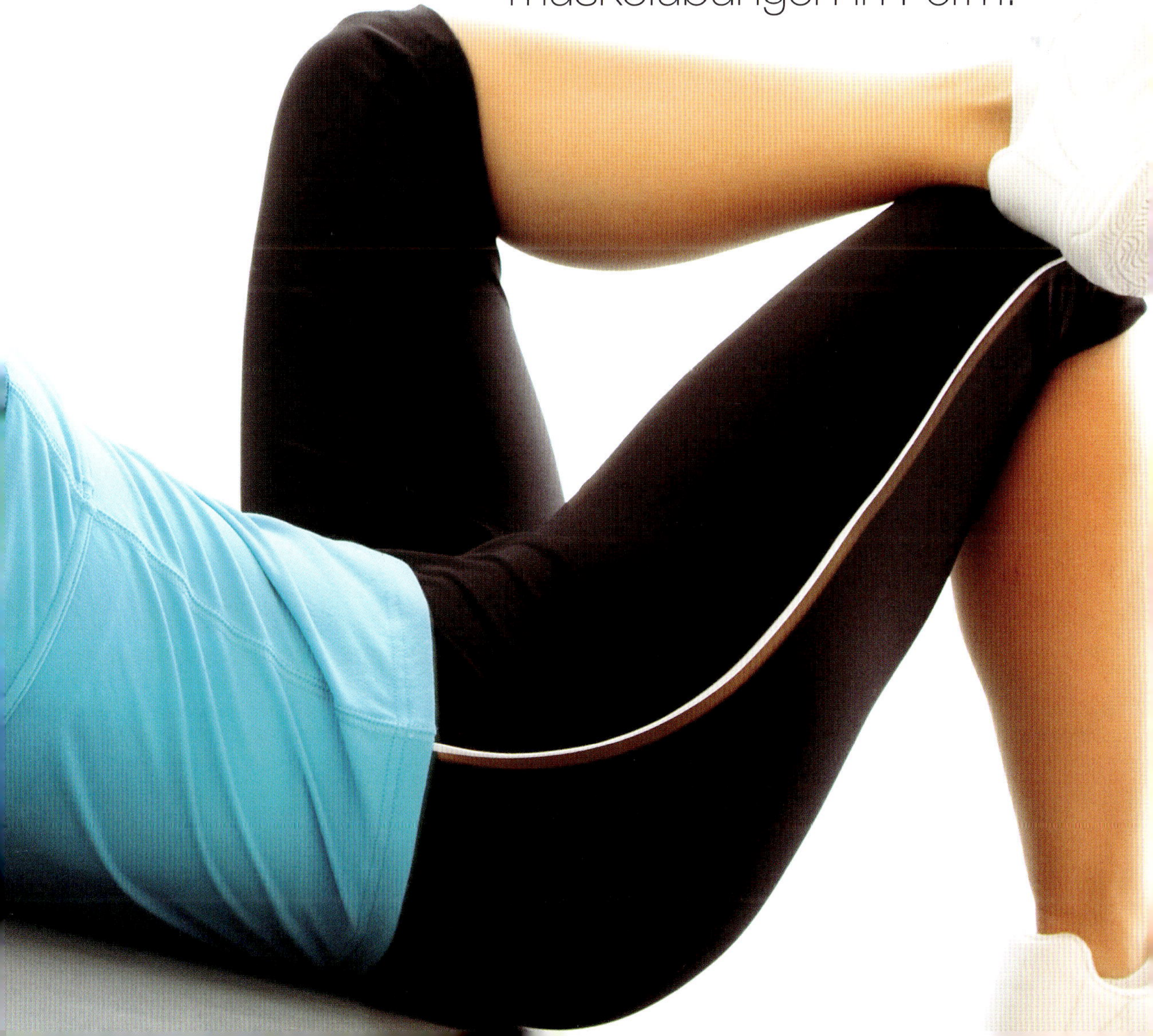

>> **Warm-up** Marschieren/Step-Touch

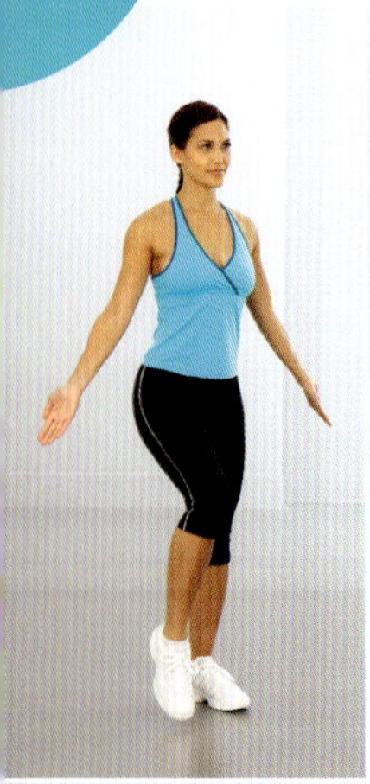

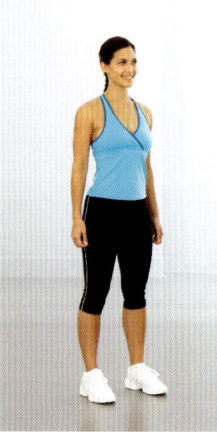

1 **Marschieren** Füße parallel und hüftbreit auseinander, Knie locker. Auf der Stelle marschieren; die Arme heben (Handflächen zeigen nach oben) und senken (Handflächen zeigen nach unten). 16 Wdh. (1 Wdh. = beide Seiten).

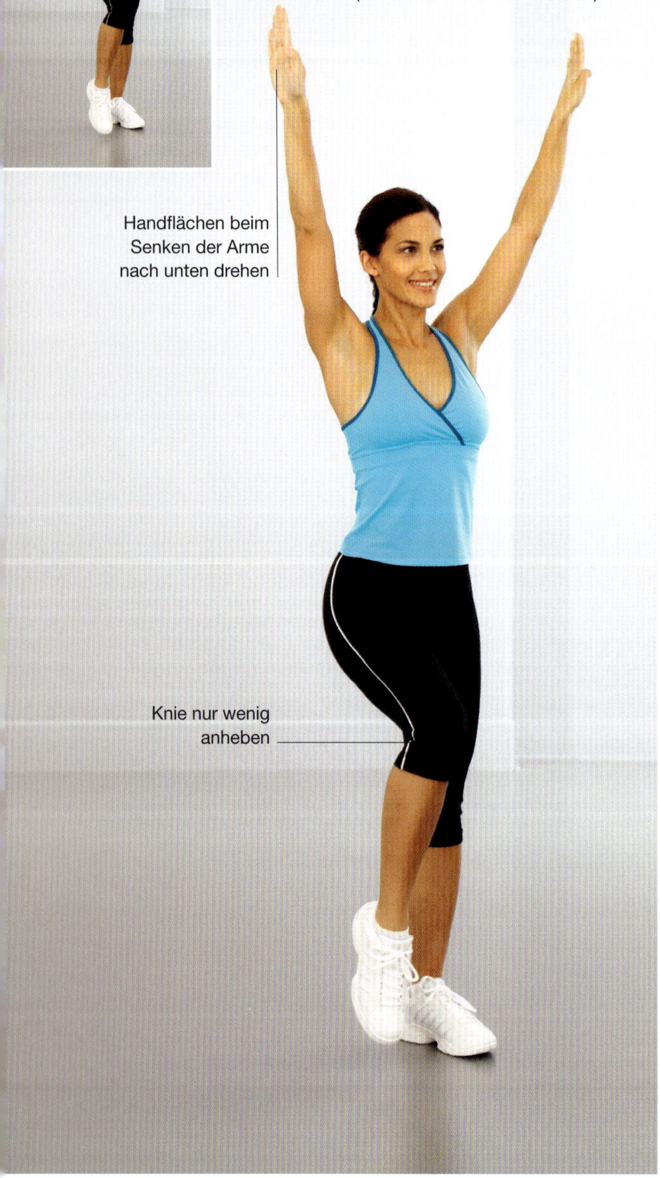

2 **Step-Touch** Füße parallel und hüftbreit auseinander, die Arme hängen seitlich. Gewicht auf ein Bein verlagern und den anderen Fuß heranziehen, sodass die Füße sich berühren. Unterarme beugen und zu einer Seite auf Schulterhöhe schwingen. Zur anderen Seite wiederholen (8 Wdh.).

Handflächen beim Senken der Arme nach unten drehen

Knie nur wenig anheben

Arme beugen, Hände auf Schulterhöhe

Gewicht im Wechsel verlagern

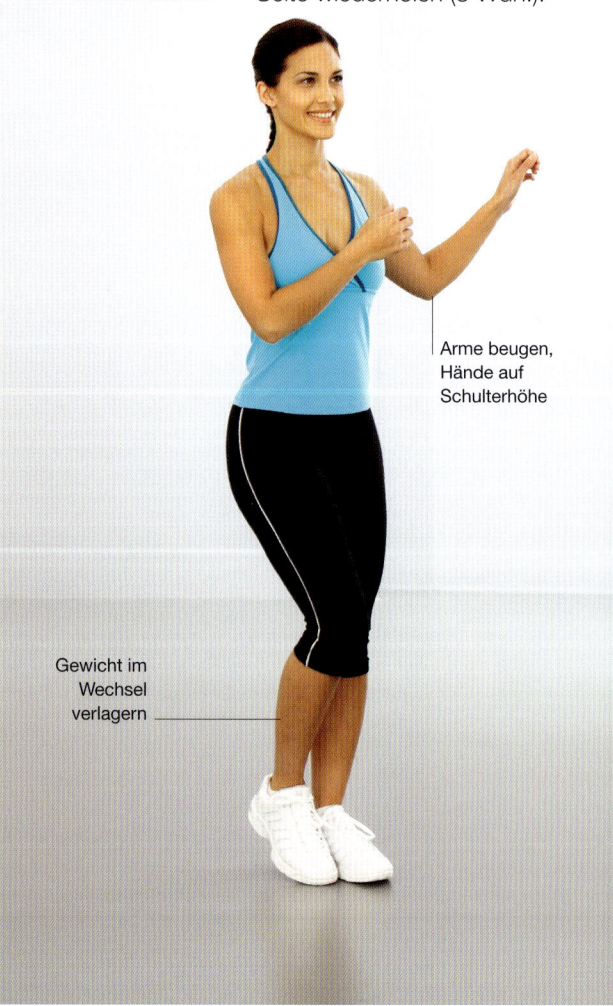

>> **Warm-up** Pendeln/ Knieheben mit Drehung

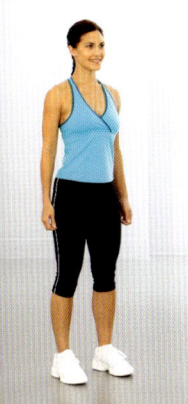

3 **Pendeln** Die Füße stehen hüftbreit. Schritt seitlich nach links, Arme zur selben Seite auf Schulterhöhe schwingen, dabei die Zehenspitzen des rechten Fußes aufsetzen. Gewicht auf den rechten Fuß verlagern, Arme im Halbkreis nach unten und zur rechten Seite pendeln und die Zehenspitzen des linken Fußes aufsetzen (8 Wdh.).

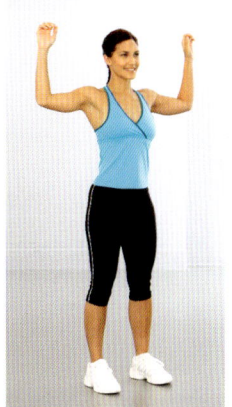

4 **Knieheben mit Drehung** Hüftbreit stehen. Arme anwinkeln und seitlich auf Schulterhöhe heben, Handflächen zeigen nach vorn. Ein Knie auf Hüfthöhe heben. Rücken bleibt gerade. Oberkörper drehen und gegenüberliegenden Ellbogen Richtung Knie führen. Zur anderen Seite wiederholen (8 Wdh.).

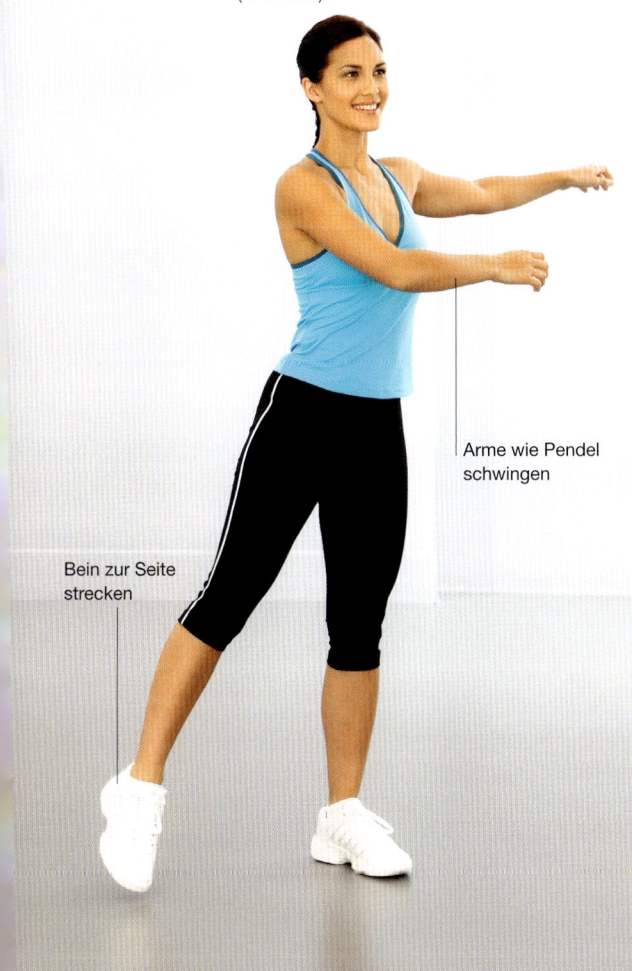

Arme wie Pendel schwingen

Bein zur Seite strecken

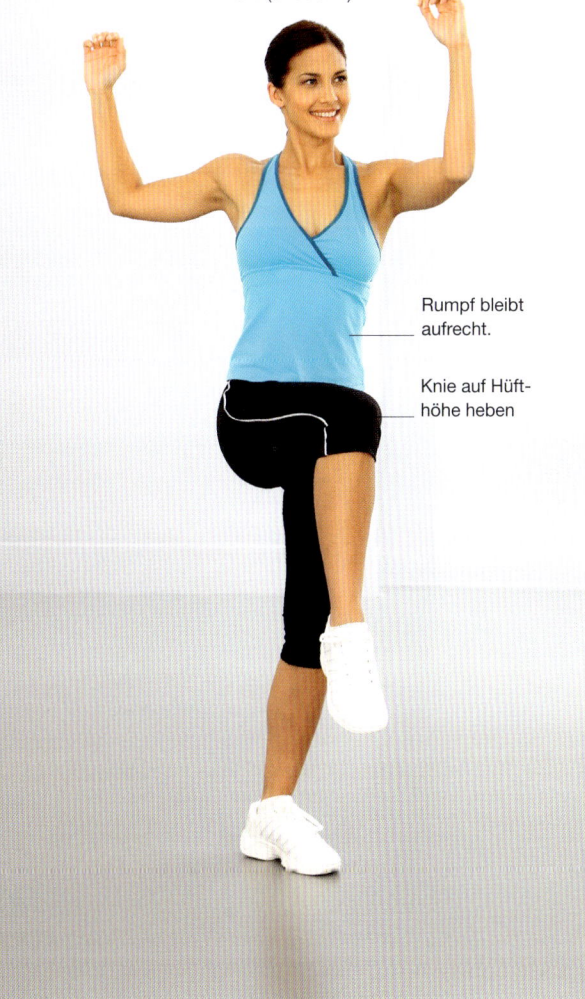

Rumpf bleibt aufrecht.

Knie auf Hüfthöhe heben

>> **Warm-up** Ferseheben mit Drehung/ Schilfrohr

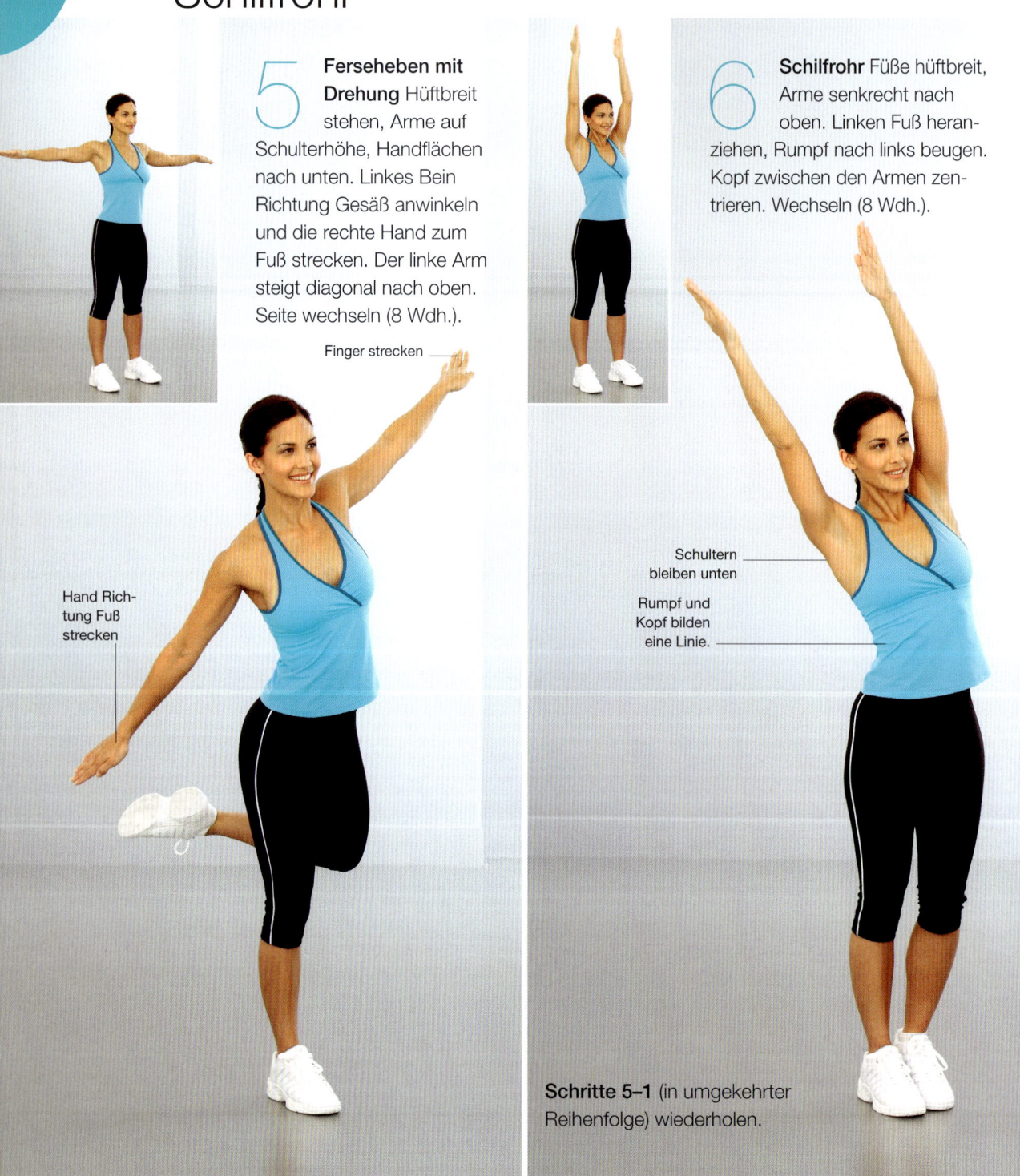

5 **Ferseheben mit Drehung** Hüftbreit stehen, Arme auf Schulterhöhe, Handflächen nach unten. Linkes Bein Richtung Gesäß anwinkeln und die rechte Hand zum Fuß strecken. Der linke Arm steigt diagonal nach oben. Seite wechseln (8 Wdh.).

Finger strecken

Hand Richtung Fuß strecken

6 **Schilfrohr** Füße hüftbreit, Arme senkrecht nach oben. Linken Fuß heranziehen, Rumpf nach links beugen. Kopf zwischen den Armen zentrieren. Wechseln (8 Wdh.).

Schultern bleiben unten

Rumpf und Kopf bilden eine Linie.

Schritte 5–1 (in umgekehrter Reihenfolge) wiederholen.

Wirbelsäule in neutraler Position

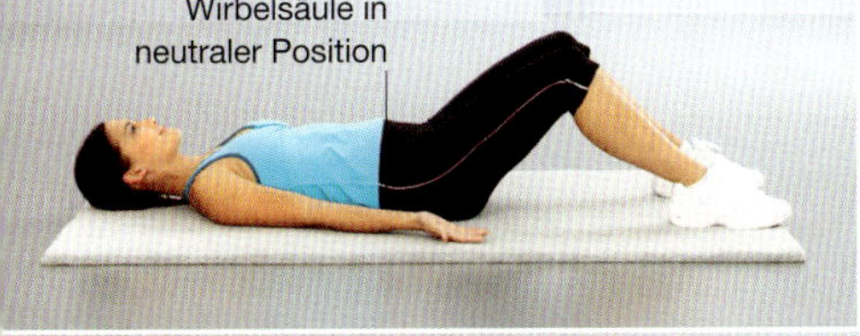

7 Beckenschaukel In Rückenlage Beine im 90°-Winkel aufstellen, Füße flach. Die Wirbelsäule ist in neutraler Position. Die Arme ruhen mit den Handflächen nach oben neben dem Körper. Tief in den Bauch atmen (siehe kleine Abbildung). Kraftvoll ausatmen, Bauchmuskeln anspannen und den unteren Rücken in einer fließenden Bewegung auf die Matte drücken. Kurz halten, dann entspannen (10 Wdh.).

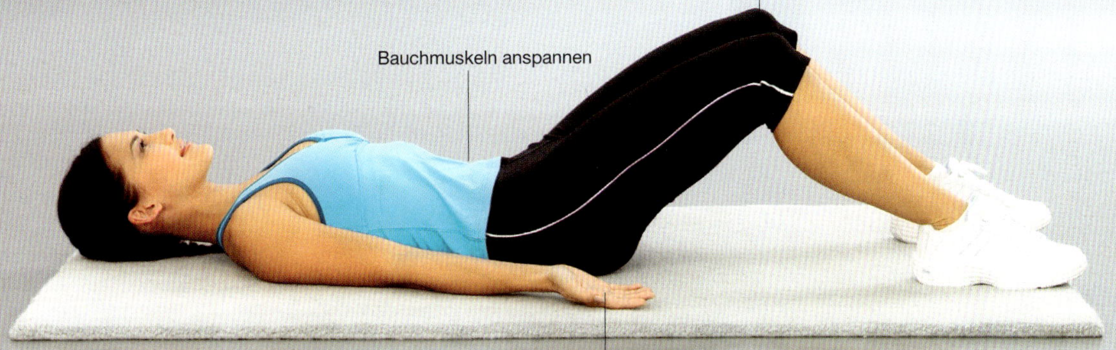

Beine im 90°-Winkel

Bauchmuskeln anspannen

Handflächen nach oben drehen

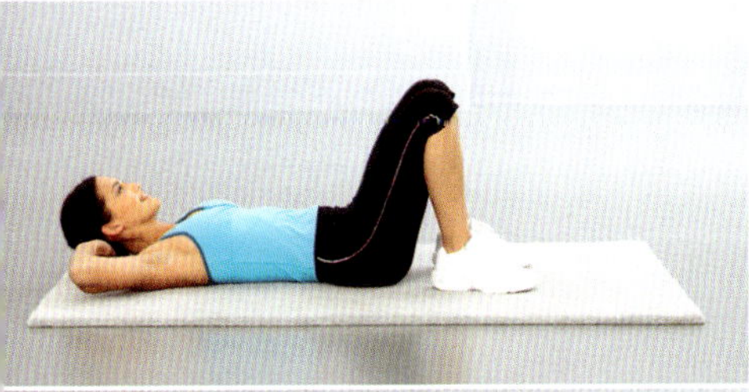

8 Kurzer Crunch Aus der neutralen Position Füße zum Gesäß zlehen, Bauchmuskeln anspannen und Hände unter den Kopf legen. Einatmen, dann ausatmen und den Bauchnabel kräftig Richtung Wirbelsäule ziehen, dabei Kopf und Schultern etwa 30° vom Boden heben. Schultern senken, ohne den Kopf auf dem Boden abzulegen (10 Wdh.).

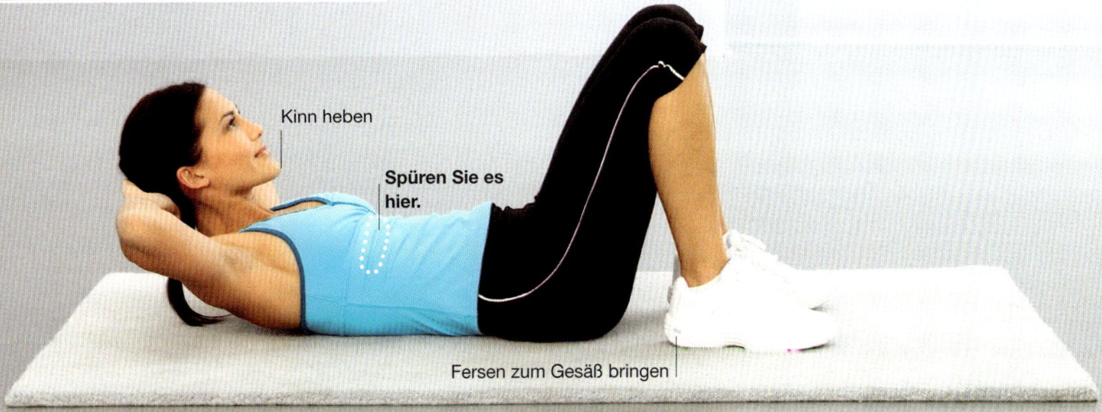

Kinn heben

Spüren Sie es hier.

Fersen zum Gesäß bringen

>> **Boden** Basis-Crunch/Langer Crunch

9 **Basis-Crunch** Beine wieder im 90°-Winkel aufstellen. Bauchmuskeln anspannen und Kopf und Schultern im Atemrhythmus heben und senken: Beim Anheben ausatmen, beim Senken einatmen, dabei die ganze Zeit die Spannung in den Bauchmuskeln halten (10 Wdh.).

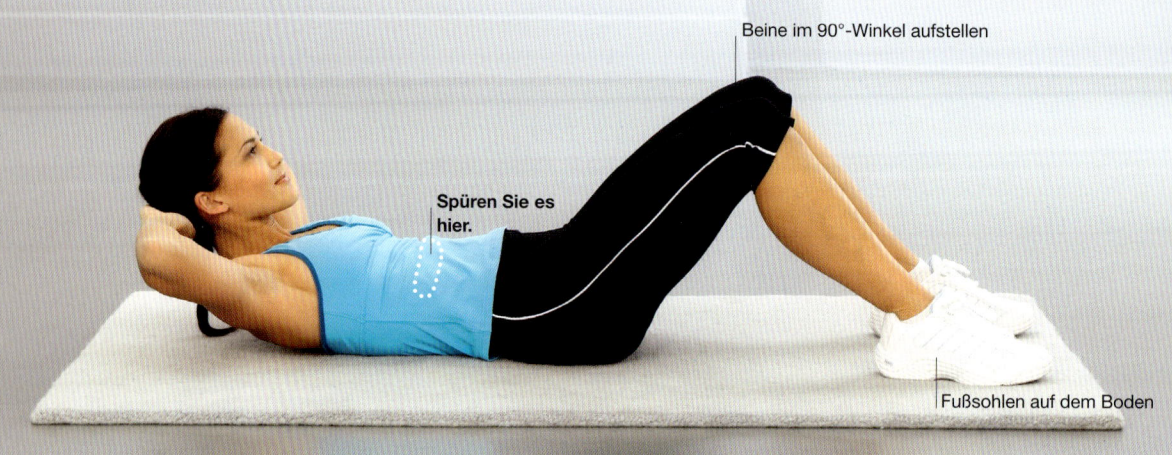

Beine im 90°-Winkel aufstellen

Spüren Sie es hier.

Fußsohlen auf dem Boden

10 **Langer Crunch** Beine so weit strecken, dass die Knie leicht angebeugt bleiben. Einatmen, dann mit der Ausatmung Kopf und Schultern anheben, dabei die Bauchmuskeln fest anspannen. Position kurz halten, dann Schultern langsam senken. Trotz der Spannung in den Bauchmuskeln weiteratmen. Nach 10 Wiederholungen Arme und Beine ausstrecken und entspannen.

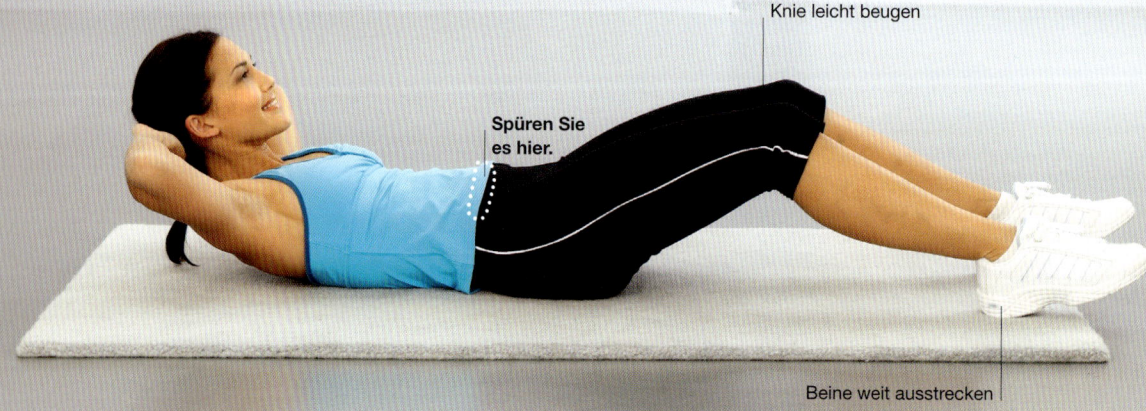

Knie leicht beugen

Spüren Sie es hier.

Beine weit ausstrecken

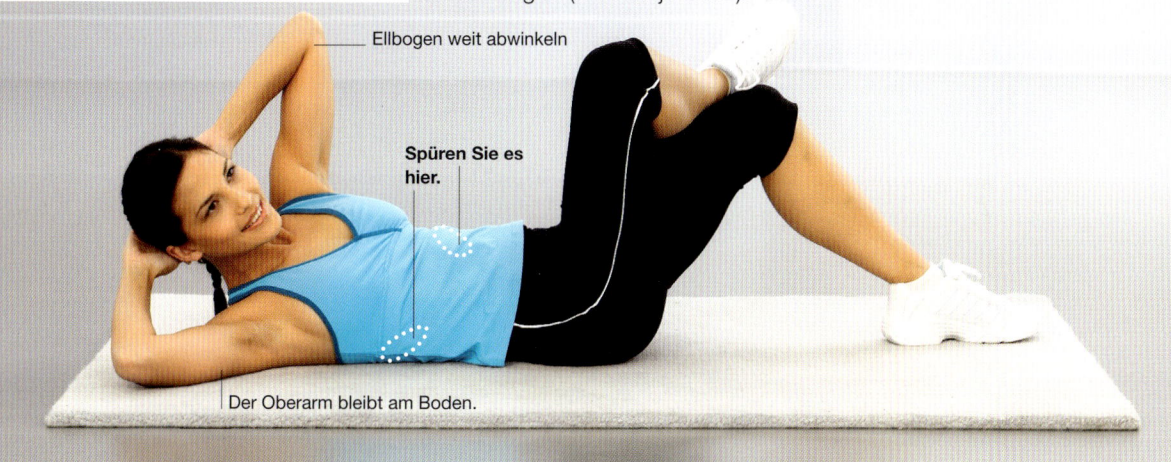

11 **Gedrehter Crunch** In der neutralen Rückenlage das rechte Fußgelenk auf den linken Oberschenkel legen. Hände hinter den Kopf, die Ellbogen weit öffnen. Einatmen. Mit der Ausatmung die linke Schulter diagonal zum rechten Knie führen. Halten, dann langsam absenken, ohne den Kopf abzulegen (5 Wdh. je Seite).

Ellbogen weit abwinkeln

Spüren Sie es hier.

Der Oberarm bleibt am Boden.

12 **Ganzkörperstretch** Arme und Beine ausstrecken. Tief einatmen und den Körper möglichst lang machen. Linken Fuß über den rechten legen. Das linke Handgelenk mit der rechten Hand umfassen und sanft nach rechts ziehen, um so die ganze Körperseite zu dehnen. Halten, dann Seite wechseln und wiederholen.

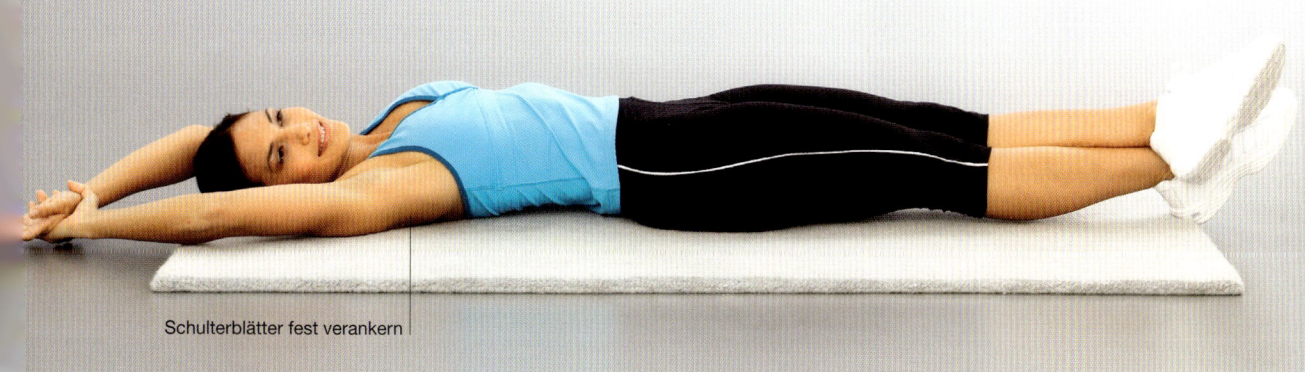

Schulterblätter fest verankern

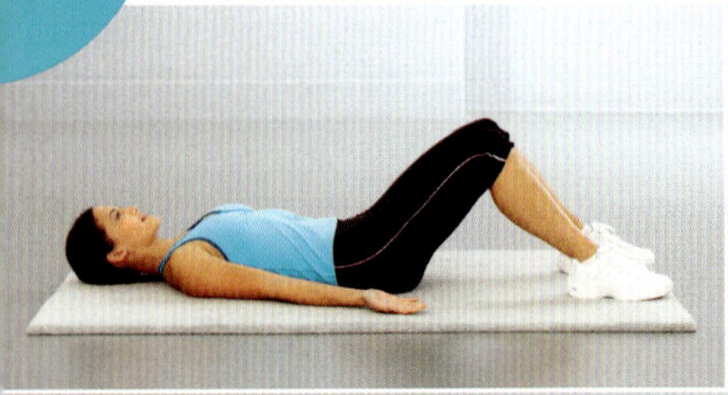

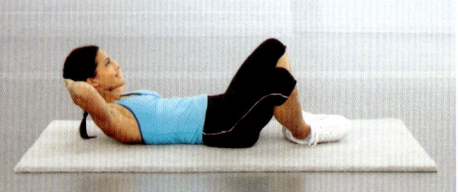

13 **Brücke** In die neutrale Position zurückkehren und mit der Beckenschaukel beginnen (siehe kleine Abbildung). Einatmen, ausatmen und den Rücken, mit der Lendenwirbelsäule beginnend, Wirbel für Wirbel anheben, bis der Körper von den Knien bis zu den Schultern eine gerade Linie bildet. Mit dem Einatmen wieder Wirbel für Wirbel absenken und die Lendenwirbelsäule auf die Matte pressen. (5 Wdh.).

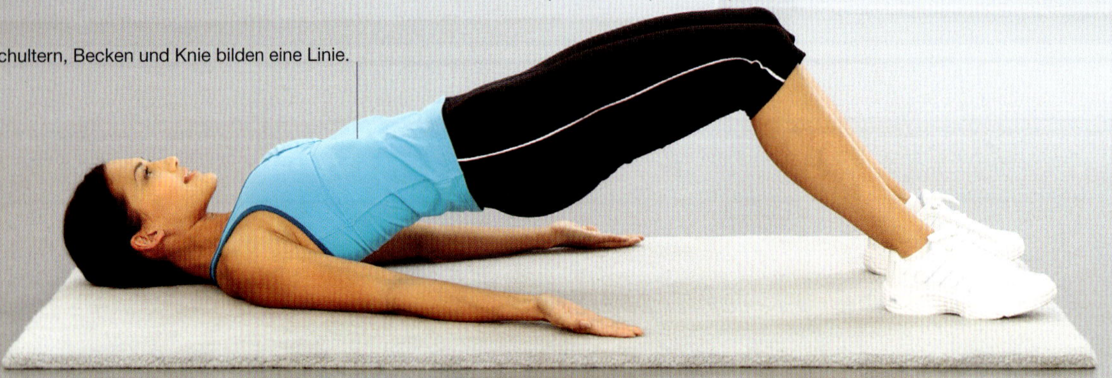

Schultern, Becken und Knie bilden eine Linie.

14 **Diamant-Crunch** Knie auseinanderfallen lassen, Füße nah ans Gesäß ziehen und die Sohlen aneinanderpressen. Kopf in die Hände legen und Bauchmuskeln anspannen. Mit der Ausatmung Kopf und Schultern vom Boden heben. Noch höher kommen und die Arme Richtung Füße strecken. Die Hände wieder hinter den Kopf legen und die Schultern langsam absenken (6 Wdh.).

Beim Hochkommen die Arme strecken

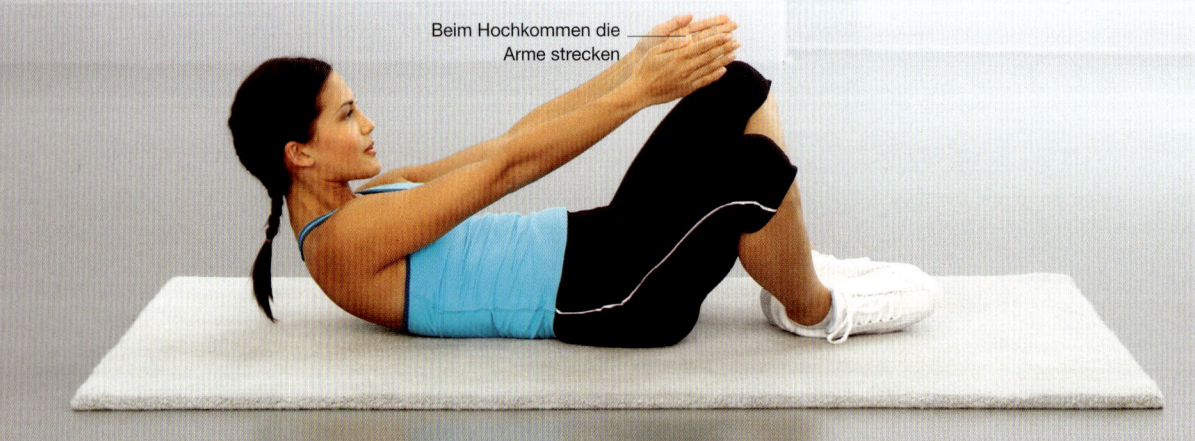

>> **Boden** Rumpfdrehung/ Umgekehrter Crunch

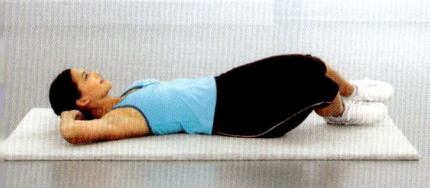

15 **Rumpfdrehung** In die neutrale Position zurückkehren. Hände hinter den Kopf, Beine schließen. Die Bauchmuskeln anspannen und das Becken langsam zu einer Seite drehen. Die Knie sinken halb Richtung Boden (siehe kleine Abbildung). Einatmen. Beim Ausatmen Kopf und Schultern anheben (10 Wdh.). Dann die Knie ablegen, den Kopf in die Gegenrichtung drehen und entspannen. Seite wechseln.

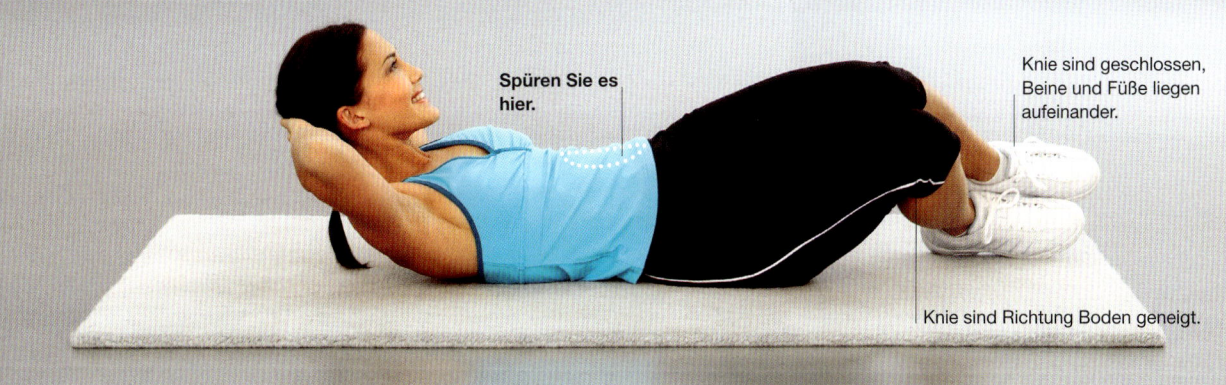

Spüren Sie es hier.

Knie sind geschlossen, Beine und Füße liegen aufeinander.

Knie sind Richtung Boden geneigt.

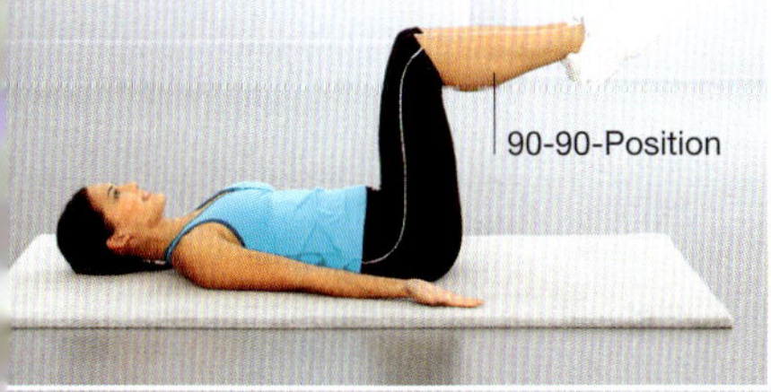

90-90-Position

16 **Umgekehrter Crunch** In die 90-90-Position kommen: Hüfte, Knie und Füße bilden rechte Winkel. Die Arme liegen mit den Handflächen nach oben seitlich neben dem Körper. Einatmen. Beim Ausatmen den Bauchnabel zur Wirbelsäule ziehen und das Becken kontrolliert, ohne Schwung, anheben (10 Wdh.).

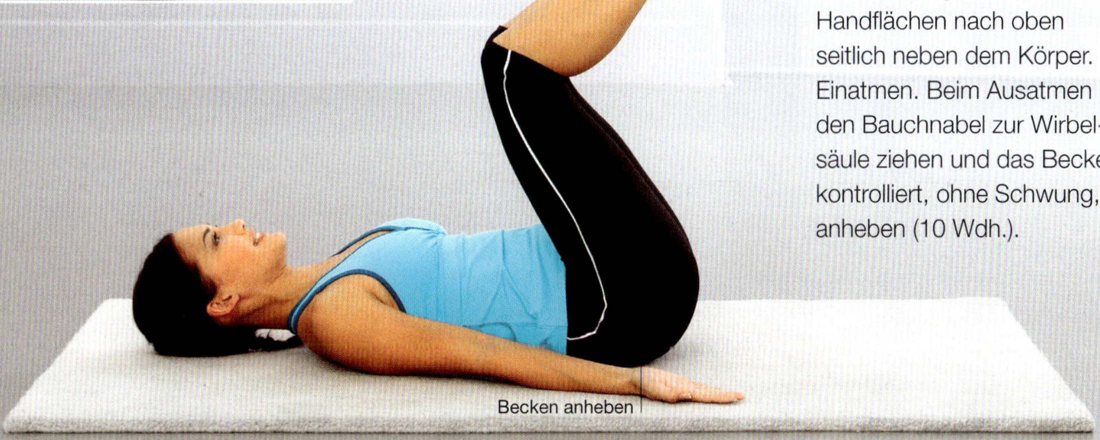

Becken anheben

>> **Boden** 90-90-Crunch/Crunch mit Tippen

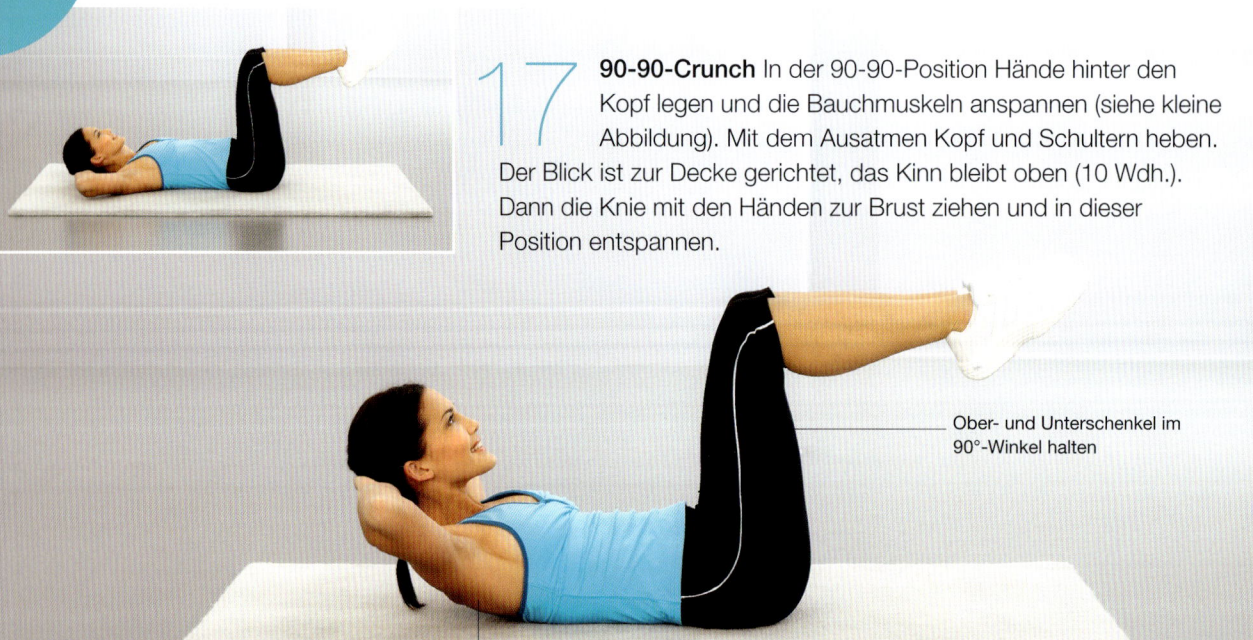

17 **90-90-Crunch** In der 90-90-Position Hände hinter den Kopf legen und die Bauchmuskeln anspannen (siehe kleine Abbildung). Mit dem Ausatmen Kopf und Schultern heben. Der Blick ist zur Decke gerichtet, das Kinn bleibt oben (10 Wdh.). Dann die Knie mit den Händen zur Brust ziehen und in dieser Position entspannen.

Ober- und Unterschenkel im 90°-Winkel halten

Schulterblätter vom Boden heben

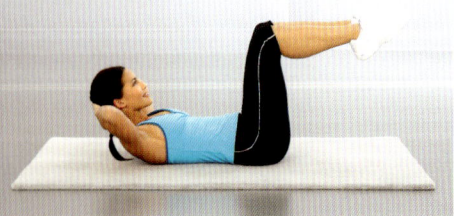

18 **Crunch mit Tippen** In die 90-90-Position zurückkehren. Der Kopf ruht in den Händen. Ausatmen, dabei Kopf und Schultern heben (siehe kleine Abbildung). Position halten, einatmen und mit den Zehen auf die Matte tippen. Ausatmen und in die 90-90-Position zurückkehren, einatmen und den Oberkörper senken (10 Wdh.). Danach die Knie zur Brust ziehen und durchatmen.

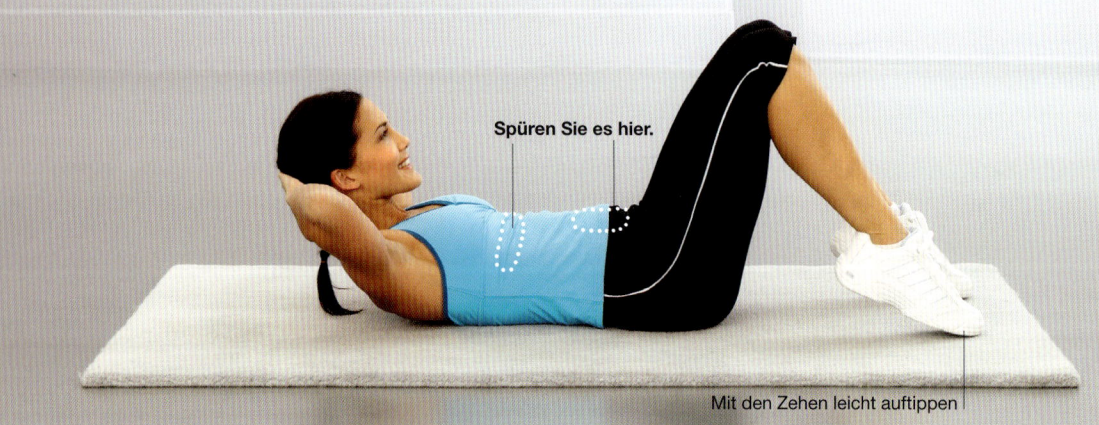

Spüren Sie es hier.

Mit den Zehen leicht auftippen

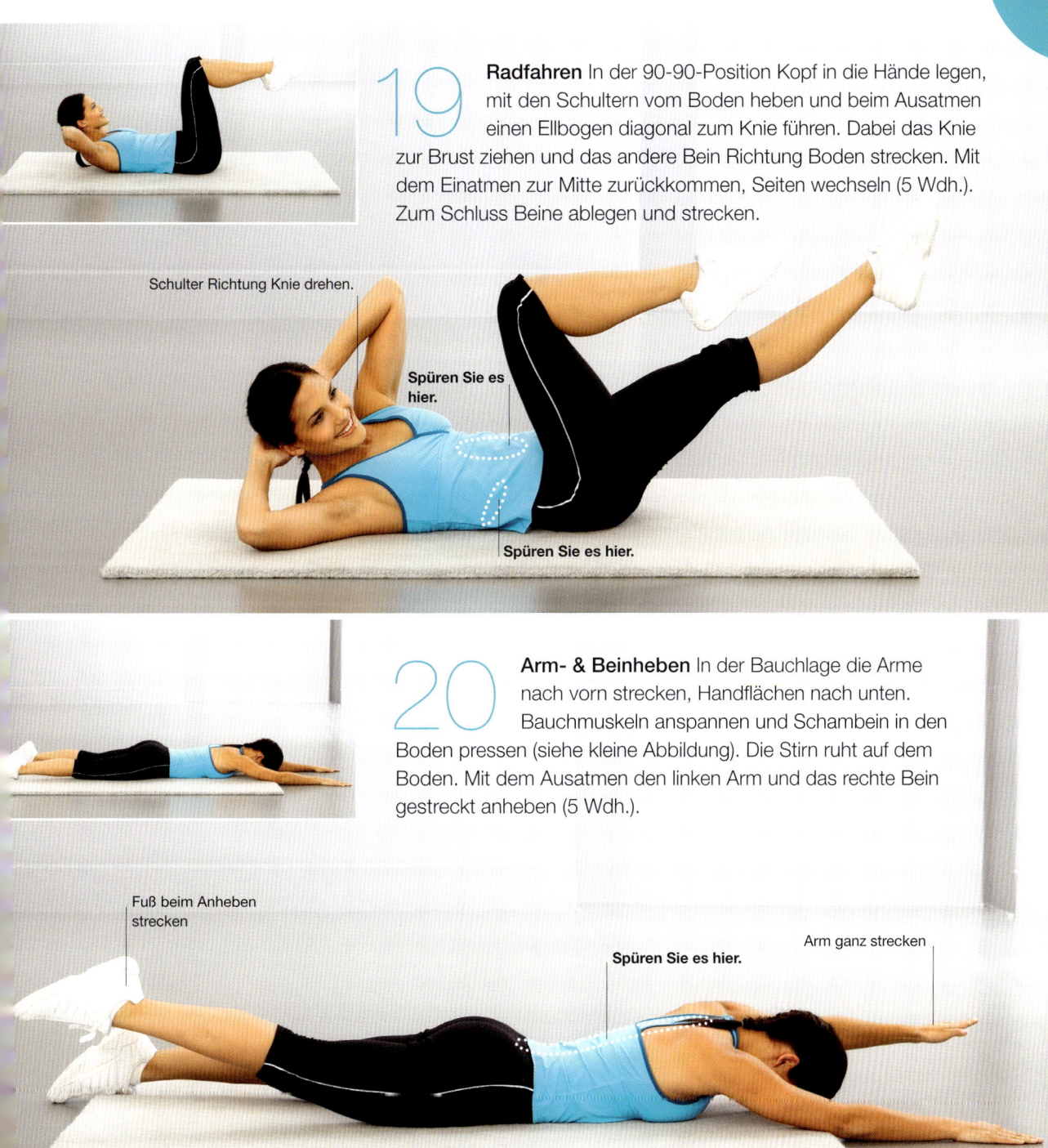

19 **Radfahren** In der 90-90-Position Kopf in die Hände legen, mit den Schultern vom Boden heben und beim Ausatmen einen Ellbogen diagonal zum Knie führen. Dabei das Knie zur Brust ziehen und das andere Bein Richtung Boden strecken. Mit dem Einatmen zur Mitte zurückkommen, Seiten wechseln (5 Wdh.). Zum Schluss Beine ablegen und strecken.

Schulter Richtung Knie drehen.

Spüren Sie es hier.

Spüren Sie es hier.

20 **Arm- & Beinheben** In der Bauchlage die Arme nach vorn strecken, Handflächen nach unten. Bauchmuskeln anspannen und Schambein in den Boden pressen (siehe kleine Abbildung). Die Stirn ruht auf dem Boden. Mit dem Ausatmen den linken Arm und das rechte Bein gestreckt anheben (5 Wdh.).

Fuß beim Anheben strecken

Spüren Sie es hier.

Arm ganz strecken

>> **Boden** Rückenstrecken/Sphinx

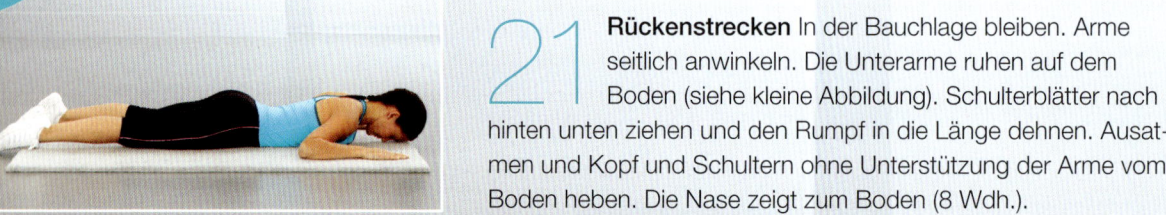

21 **Rückenstrecken** In der Bauchlage bleiben. Arme seitlich anwinkeln. Die Unterarme ruhen auf dem Boden (siehe kleine Abbildung). Schulterblätter nach hinten unten ziehen und den Rumpf in die Länge dehnen. Ausatmen und Kopf und Schultern ohne Unterstützung der Arme vom Boden heben. Die Nase zeigt zum Boden (8 Wdh.).

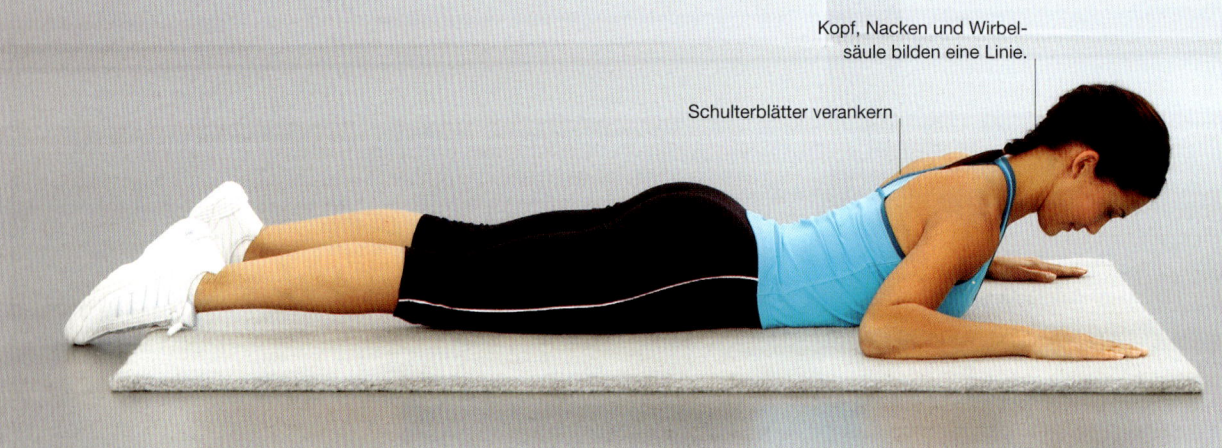

Kopf, Nacken und Wirbelsäule bilden eine Linie.

Schulterblätter verankern

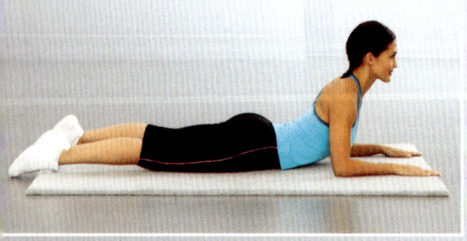

22 **Sphinx** Arme anwinkeln und die Schulterblätter nach hinten unten ziehen. Kopf und Brust anheben und die Ellbogen nach vorn bis unter die Schultern schieben. Den Brustkorb anheben und die Bauchmuskeln dehnen (siehe kleine Abbildung). Dann den Kopf zur Seite drehen. Schultern dabei gerade halten. Position halten, anschließend die Seite wechseln.

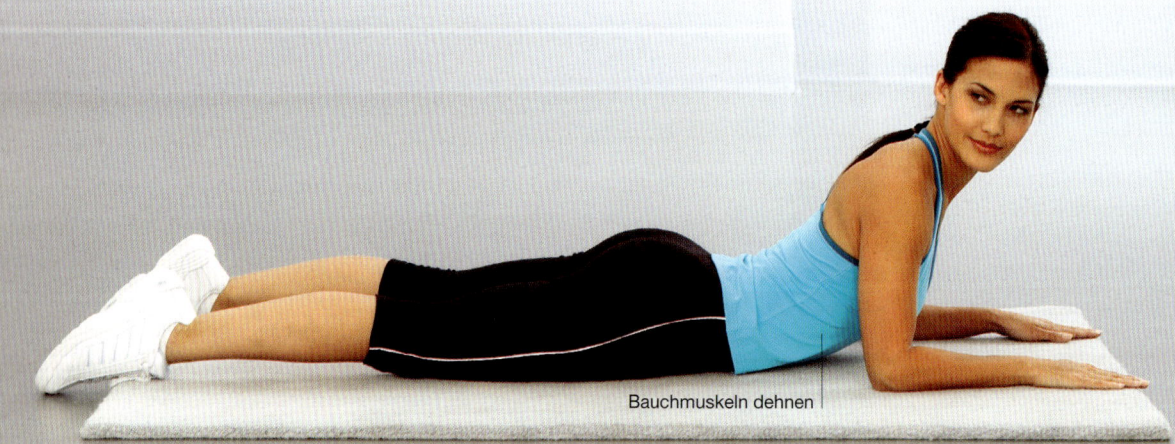

Bauchmuskeln dehnen

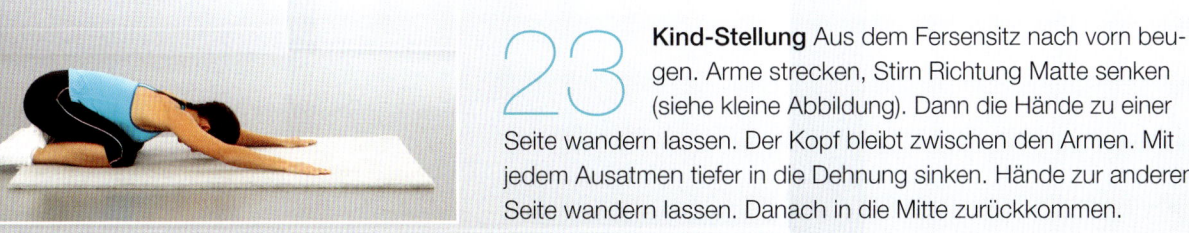

23 **Kind-Stellung** Aus dem Fersensitz nach vorn beugen. Arme strecken, Stirn Richtung Matte senken (siehe kleine Abbildung). Dann die Hände zu einer Seite wandern lassen. Der Kopf bleibt zwischen den Armen. Mit jedem Ausatmen tiefer in die Dehnung sinken. Hände zur anderen Seite wandern lassen. Danach in die Mitte zurückkommen.

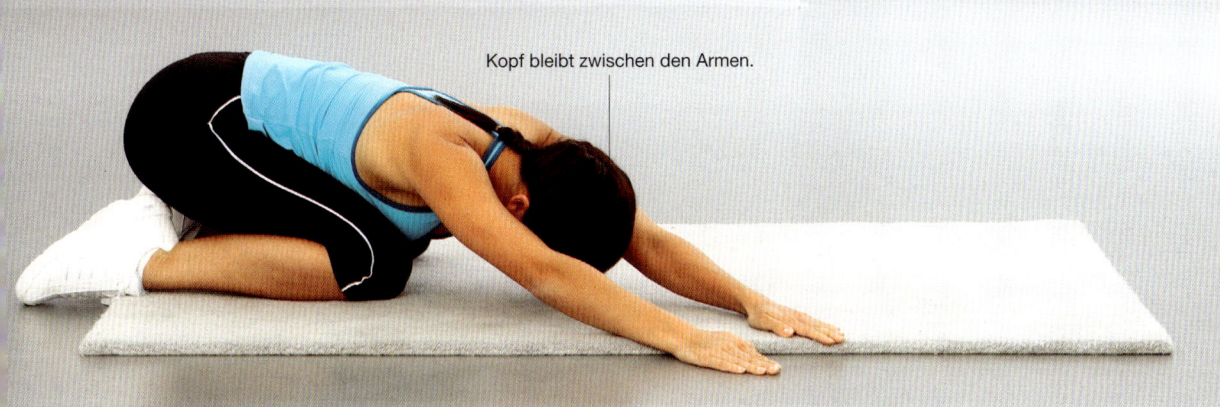

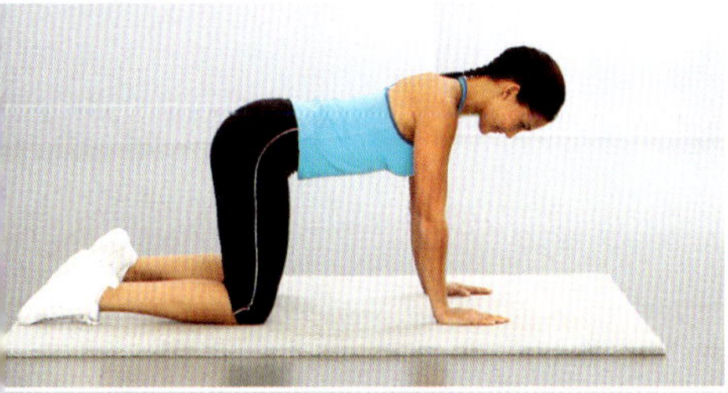

Kopf bleibt zwischen den Armen.

24 **Pferderücken** Auf alle Viere gehen: Handgelenke unter die Schultern, Knie unter die Hüften, Rücken gerade. Nun den Rücken nach unten wölben und den Kopf heben.

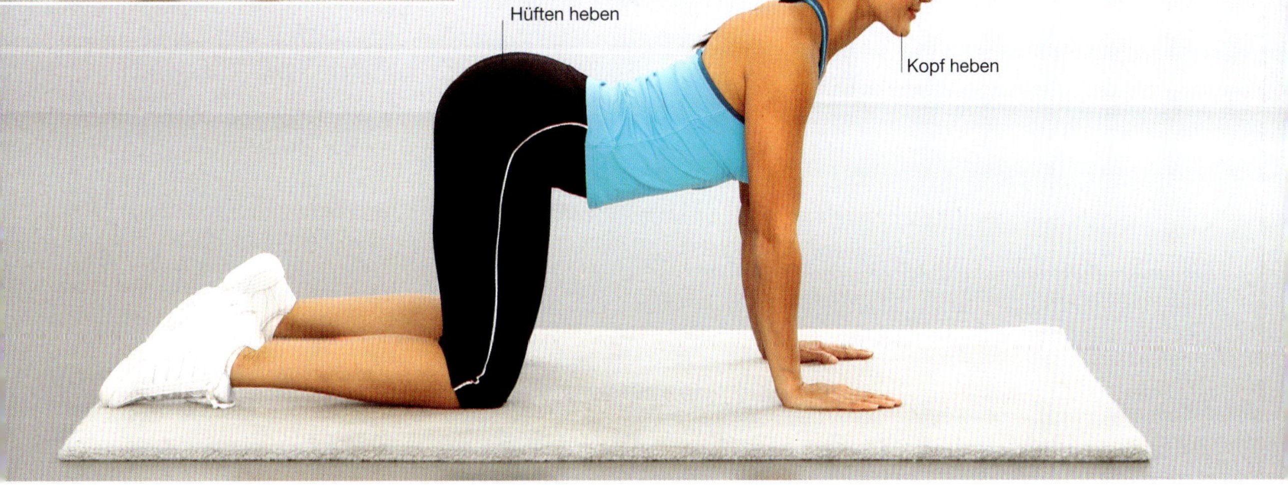

Hüften heben

Kopf heben

25 **Katzenbuckel** Nun den Rücken runden und Richtung Decke wölben. Das Becken wird eingerollt, der Kopf sinkt zwischen die Arme. Den Wechsel zwischen Pferderücken und Katzenbuckel 4-mal wiederholen, dabei ruhig weiteratmen.

Becken einrollen

Kopf zwischen die Arme sinken lassen

26 **Halsdehnung** In den Schneidersitz kommen. Der Rücken ist gerade, die Sitzbeinhöcker sind fest am Boden. Schulterblätter im Rücken verankern. Dann den Kopf mit einer Hand sanft Richtung Schulter ziehen. Die andere Hand streckt sich Richtung Boden, um die Dehnung zu intensivieren. Position halten und gleichmäßig weiteratmen.

Ohr Richtung Schulter ziehen

Hand zieht Richtung Boden.

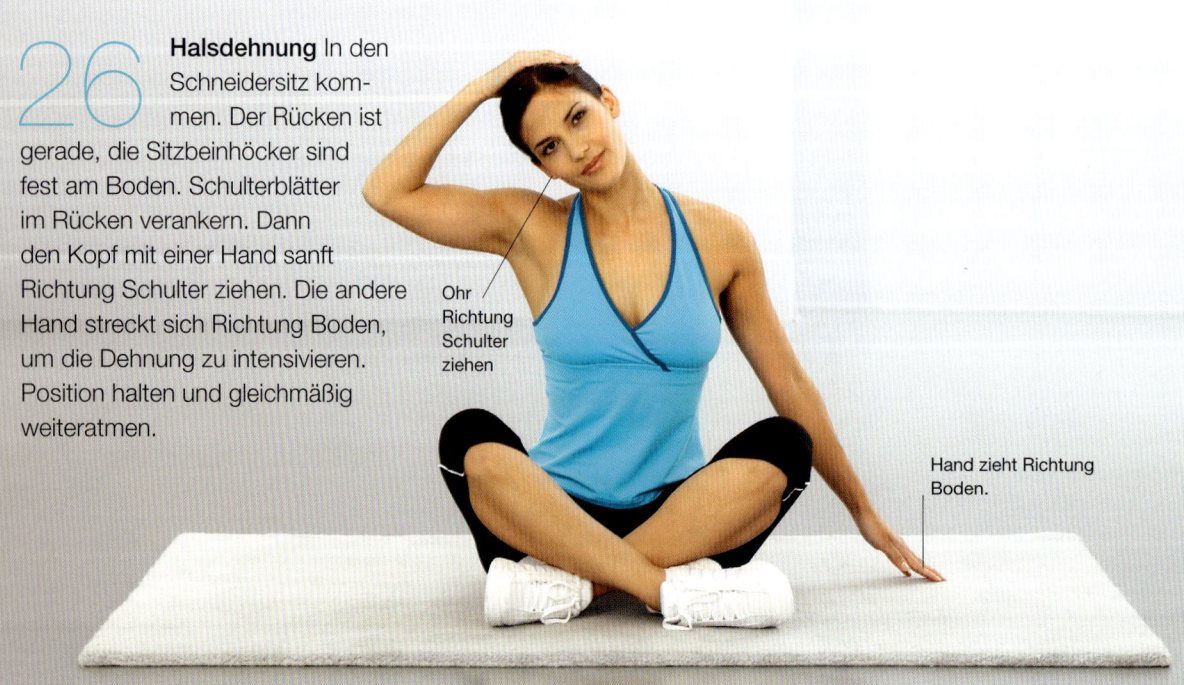

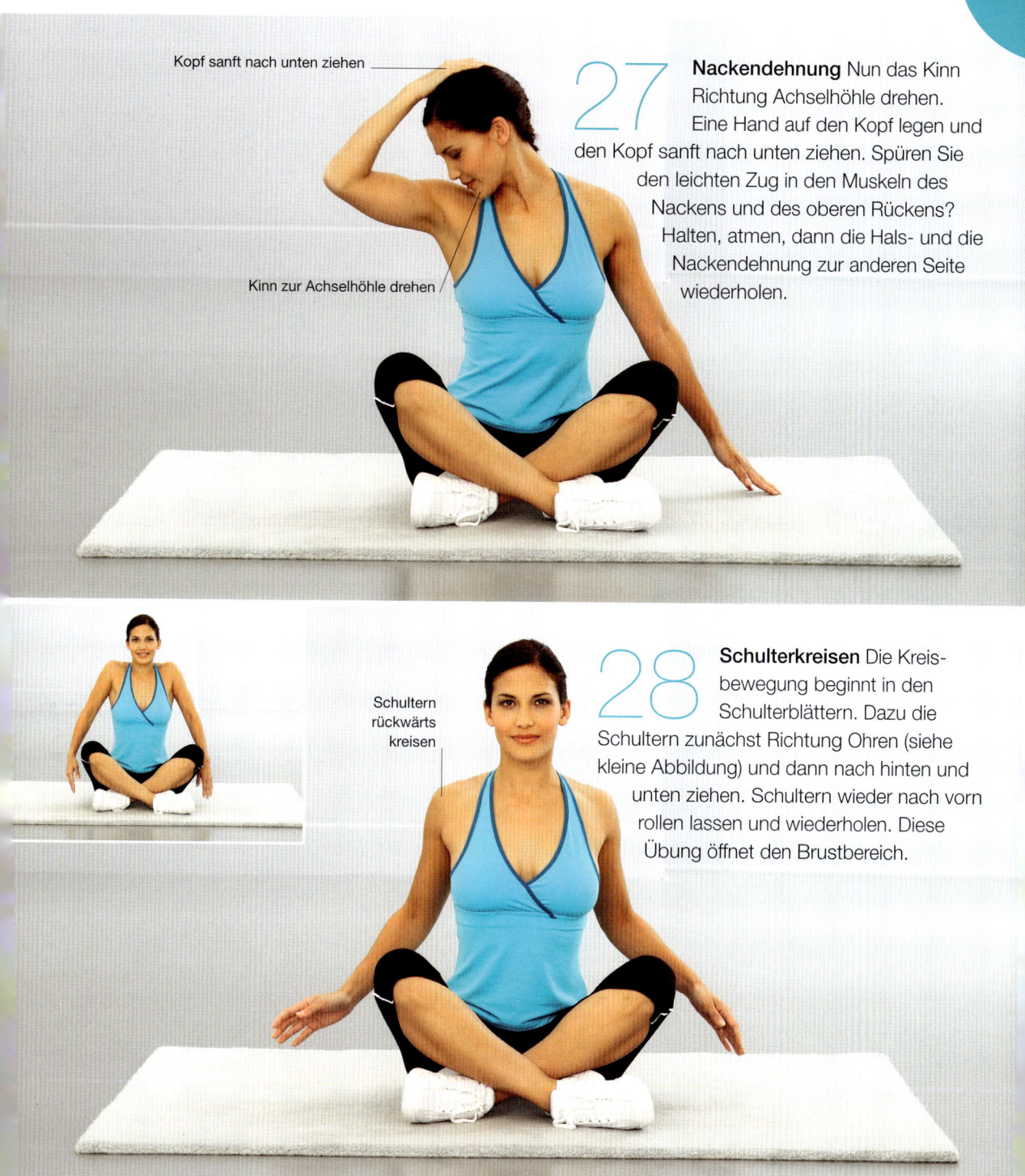

Kopf sanft nach unten ziehen

Kinn zur Achselhöhle drehen

27 **Nackendehnung** Nun das Kinn Richtung Achselhöhle drehen. Eine Hand auf den Kopf legen und den Kopf sanft nach unten ziehen. Spüren Sie den leichten Zug in den Muskeln des Nackens und des oberen Rückens? Halten, atmen, dann die Hals- und die Nackendehnung zur anderen Seite wiederholen.

Schultern rückwärts kreisen

28 **Schulterkreisen** Die Kreisbewegung beginnt in den Schulterblättern. Dazu die Schultern zunächst Richtung Ohren (siehe kleine Abbildung) und dann nach hinten und unten ziehen. Schultern wieder nach vorn rollen lassen und wiederholen. Diese Übung öffnet den Brustbereich.

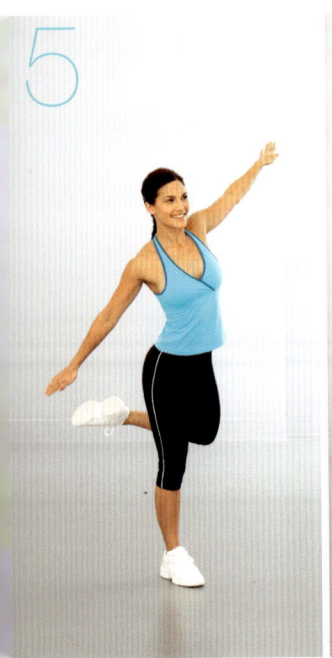

5

▲ **Warm-up**
Ferseheben mit Drehung,
Seite 22

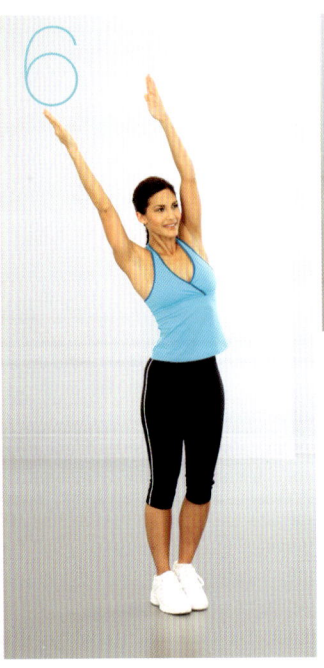

6

▲ **Warm-up**
Schilfrohr, Seite 22

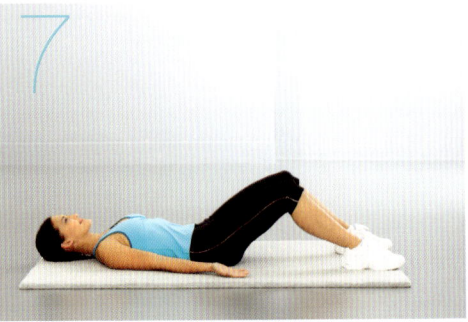

7

▲ **Boden**
Becken-
schaukel,
Seite 23

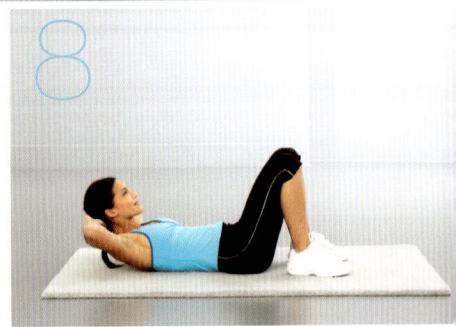

8

▲ **Boden**
Kurzer Crunch, Seite 23

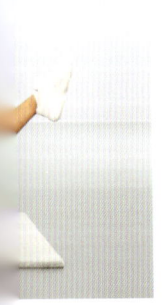

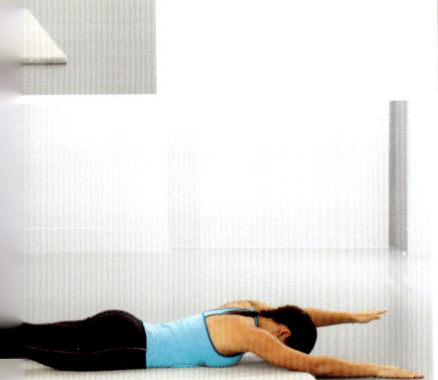

21

▲ **Boden**
Rückenstrecken,
Seite 30

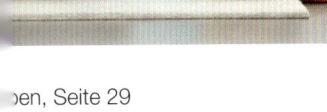

...en, Seite 29

22

▲ **Boden**
Sphinx, Seite 30

Crunch-Workout auf einen Blick

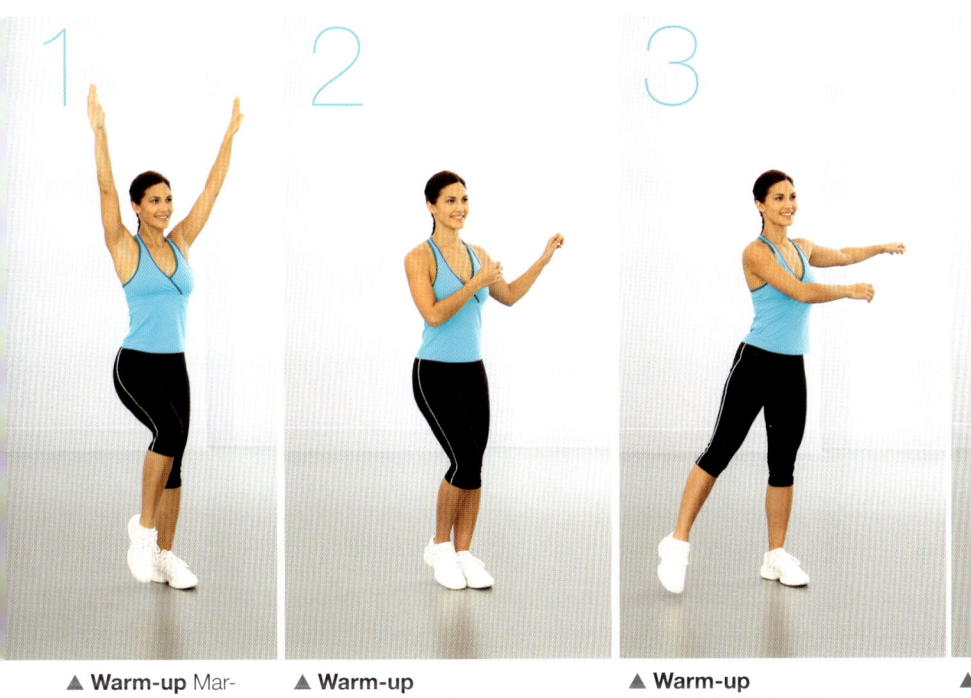

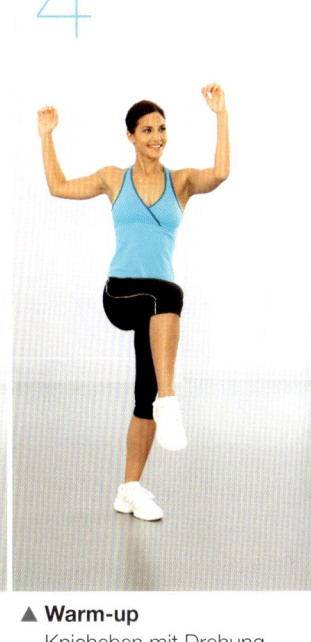

▲ **Warm-up** Mar-
schieren, Seite 20

▲ **Warm-up**
Step-Touch, Seite 20

▲ **Warm-up**
Pendeln, Seite 21

▲ **Warm-up**
Knieheben mit Drehung,
Seite 21

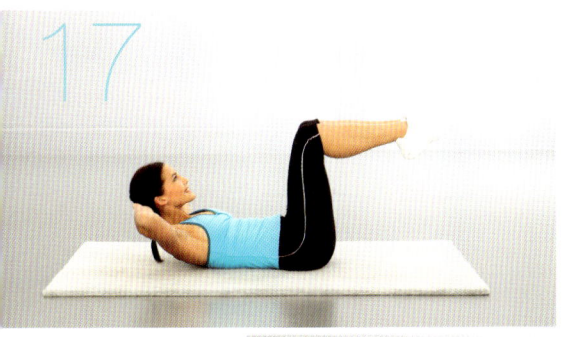

▲ **Boden**
90-90-Crunch,
Seite 28

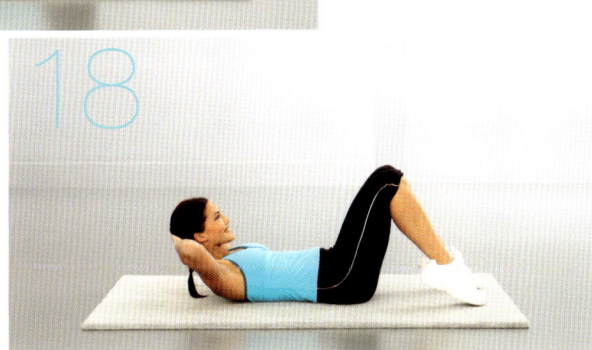

▲ **Boden**
Crunch mit Tippen, Seite 28

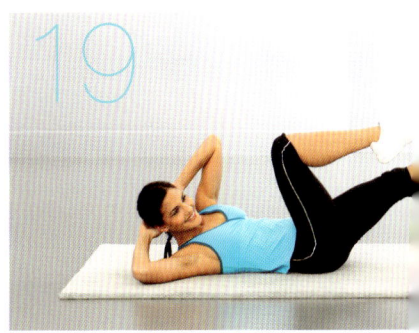

▲ **Boden**
Radfahren,
Seite 29

▲ **Boden**
Arm- & Be

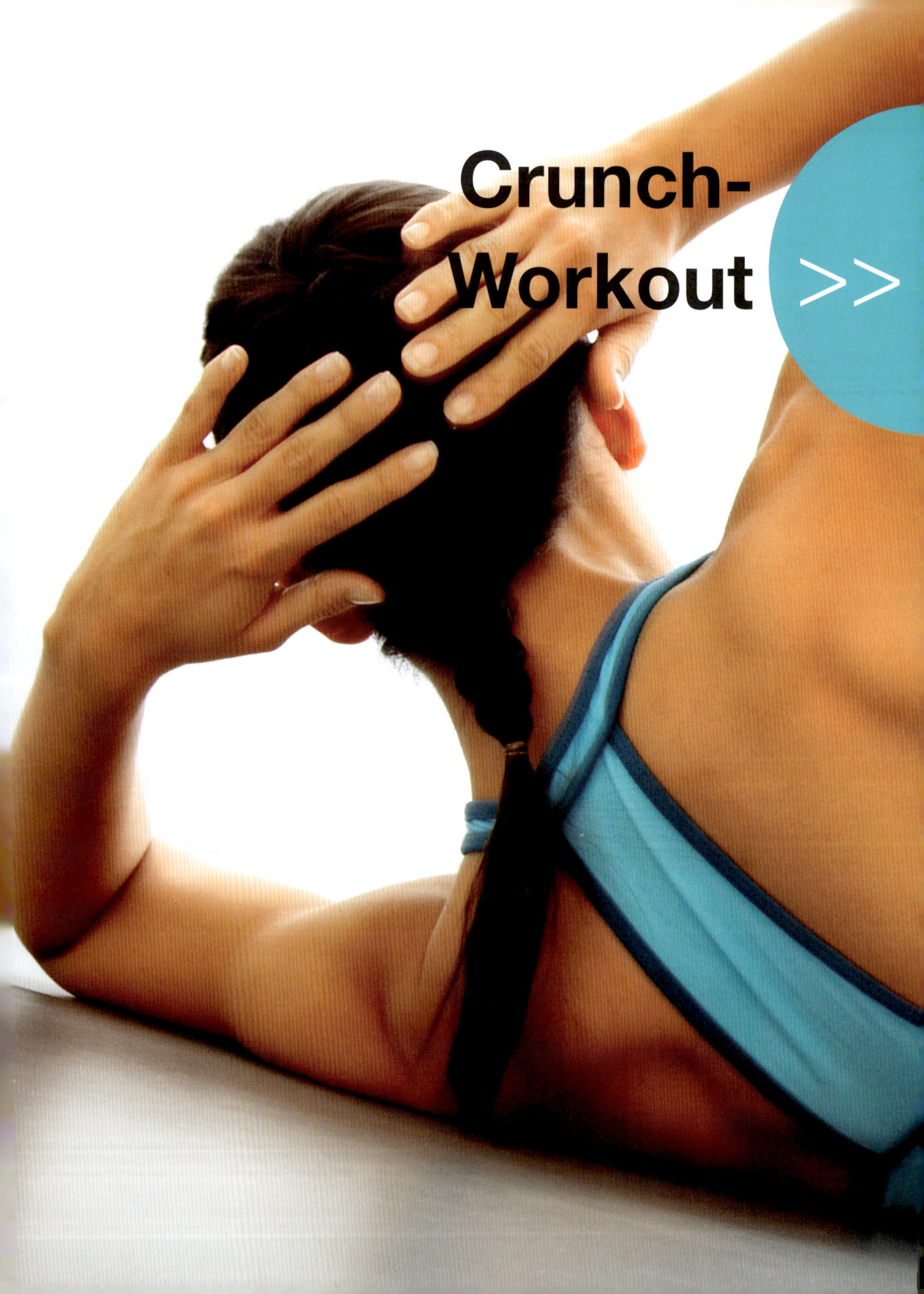

Crunch-Workout

>>

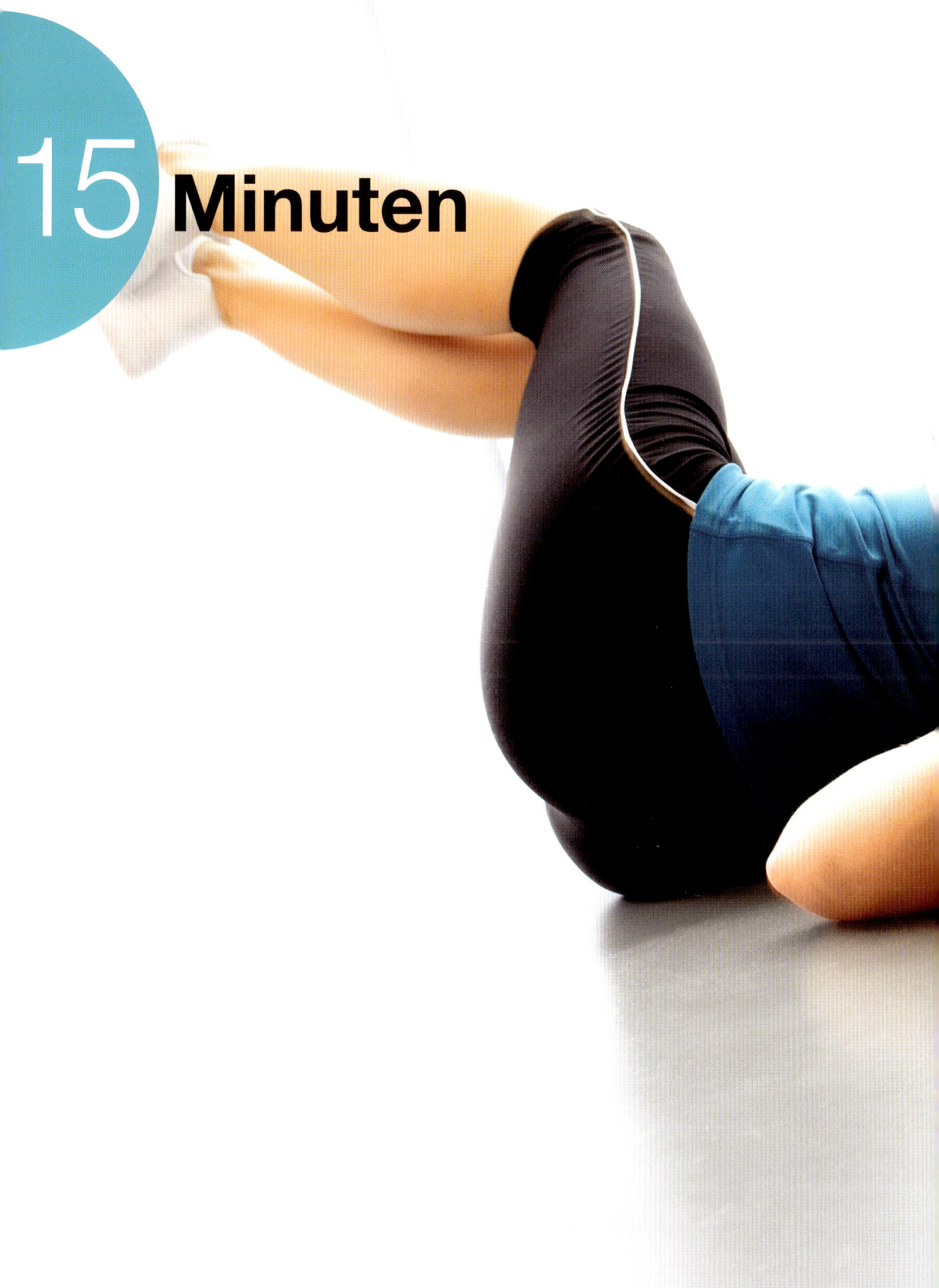

15 Minuten

>> **Mein Nacken verkrampft sich beim Üben. Was kann ich dagegen tun?**

Schaffen Sie vor jeder Übung eine kraftvolle Verbindung zwischen Brustkorb und Becken, indem Sie Ihre Bauchmuskeln anspannen. Legen Sie den Kopf in Ihre Hände, und heben Sie das Kinn. Entspannen Sie bewusst den Nacken, und schöpfen Sie Ihre Kraft aus Ihrer Mitte, wenn Sie Kopf und Schultern vom Boden heben. Ihr Kopf ruht in den Händen und bildet eine Linie mit Ihrer Wirbelsäule.

>> **Sind Sit-ups nicht effektiver als Crunches?**

Beim Crunch bleibt der Bewegungswinkel – auch wenn Sie höher kämen – auf 30° beschränkt. Aus diesem Grund werden die Bauchmuskeln wirkungsvoller aktiviert als beim Sit-up, der zusätzlich die Hüftbeugemuskeln der vorderen Oberschenkel aktiviert. Für Menschen mit einer verkürzten Hüftbeugemuskulatur und/oder Schmerzen im Lendenwirbelbereich sind Crunches in jedem Fall die gesündere Variante. Sit-ups könnten hier zur Verschlimmerung der Symptome führen.

>> **Meine Freundin macht täglich Hunderte von Crunches. Wie viele Wiederholungen sind sinnvoll?**

Qualität geht vor Quantität. Zwei oder drei Sätze mit 20 Wiederholungen genügen, um die Bauchmuskeln in Form zu bringen. Die Workouts in diesem Buch bieten genügend Abwechslung, um denselben Muskel in unterschiedlichen Positionen zu trainieren. Dieser Trainingsstil sorgt – anders als häufiges Wiederholen derselben Übung – für zusätzliche Stimulation.

>> **Wenn ich das Tempo steigere, schaffe ich mehr Crunches in kürzerer Zeit. Ist das nicht besser?**

Nein. Der beste Weg, um zu sichtbaren Ergebnissen zu kommen, besteht darin, die Übungen möglichst langsam und kontrolliert auszuführen. Auf diese Weise wird jeder Muskel in seinem gesamten Bewegungsspektrum trainiert. Bei schnellem und unkonzentriertem Üben bleibt der Muskelaufbau unvollständig. Üben Sie also stets konzentriert und mit der empfohlenen Dynamik.

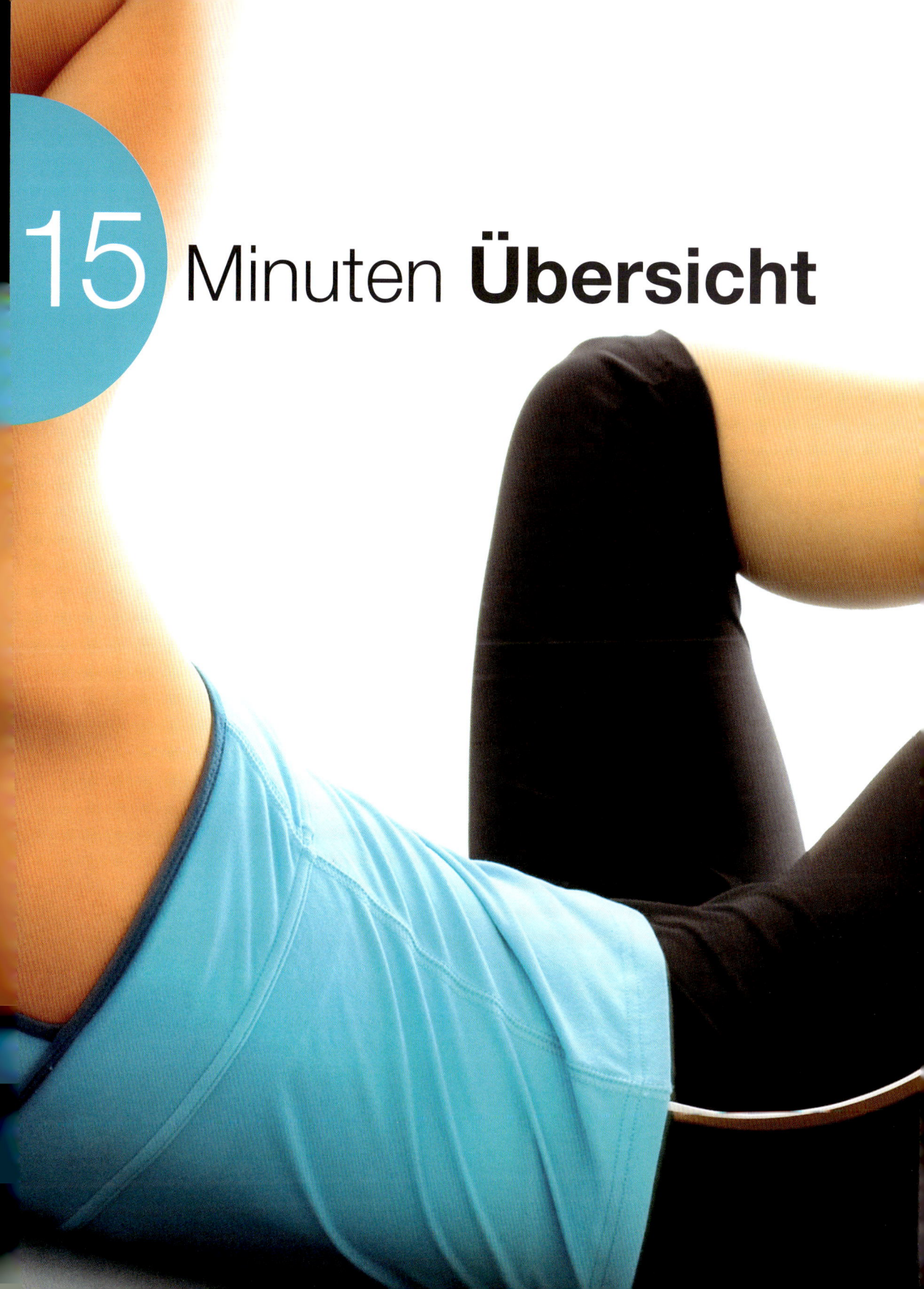

15 Minuten **Übersicht**

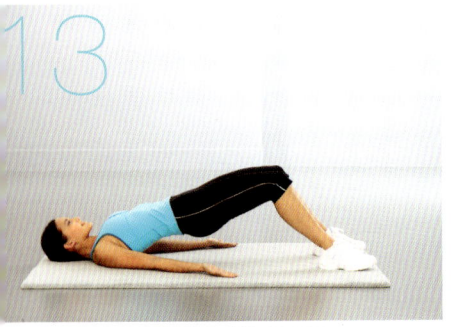

Boden
Brücke,
Seite 26

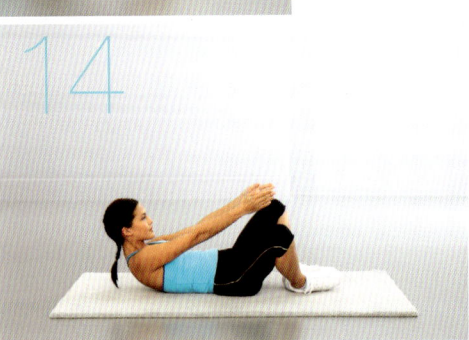

▲ **Boden**
Diamant-Crunch, Seite 26

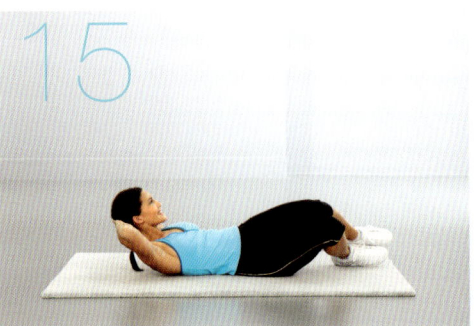

▲ **Boden**
Rumpf-
drehung,
Seite 27

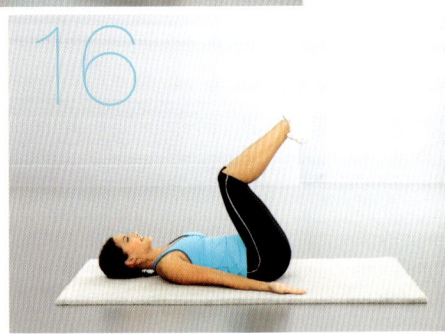

▲ **Boden**
Umgekehrter Crunch, Seite 27

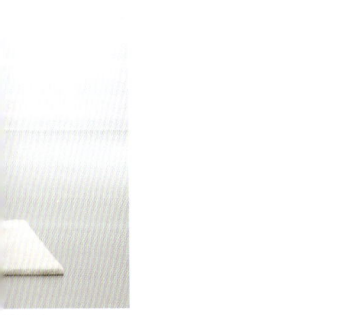

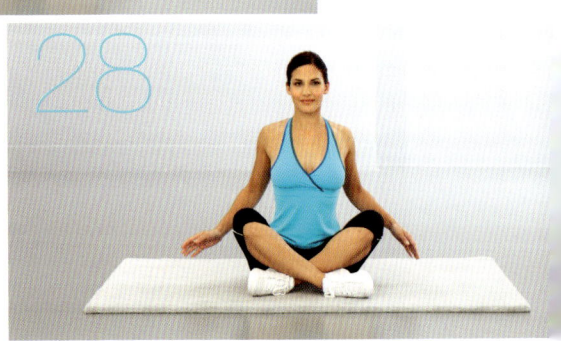

▲ **Boden**
Nackendehnung,
Seite 33

▲ **Boden**
Schulterkreisen, Seite 33

9

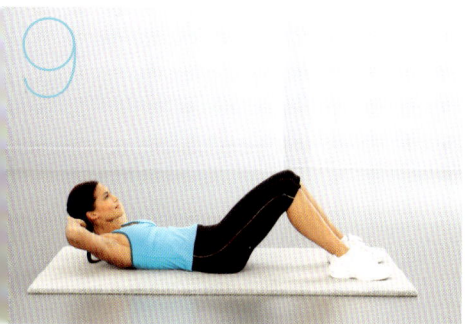

▲ **Boden**
Basis-
Crunch,
Seite 24

10

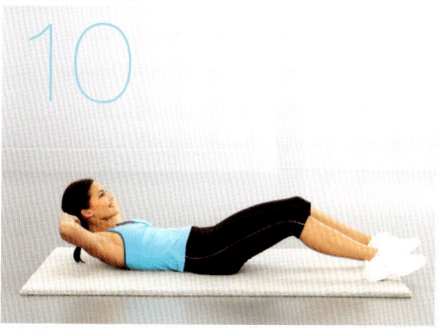

▲ **Boden**
Langer Crunch, Seite 24

11

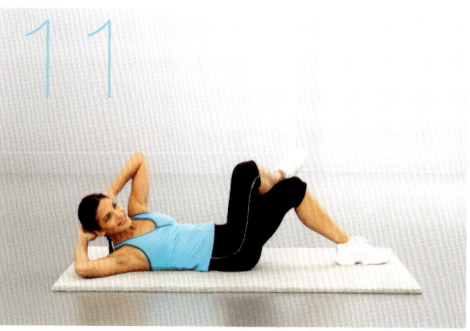

▲ **Boden**
Gedrehter
Crunch,
Seite 25

12

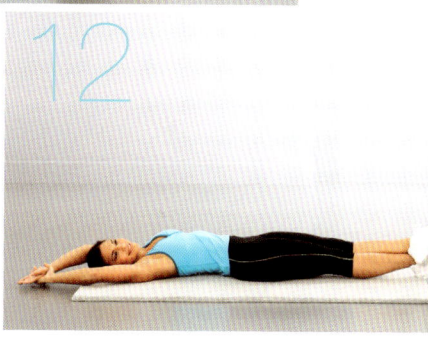

▲ **Boden**
Ganzkörperstretch, Seite 25

23

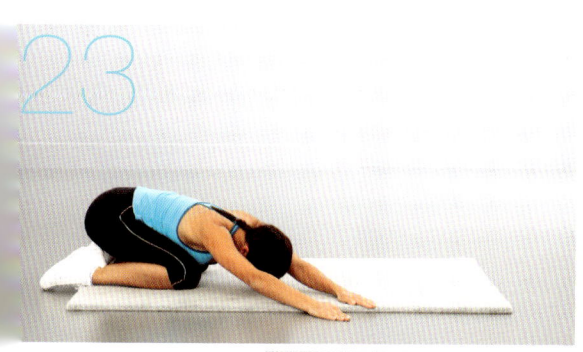

▲ **Boden**
Kind-Stellung,
Seite 31

24

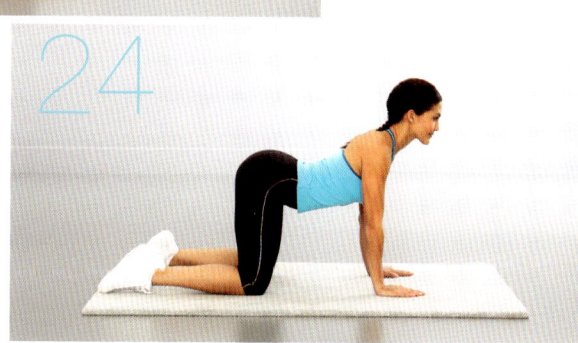

▲ **Boden**
Pferderücken, Seite 31

25

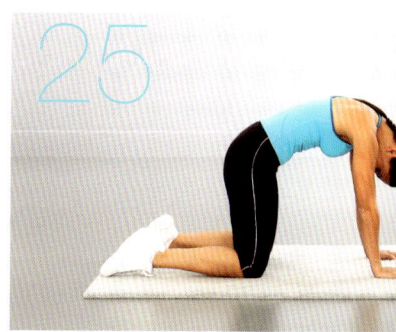

▲ **Boden**
Katzenbuckel,
Seite 32

26

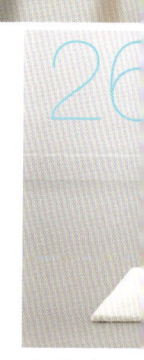

▲ **Boden**
Halsdehn

>> **Fragen** und Antworten

Die korrekte Ausführung ist das A und O bei allen Crunch-Übungen. Um Ihr Training so effektiv wie möglich zu gestalten, sollten Sie die richtige Technik erlernen und verinnerlichen. Konzentrieren Sie sich auf Atmung, Haltung und Dynamik. Halten Sie die Spannung in den Bauchmuskeln während des gesamten Workouts aufrecht.

>> ### Ich habe Probleme mit der Atmung. Woher weiß ich, wann ich ein- und wann ich ausatmen muss?

Bei Widerstandsübungen atmet man aus, wenn man in die Anspannung geht, bei Crunches also dann, wenn Kopf und Schultern angehoben werden. Merken Sie sich einfach: »Einatmen, dann ausatmen und hoch.« Anfänger sollten zunächst daran denken, regelmäßig zu atmen. Sobald Sie eine Übung beherrschen, können Sie sich die korrekte Atmung noch einmal gezielt vornehmen.

>> ### Mein Bauch wölbt sich bei den Crunches. Wie schaffe ich es, ihn die ganze Zeit anzuspannen?

Üben Sie zunächst das Abrollen (S. 75). Im Sitzen fällt es leichter, den Bauch einzuziehen, als wenn Sie den Oberkörper vom Boden abheben. Danach üben Sie die Bauchatmung in Rückenlage: einatmen und den Bauch mit Luft füllen; kraftvoll ausatmen und die Bauchmuskeln anspannen. Anschließend übertragen Sie dieses Atemmuster auf die Crunches und ziehen den Bauch ein, während Sie Kopf und Schultern anheben.

>> ### Soll der untere Rücken auf den Boden gepresst werden?

Es ist völlig normal, dass die Lendenwirbelsäule den Boden berührt, wenn Sie bei einer Bauchmuskelübung Schultern oder Hüften anheben, doch Sie sollten den unteren Rücken nicht absichtlich in die Matte pressen. Die Wirbelsäule soll die neutrale Position, d.h. ihre natürliche Krümmung, so weit wie möglich beibehalten.

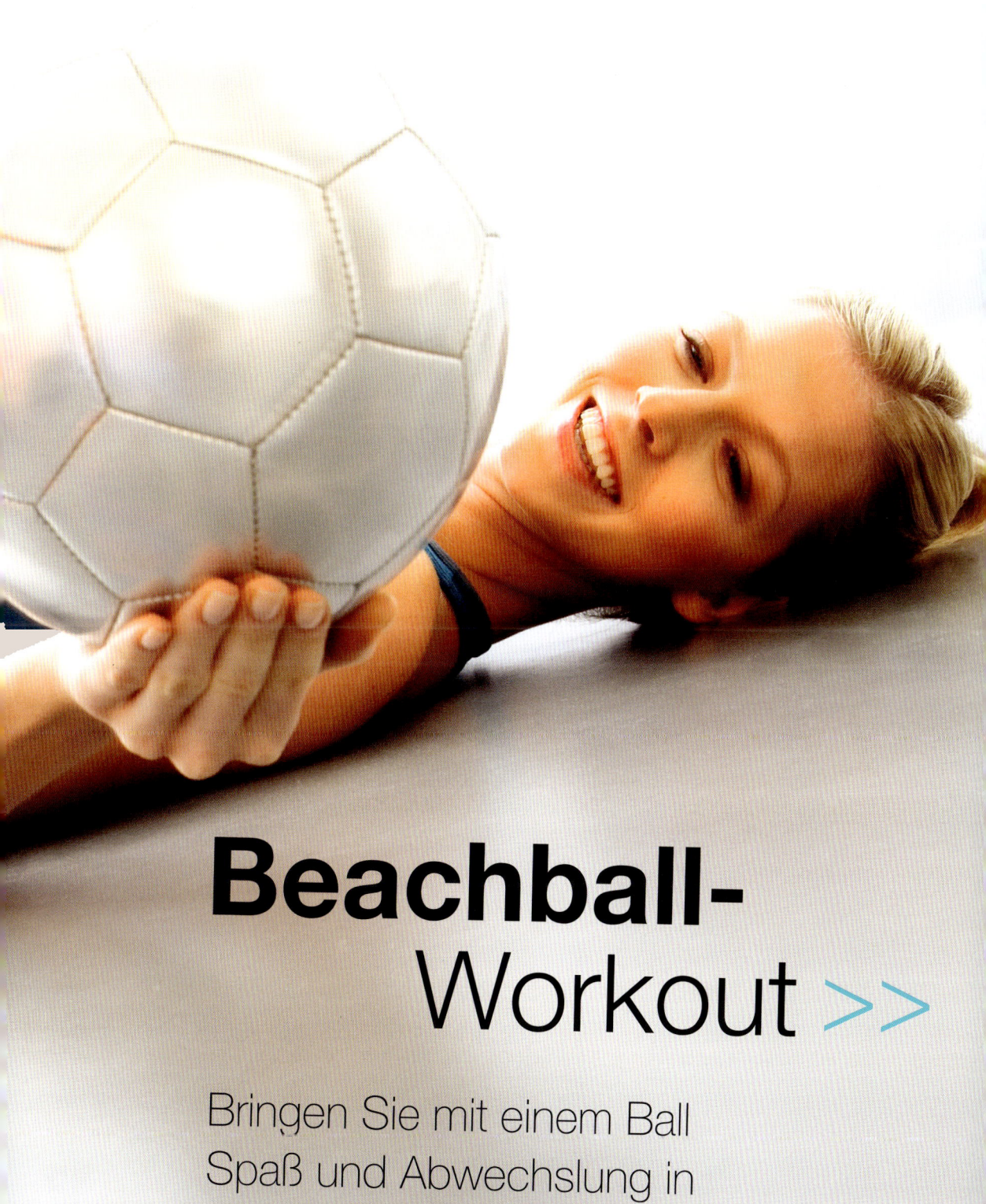

Beachball-
Workout >>

Bringen Sie mit einem Ball
Spaß und Abwechslung in
Ihren Workout.

>> **Warm-up** Marschieren/Step-Touch

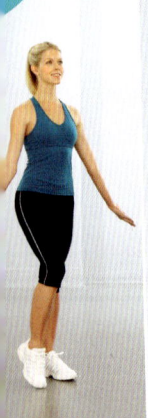

1 **Marschieren** Füße hüftbreit und parallel, Knie locker. Auf der Stelle marschieren, dazu die Arme heben (Handflächen nach oben) und senken (Handflächen nach unten drehen). 16 Wdh. (1 Wdh. = beide Seiten).

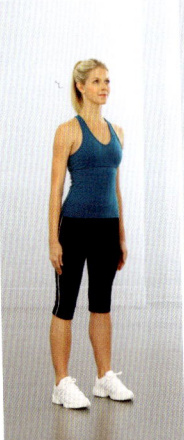

2 **Step-Touch** Hüftbreit stehen, Arme hängen seitlich vom Körper. Gewicht auf ein Bein verlagern und einen Fuß heranziehen, sodass die Füße sich berühren. Die Unterarme anwinkeln und auf Schulterhöhe zu einer Seite schwingen. Dann zur anderen Seite wiederholen (8 Wdh.).

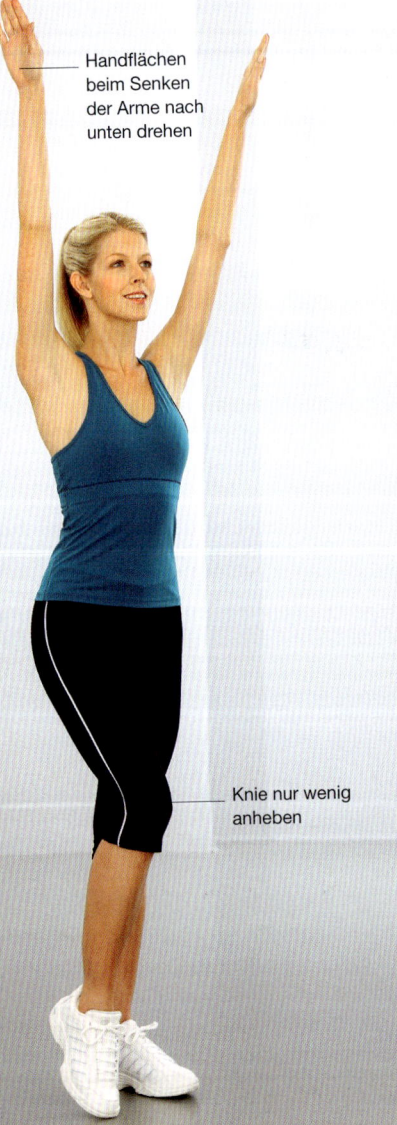

Handflächen beim Senken der Arme nach unten drehen

Knie nur wenig anheben

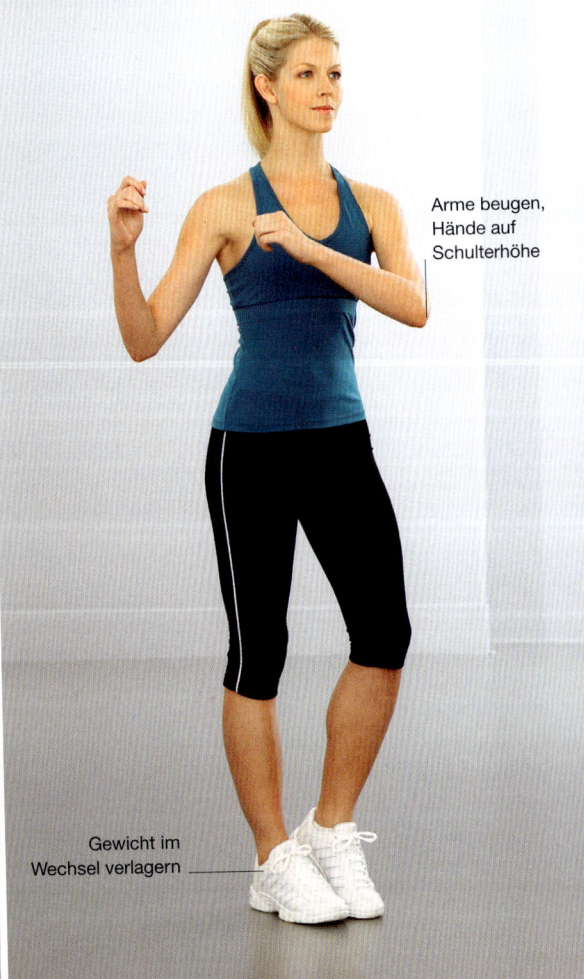

Arme beugen, Hände auf Schulterhöhe

Gewicht im Wechsel verlagern

>> **Warm-up** Pendeln/ Knieheben mit Drehung

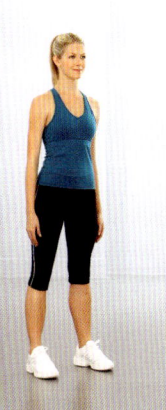

3 **Pendeln** Die Füße stehen hüftbreit. Arme seitlich auf Schulterhöhe heben. Schritt nach links, Arme zur linken Seite schwingen, dabei die Zehenspitzen des rechten Fußes aufsetzen. Arme im Halbkreis nach unten und zur rechten Seite schwingen, dabei das Gewicht auf das rechte Bein verlagern und die Zehenspitzen des linken Fußes aufsetzen (8 Wdh.).

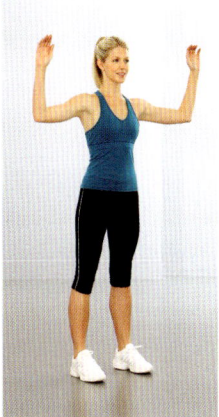

4 **Knieheben mit Drehung** Hüftbreit stehen. Arme anwinkeln und seitlich auf Schulterhöhe heben, Handflächen zeigen nach vorn. Ein Knie auf Hüfthöhe heben. Rücken bleibt gerade. Oberkörper drehen und gegenüberliegenden Ellbogen Richtung Knie führen. Zur anderen Seite wiederholen (8 Wdh.).

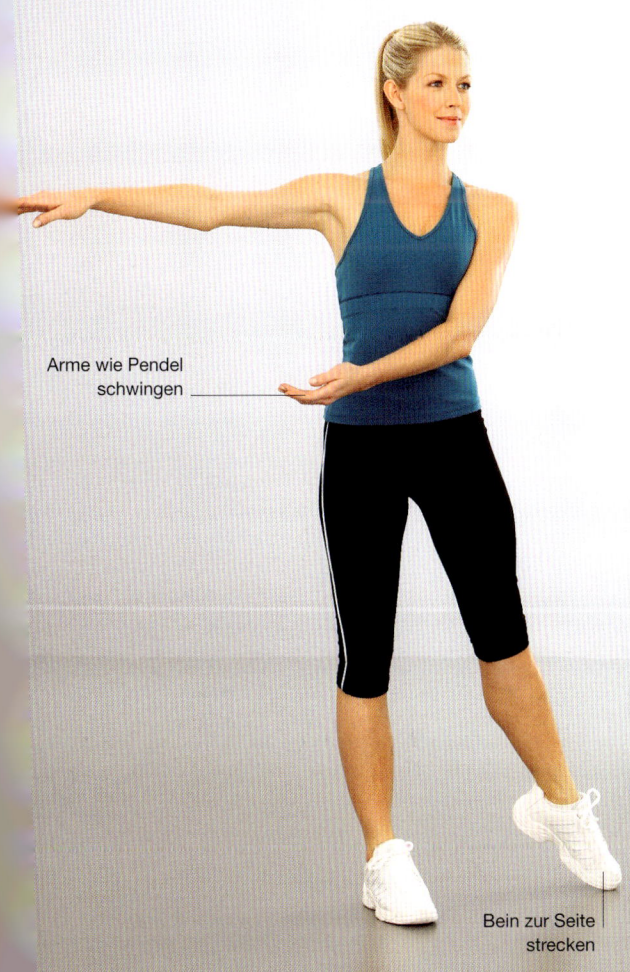

Arme wie Pendel schwingen

Bein zur Seite strecken

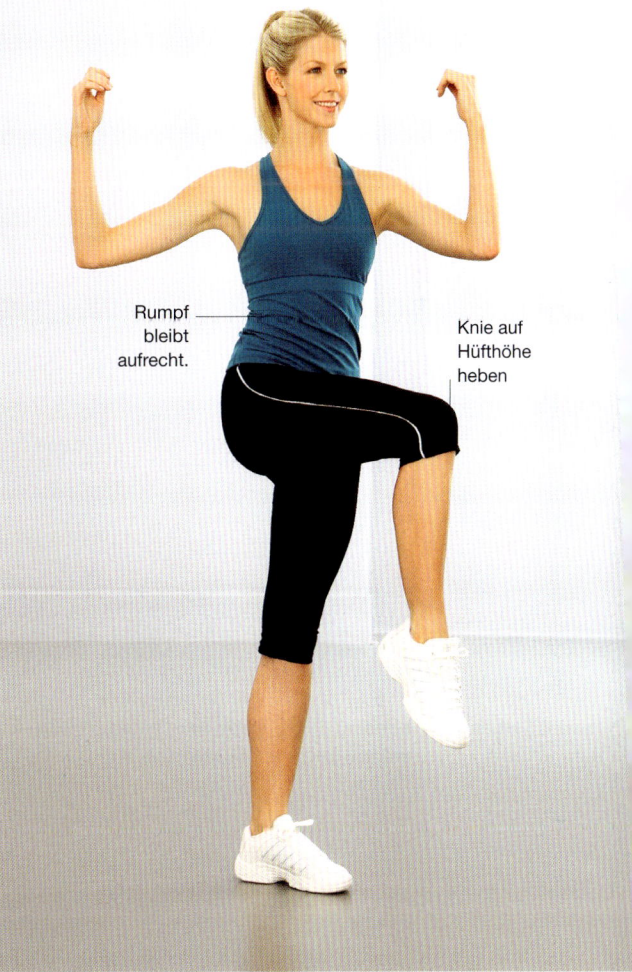

Rumpf bleibt aufrecht.

Knie auf Hüfthöhe heben

>> **Warm-up** Ferseheben mit Drehung/ Schilfrohr

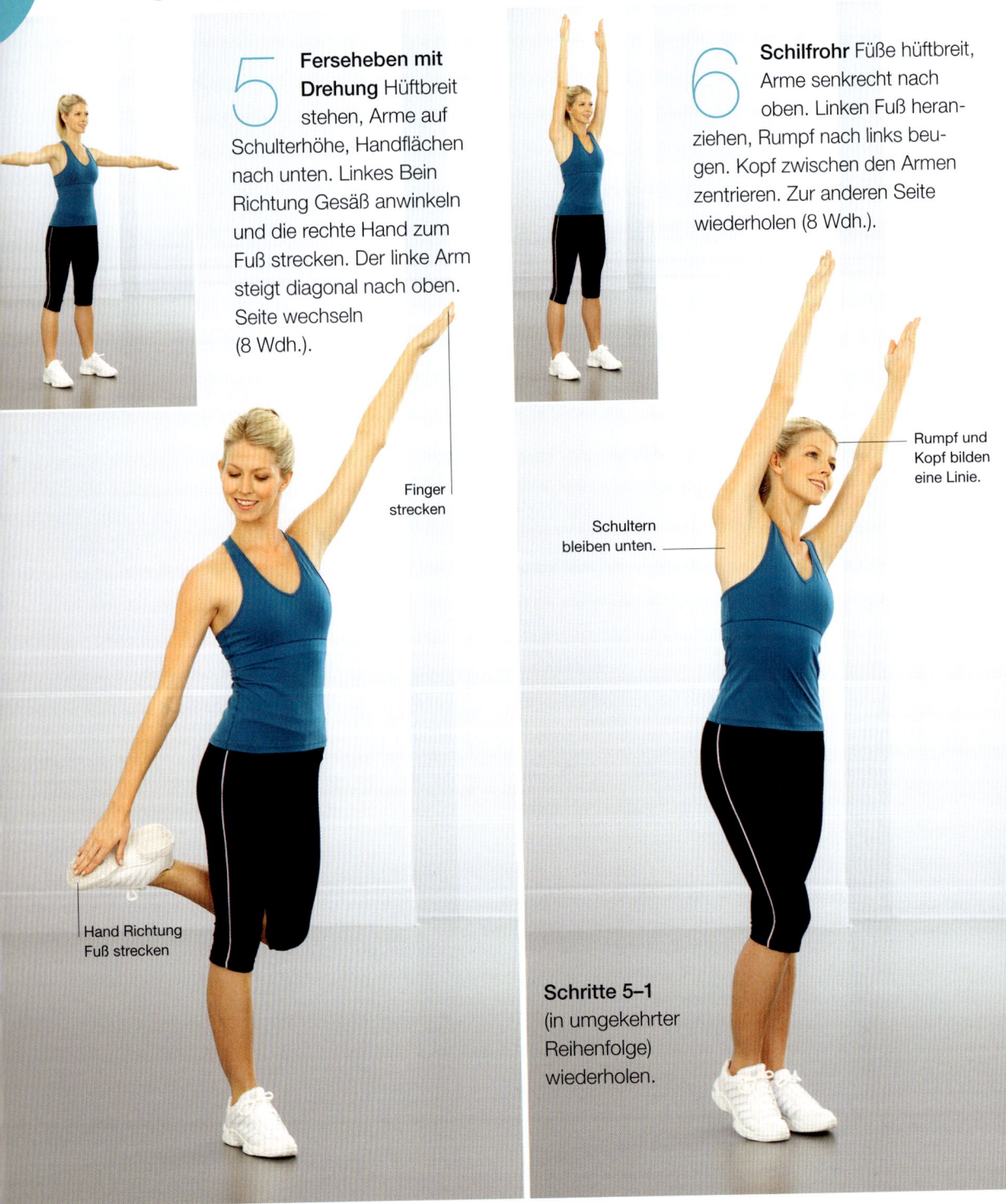

5 **Ferseheben mit Drehung** Hüftbreit stehen, Arme auf Schulterhöhe, Handflächen nach unten. Linkes Bein Richtung Gesäß anwinkeln und die rechte Hand zum Fuß strecken. Der linke Arm steigt diagonal nach oben. Seite wechseln (8 Wdh.).

6 **Schilfrohr** Füße hüftbreit, Arme senkrecht nach oben. Linken Fuß heranziehen, Rumpf nach links beugen. Kopf zwischen den Armen zentrieren. Zur anderen Seite wiederholen (8 Wdh.).

Finger strecken

Hand Richtung Fuß strecken

Rumpf und Kopf bilden eine Linie.

Schultern bleiben unten.

Schritte 5–1 (in umgekehrter Reihenfolge) wiederholen.

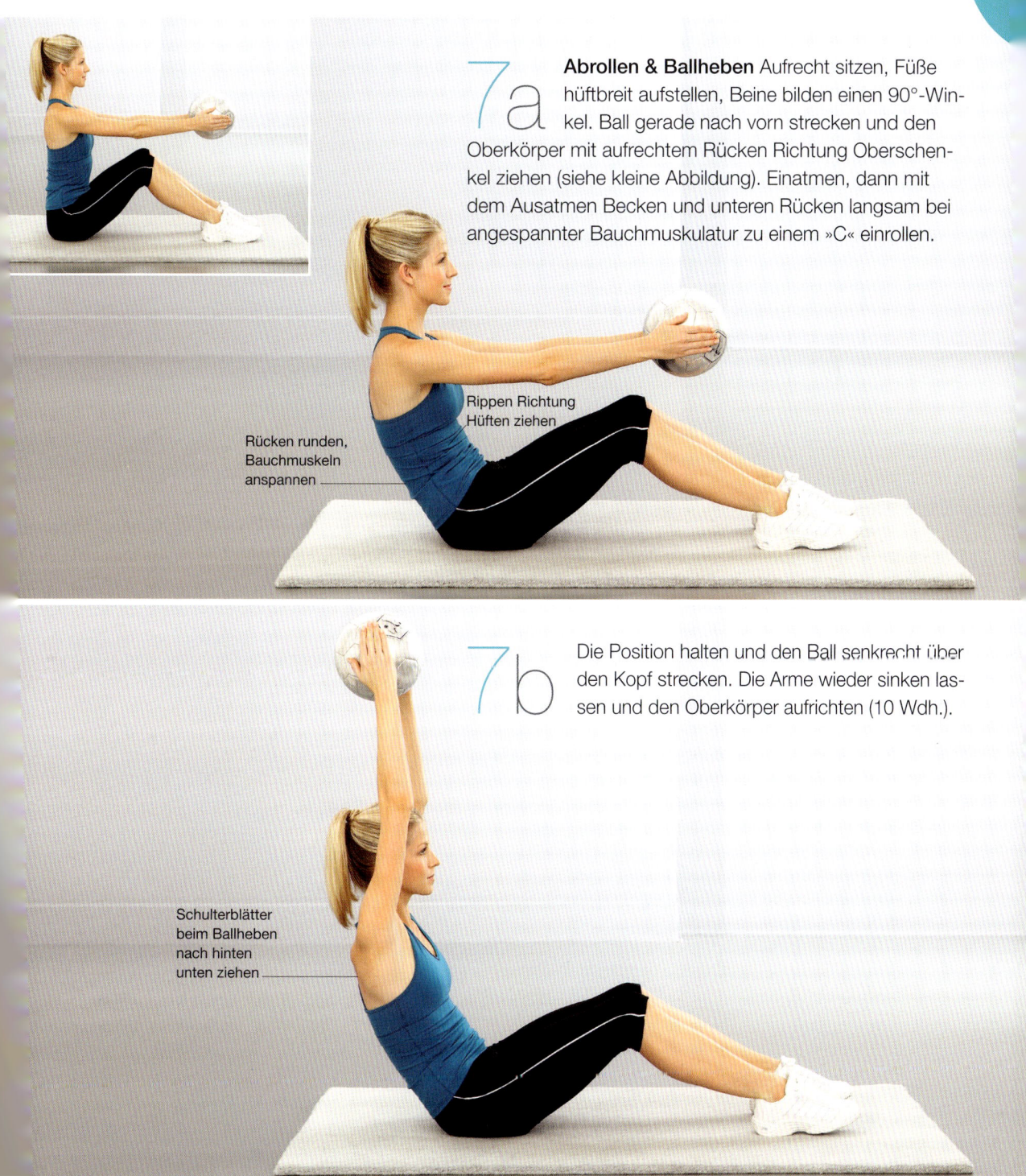

7a **Abrollen & Ballheben** Aufrecht sitzen, Füße hüftbreit aufstellen, Beine bilden einen 90°-Winkel. Ball gerade nach vorn strecken und den Oberkörper mit aufrechtem Rücken Richtung Oberschenkel ziehen (siehe kleine Abbildung). Einatmen, dann mit dem Ausatmen Becken und unteren Rücken langsam bei angespannter Bauchmuskulatur zu einem »C« einrollen.

Rippen Richtung Hüften ziehen

Rücken runden, Bauchmuskeln anspannen

7b Die Position halten und den Ball senkrecht über den Kopf strecken. Die Arme wieder sinken lassen und den Oberkörper aufrichten (10 Wdh.).

Schulterblätter beim Ballheben nach hinten unten ziehen

>> **Boden** Drehen mit Ball I/ Wirbelsäulendrehung

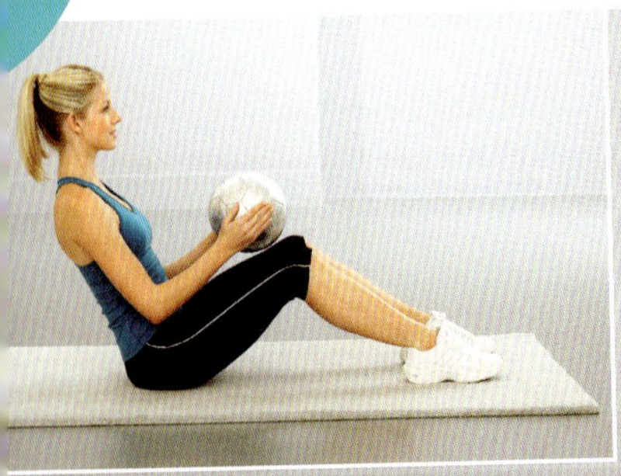

8 **Drehen mit Ball I** Im Sitzen die Beine im 90°-Winkel aufstellen, Füße ruhen entspannt auf der Matte. Den Ball mit angewinkelten Armen halten, dann den Oberkörper mit gerader Wirbelsäule zurücklehnen (siehe kleine Abbildung). Oberkörper zu einer Seite drehen und mit dem Ball auf den Boden tippen. Zurück zur Mitte drehen, kurz halten, dann zur anderen Seite wiederholen (10 Wdh.).

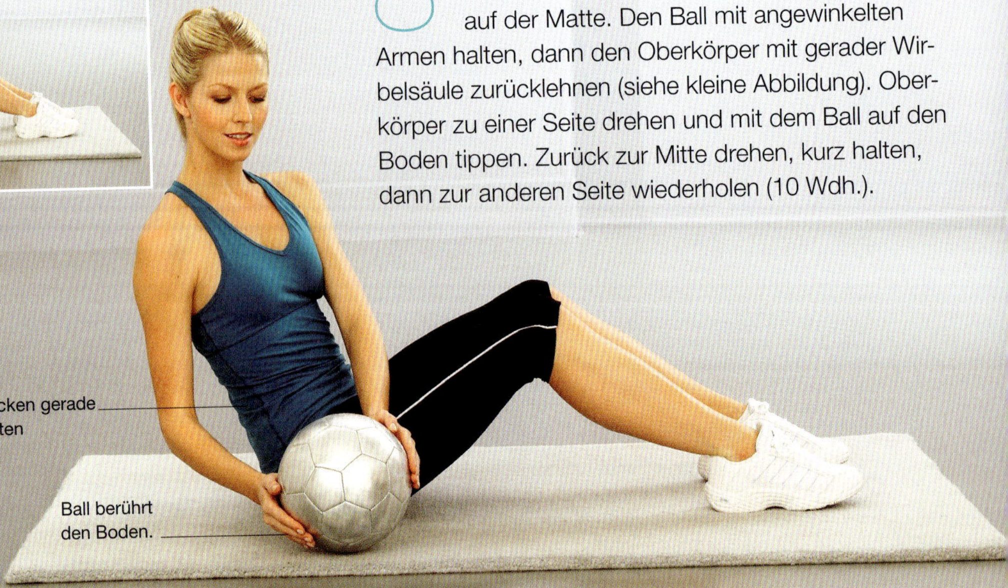

Rücken gerade halten

Ball berührt den Boden.

9 **Wirbelsäulendrehung** In die Rückenlage abrollen, die Beine angewinkelt lassen. Den Ball zur Seite legen. Arme auf Schulterhöhe seitlich ausstrecken; die Handflächen zeigen nach oben. Nun die Knie auf eine Seite sinken lassen und den Kopf in die entgegengesetzte Richtung drehen. Position halten, dann die Seite wechseln.

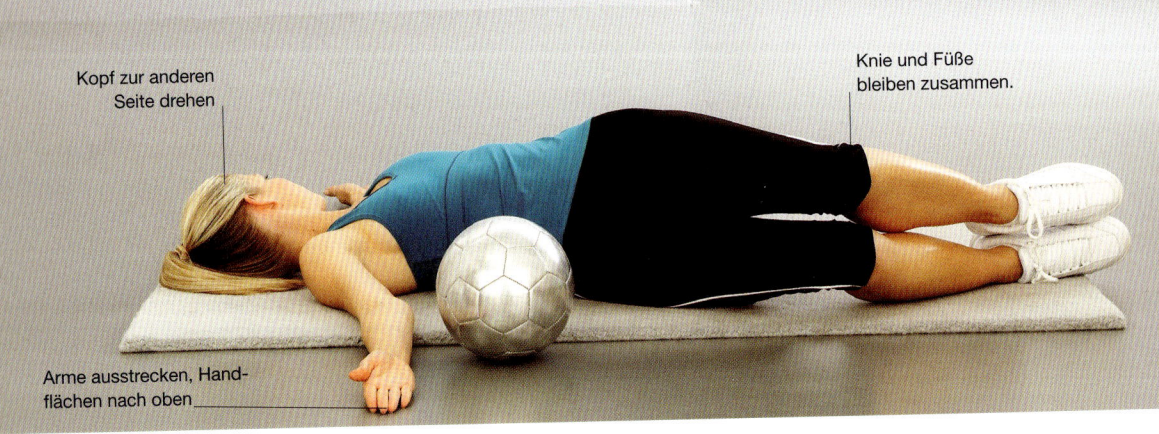

Kopf zur anderen Seite drehen

Knie und Füße bleiben zusammen.

Arme ausstrecken, Handflächen nach oben

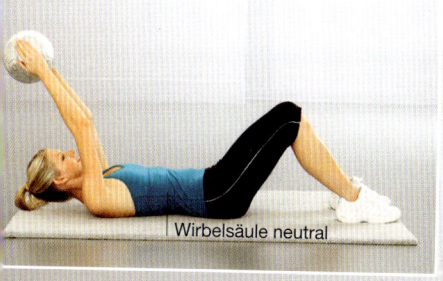

Wirbelsäule neutral

10 **Überkopf-Crunch** In der neutralen Rückenlage den Ball schräg über den Kopf halten, Schultern bleiben hinten unten (siehe kleine Abbildung). Einatmen, ausatmen und Bauchmuskeln anspannen, Kopf und Schultern anheben und den Ball zum Knie führen. Den Oberkörper senken, aber nicht ablegen (10 Wdh.). Zum Schluss lockern und den Kopf hin- und herdrehen.

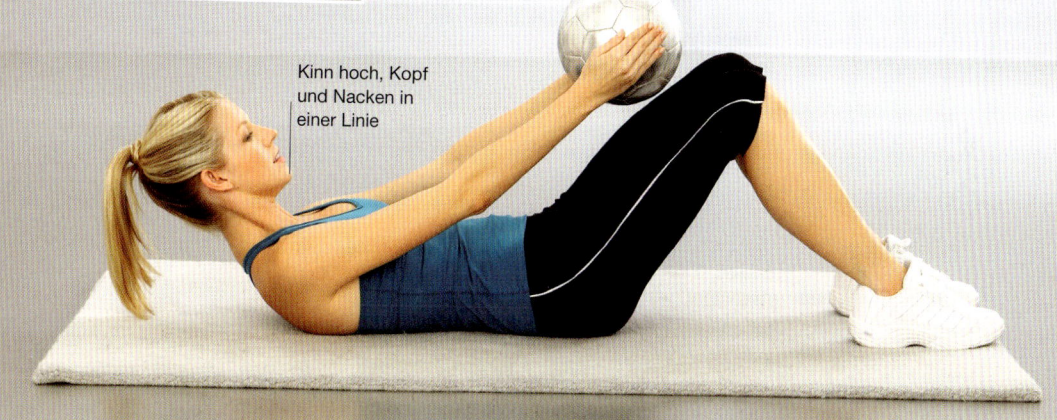

Kinn hoch, Kopf und Nacken in einer Linie

11 **Seit-Crunch** In der neutralen Rückenlage den Ball mit gestreckten Armen vor den Knien halten (siehe kleine Abbildung). Einatmen, mit dem Ausatmen Kopf und Schultern heben und den Ball seitlich an den Oberschenkeln vorbeiführen. Position kurz halten, dann den Ball über die Mitte auf die andere Seite führen (8 Wdh.). Beine und Arme strecken und den Kopf hin- und herdrehen, um die Nackenmuskeln zu entspannen.

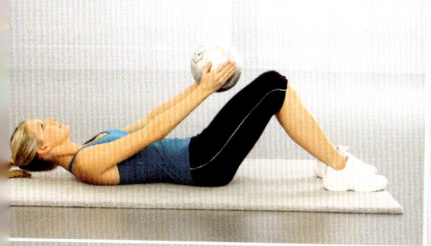

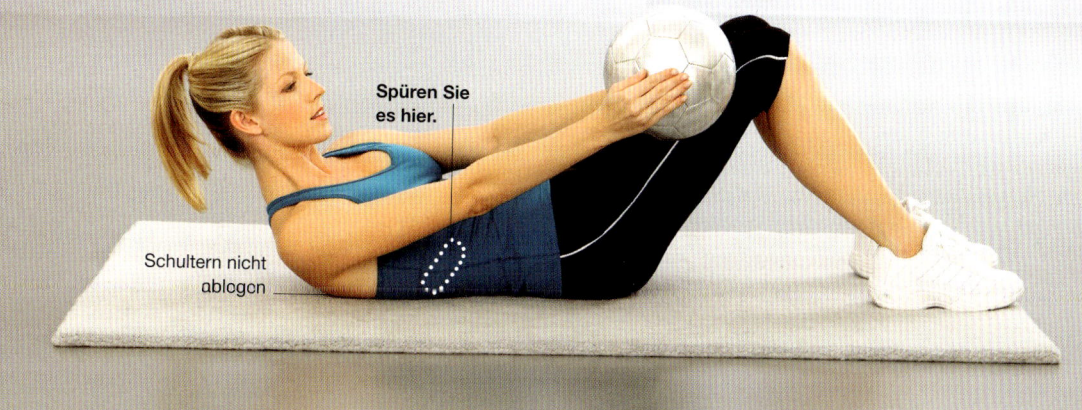

Spüren Sie es hier.

Schultern nicht ablegen

Boden Brücke & Crunch

Wirbelsäule in Neutralstellung

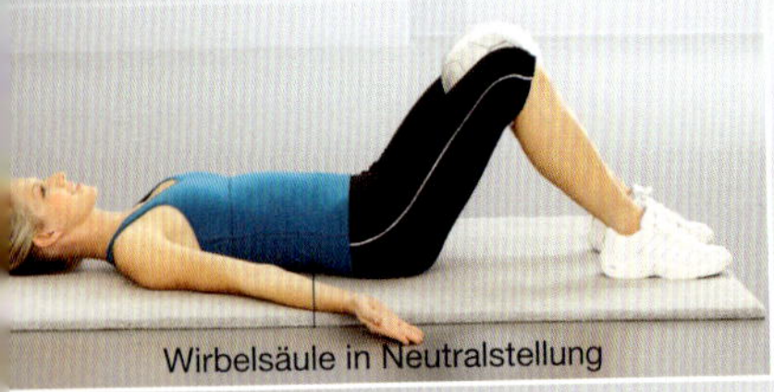

12a

Brücke & Crunch Ball zwischen die Knie klemmen und die neutrale Wirbelsäulenposition einnehmen. Arme seitlich neben dem Körper ausstrecken, Handflächen nach oben (siehe kleine Abbildung). Um die Brücke aufzubauen, zunächst mit einer Beckenschaukel (siehe S. 23) beginnen.

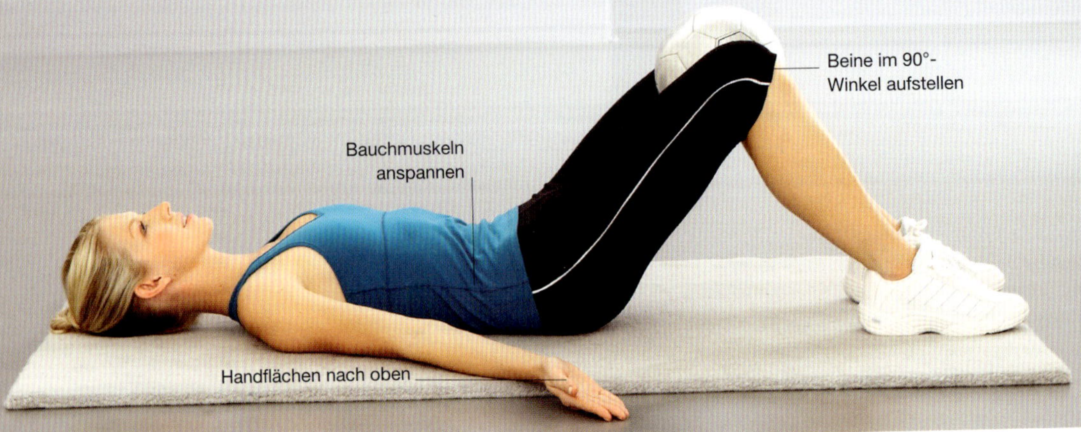

Beine im 90°-
Winkel aufstellen
Bauchmuskeln
anspannen
Handflächen nach oben

12b

Nun in die Brücke kommen: Becken und unteren Rücken Wirbel für Wirbel anheben, bis der gesamte Körper zwischen Knie und Schultern eine Linie bildet. Anschließend wieder Wirbel für Wirbel abrollen.

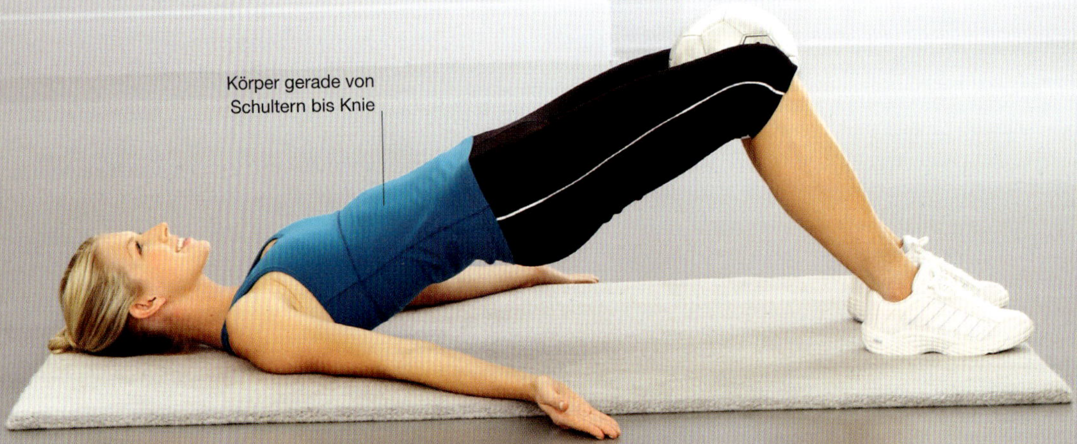

Körper gerade von
Schultern bis Knie

Boden Brücke & Crunch/ Drehen mit Ball II

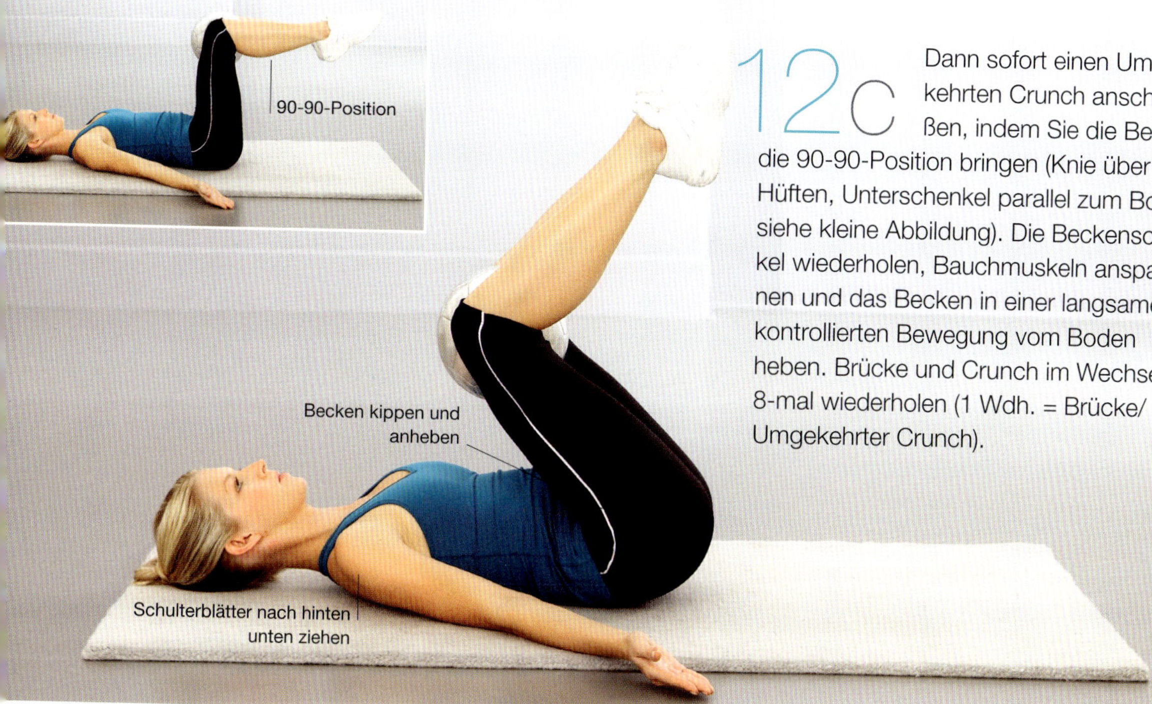

90-90-Position

Becken kippen und anheben

Schulterblätter nach hinten unten ziehen

12 c Dann sofort einen Umgekehrten Crunch anschließen, indem Sie die Beine in die 90-90-Position bringen (Knie über die Hüften, Unterschenkel parallel zum Boden, siehe kleine Abbildung). Die Beckenschaukel wiederholen, Bauchmuskeln anspannen und das Becken in einer langsamen, kontrollierten Bewegung vom Boden heben. Brücke und Crunch im Wechsel 8-mal wiederholen (1 Wdh. = Brücke/ Umgekehrter Crunch).

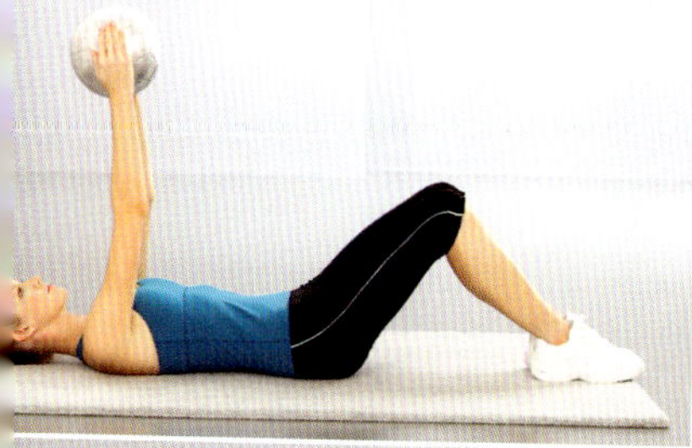

13 **Drehen mit Ball II** In der neutralen Rückenlage Beine schließen und den Ball über der Brust Richtung Decke strecken (siehe kleine Abbildung). Knie zu einer Seite sinken lassen und den Ball zur anderen Seite führen. Knie und Füße bleiben fest zusammen, während sich das Becken dreht. Seite wechseln (8 Wdh.). Dann den Ball ablegen und in die Wirbelsäulendrehung (beide Seiten; siehe S. 48) gehen.

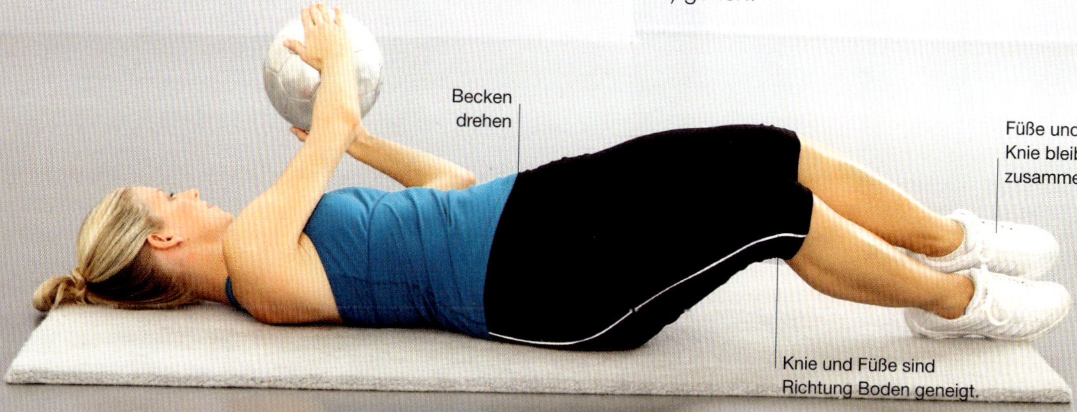

Becken drehen

Füße und Knie bleiben zusammen.

Knie und Füße sind Richtung Boden geneigt.

>> **Boden** Wechseltipp/Ballübergabe

14 Wechseltipp

Wechseltipp Ball in die Höhe strecken. 90-90-Position einnehmen. Bauchmuskeln anspannen. Die Wirbelsäule ist neutral (siehe kleine Abbildung). Einatmen, Ball über den Kopf nach hinten führen und einen Fuß auf den Boden tippen, dabei den 90°-Winkel im Knie beibehalten. Mit dem Ausatmen in die Ausgangsposition zurückkehren und Seite wechseln (6 Wdh.).

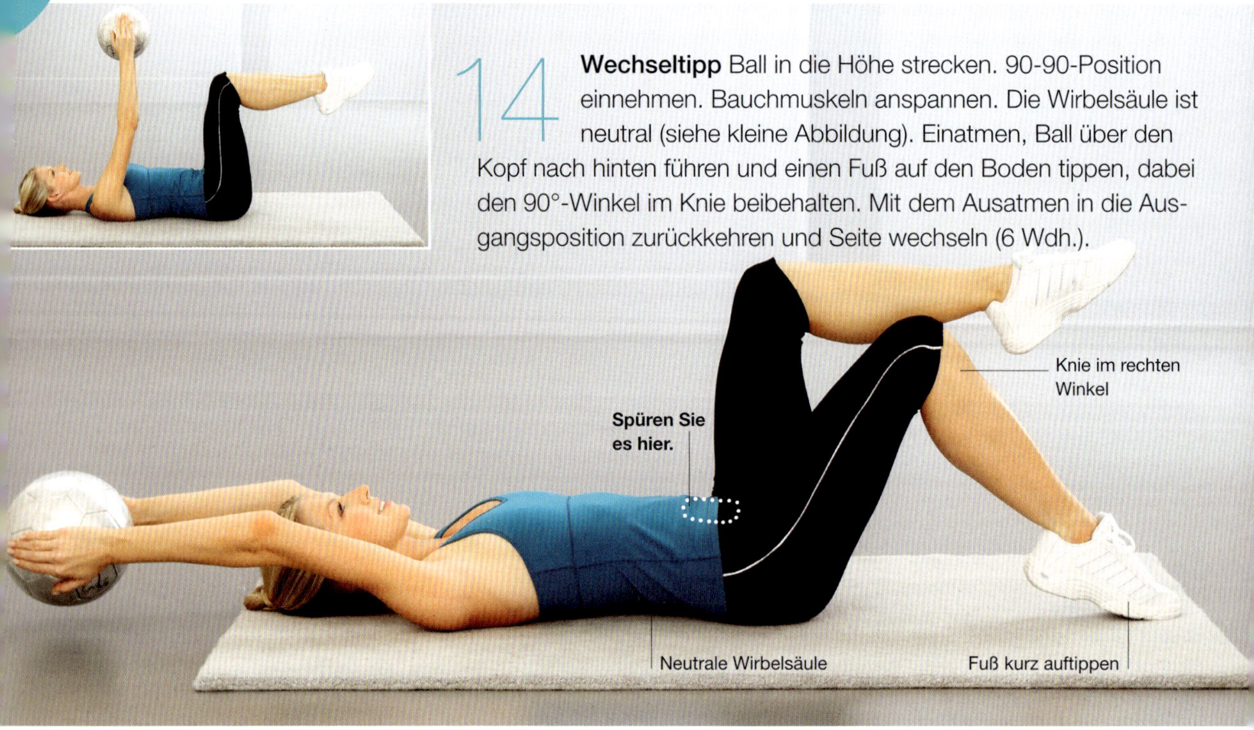

Knie im rechten Winkel

Spüren Sie es hier.

Neutrale Wirbelsäule

Fuß kurz auftippen

15a Ballübergabe

Ballübergabe In neutraler Rückenlage Ball hinter dem Kopf halten, Schulterblätter nach hinten unten ziehen. Bauchmuskeln anspannen, um den Rücken zu stabilisieren (siehe kleine Abbildung). Einatmen, mit dem Ausatmen Arme und Beine heben und den Ball zwischen die Knie klemmen. Kopf und Schultern am Boden lassen.

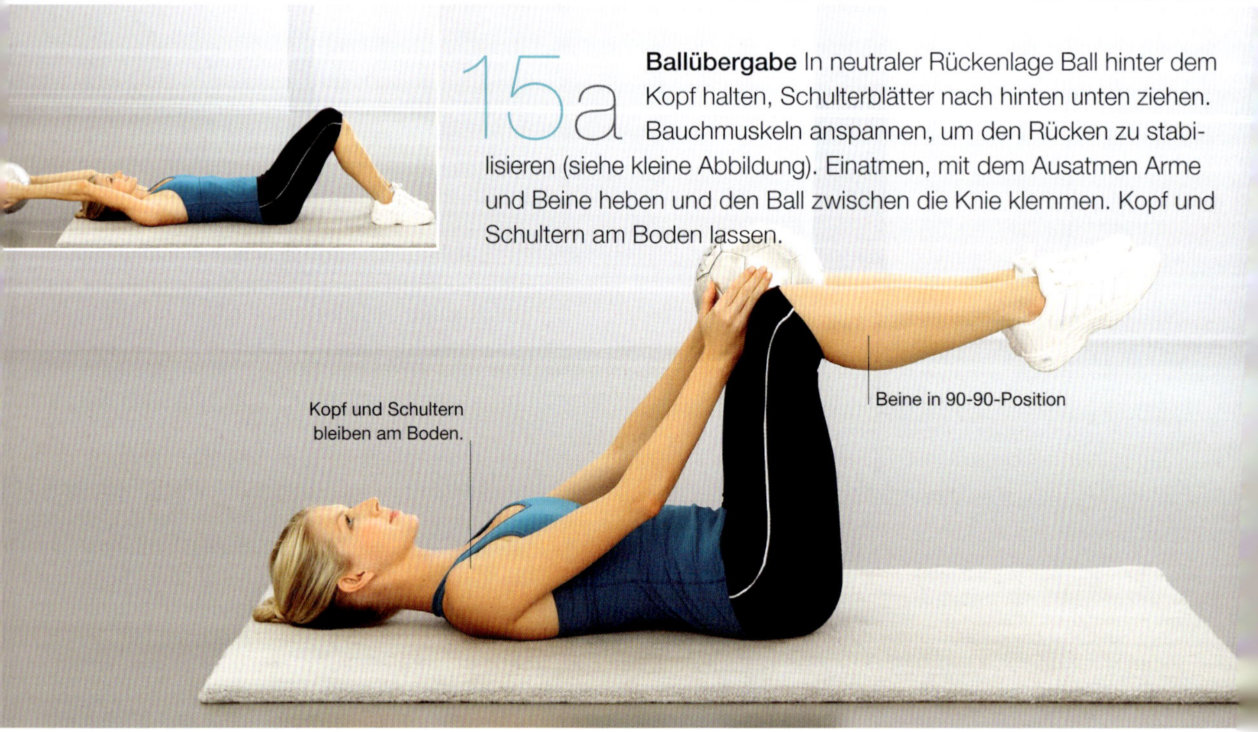

Kopf und Schultern bleiben am Boden.

Beine in 90-90-Position

15b

Mit dem Einatmen Arme und Füße Richtung Boden senken, ohne ins Hohlkreuz zu kommen. Zehen auftippen, dann beim Ausatmen Arme und Beine heben, den Ball greifen und in die Startposition zurückkehren. Schritte 15a und 15b noch 5-mal wiederholen, dann den Ball hinter den Kopf führen und den Körper dehnen (wie zum Abschluss von Übung 11).

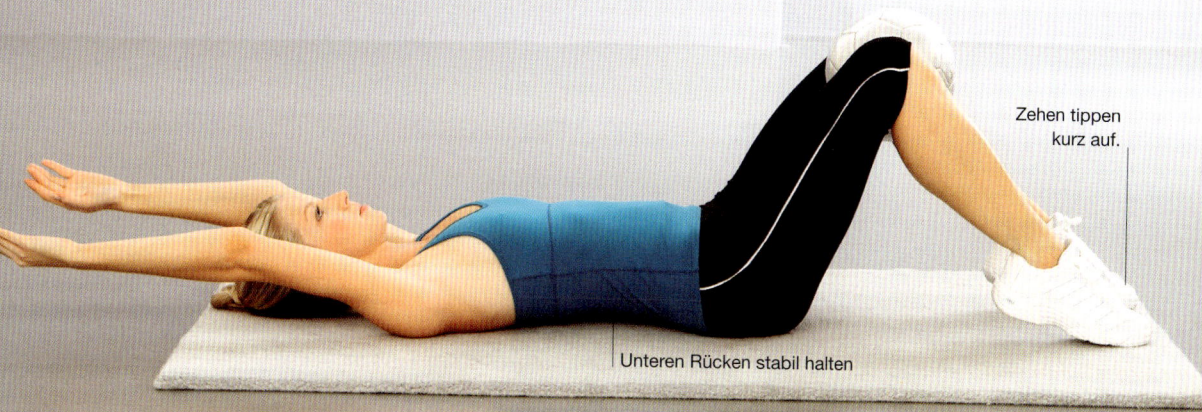

Zehen tippen
kurz auf.

Unteren Rücken stabil halten

16

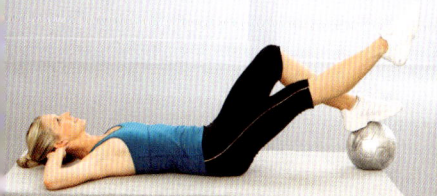

Balance-Crunch mit Ball In der neutralen Rückenlage den linken Fuß auf den Ball stellen und das rechte Bein schräg nach vorn strecken (siehe kleine Abbildung). Hände hinter den Kopf, Ellbogen weit öffnen. Mit der Ausatmung das rechte Bein beugen, die linke Schulter anheben und den Ellbogen diagonal Richtung Knie führen (10 Wdh.). Seite wechseln.

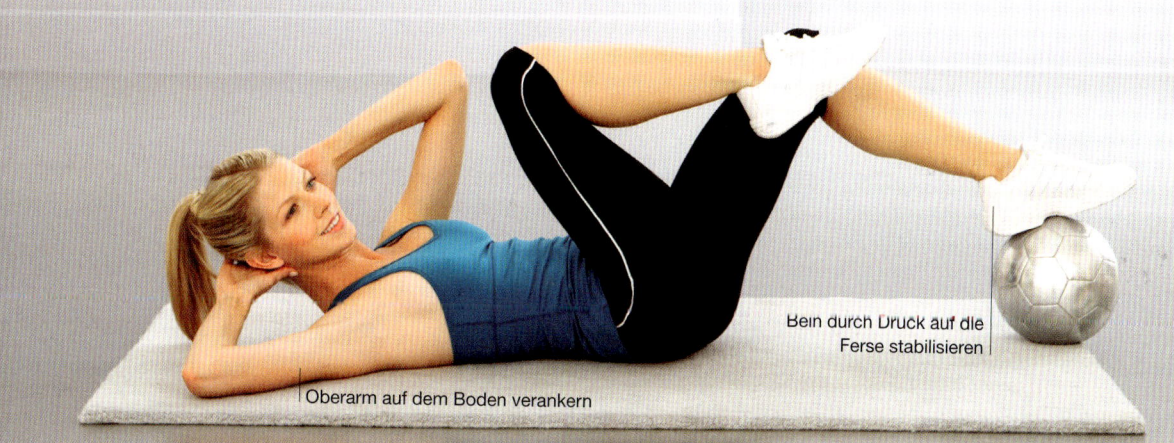

Bein durch Druck auf die
Ferse stabilisieren

Oberarm auf dem Boden verankern

>> **Boden** Sphinx/Unterarmstütz

17 **Sphinx** Auf den Bauch drehen. Schulterblätter nach hinten unten ziehen, Brust heben. Die Ellbogen sind unter den Schultern. Den Ball mit beiden Händen halten. Den Scheitel gerade Richtung Decke strecken und den Rumpf dehnen. In die Dehnung atmen.

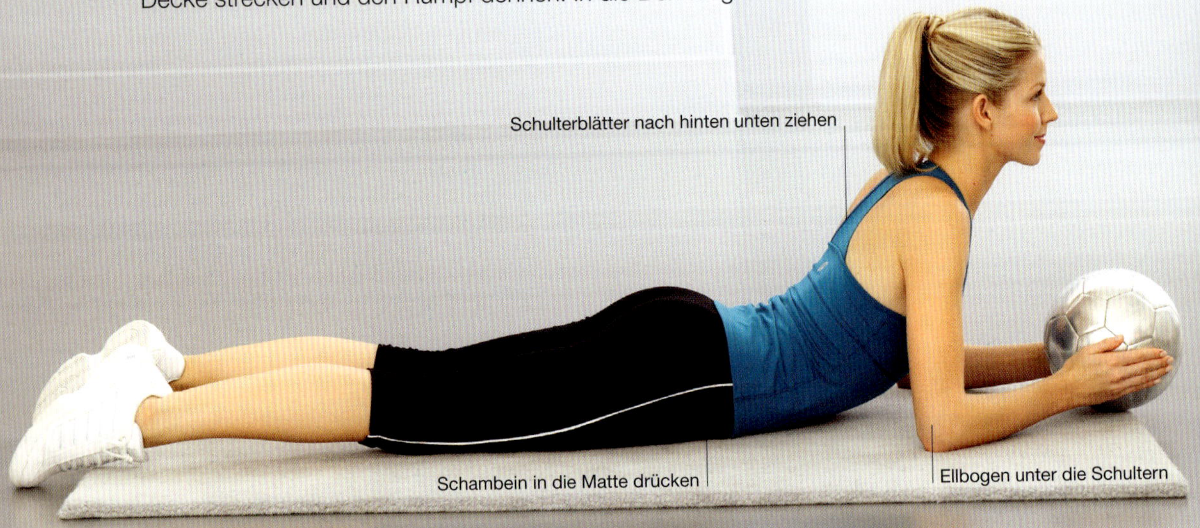

Schulterblätter nach hinten unten ziehen

Schambein in die Matte drücken

Ellbogen unter die Schultern

18 **Unterarmstütz** In dieser Ausgangsposition die Bauchmuskeln anspannen und das Becken heben, sodass Schultern, Becken und Oberschenkel eine Linie bilden. Schulterblätter nicht zusammenziehen. Kopf und Nacken bilden eine Linie mit der Wirbelsäule. Um die Intensität zu steigern, die Zehen aufstellen und die Knie vom Boden heben.

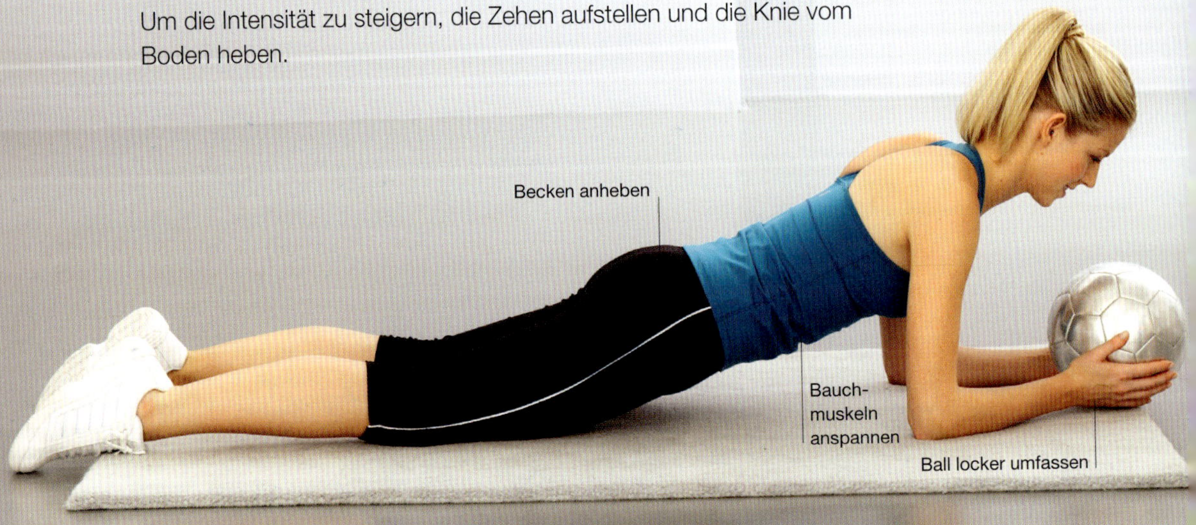

Becken anheben

Bauch-
muskeln
anspannen

Ball locker umfassen

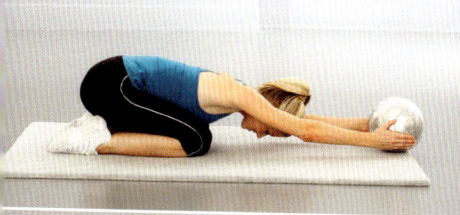

19 **Kind-Stellung** Auf die Fersen setzen und den Oberkörper nach vorn beugen. Dabei den Ball weit nach vorn strecken und die Stirn Richtung Boden senken (siehe kleine Abbildung). Dann den Ball zu einer Seite rollen. Arme gestreckt halten und die Dehnung halten. Seite wechseln.

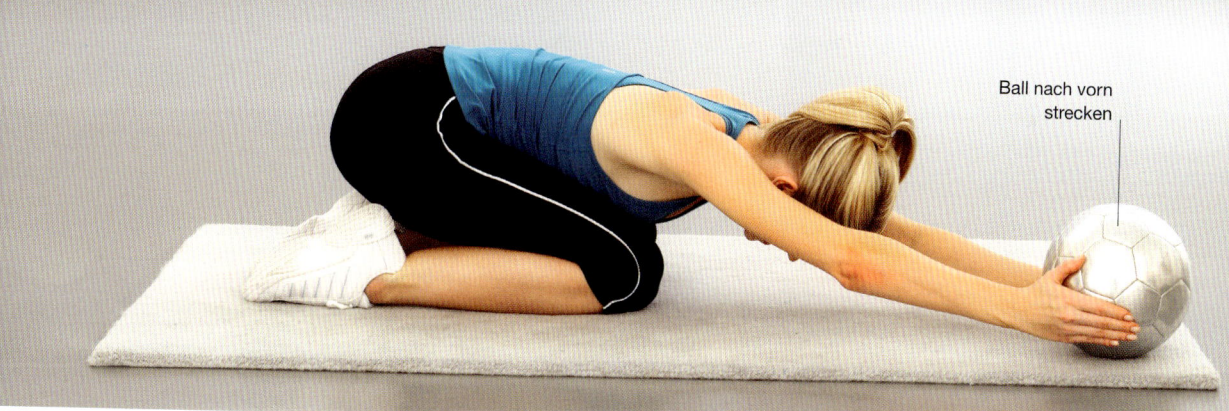

Ball nach vorn
strecken

20 **Rückendehnen** Nun nach vorn in die Bauchlage gleiten. Die Beine liegen hüftbreit auseinander. Den Ball auf den unteren Rücken legen und festhalten. Die Finger zeigen nach hinten, die Ellbogen sind gebeugt (siehe kleine Abbildung). Stirn ablegen. Einatmen. Mit dem Ausatmen die Brust anheben und den Ball nach unten führen. Einatmen und die Arme wieder anbeugen (10 Wdh.).

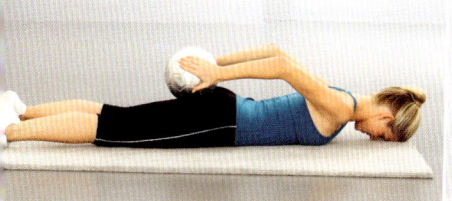

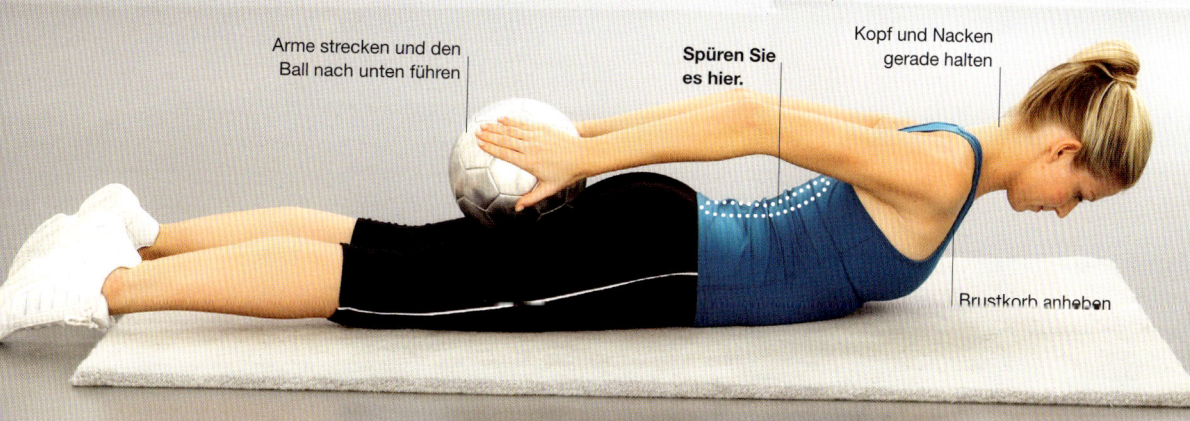

Arme strecken und den
Ball nach unten führen

**Spüren Sie
es hier.**

Kopf und Nacken
gerade halten

Brustkorb anheben

>> **Boden** Brückenstretch/ Lendenwirbelstretch

21 **Brückenstretch** Auf den Rücken drehen und die Beine aufstellen. Becken anheben und den Ball unter das Kreuzbein legen, sodass er Ihr Gewicht trägt. Einatmen. Beim Ausatmen die Entspannung im unteren Rücken spüren. Falls nötig, den Ball mit den Händen festhalten. Mehrmals tief ein- und ausatmen.

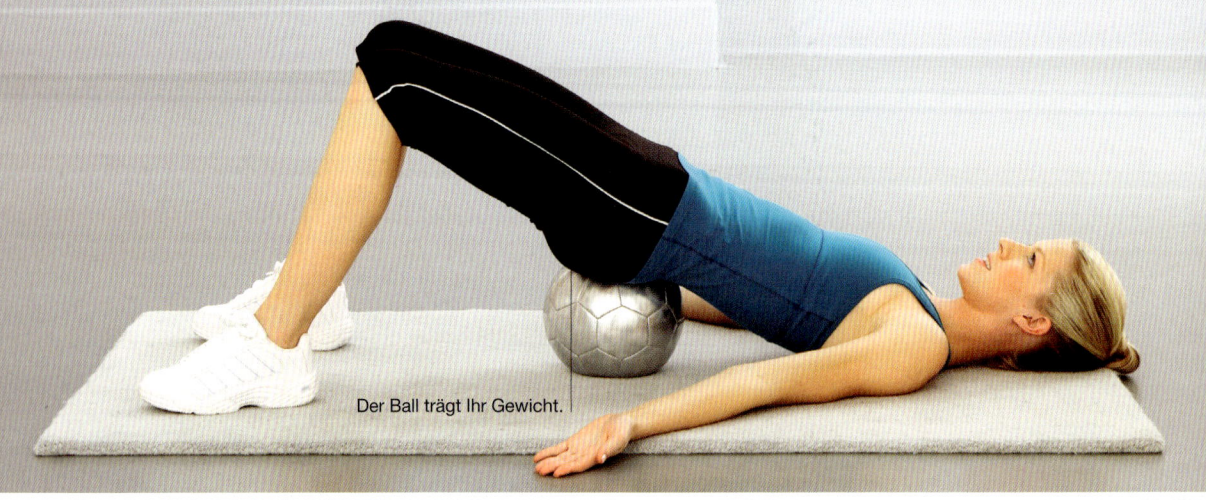

Der Ball trägt Ihr Gewicht.

22 **Lendenwirbelstretch** Aus dem Brückenstretch die Knie nacheinander zur Brust ziehen und die Beine öffnen. Das Gewicht ruht weiter auf dem Ball. Die Hände entweder an den Ball oder mit den Handflächen nach oben neben den Körper legen. Mit jeder Ausatmung tiefer in die Dehnung sinken. Dann den Ball festhalten und die Beine nacheinander aufstellen.

Unteren Rücken entspannen

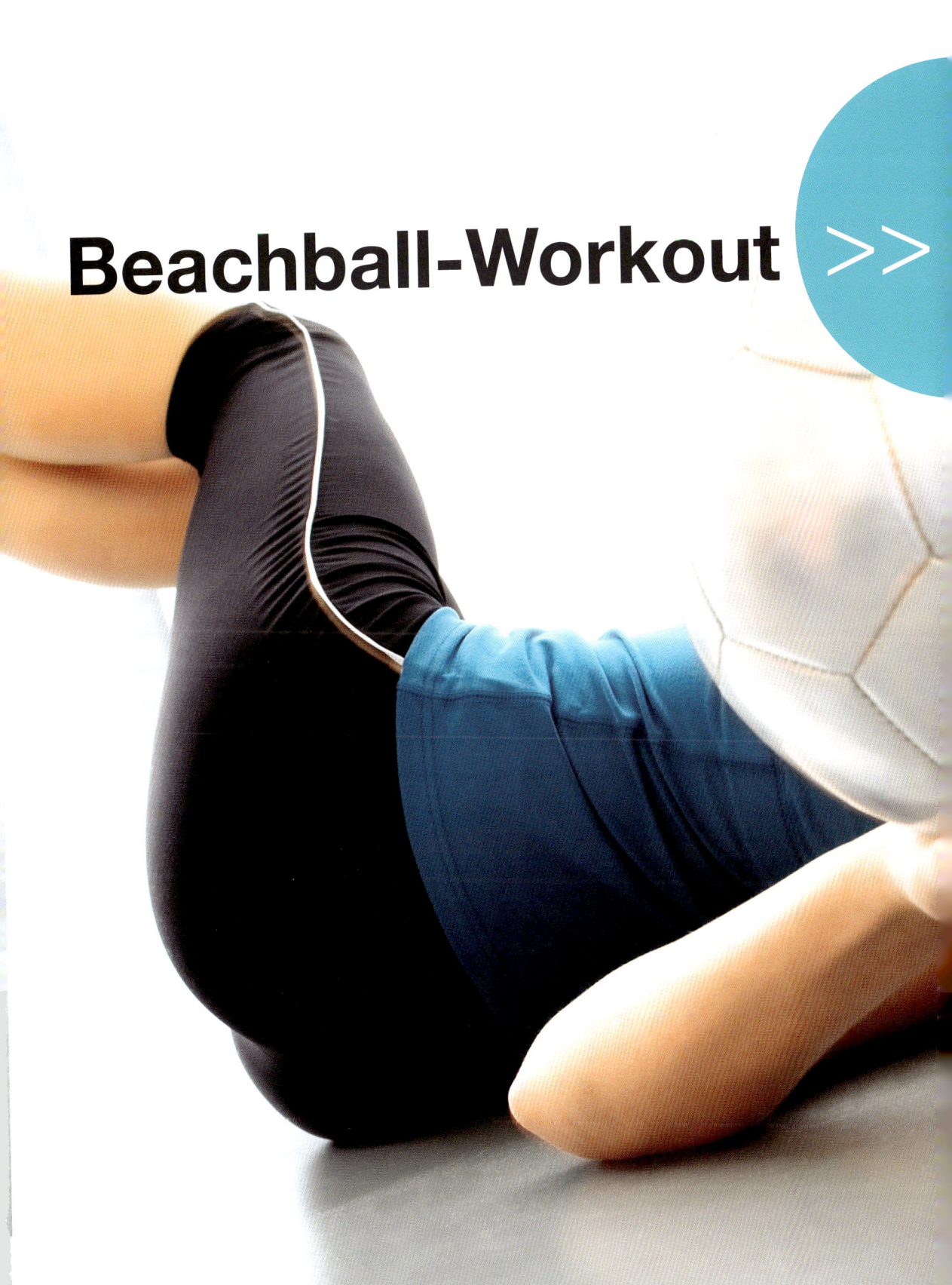

Beachball-Workout >>

Beachball-Workout auf einen Blic

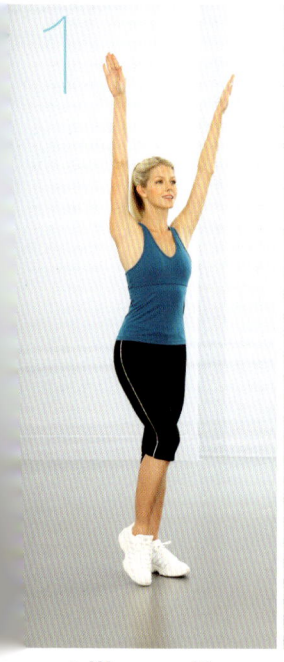

▲ **Warm-up** Mar-
schieren, Seite 44

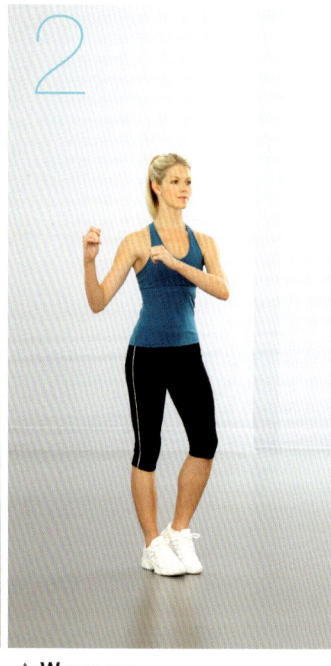

▲ **Warm-up**
Step-Touch, Seite 44

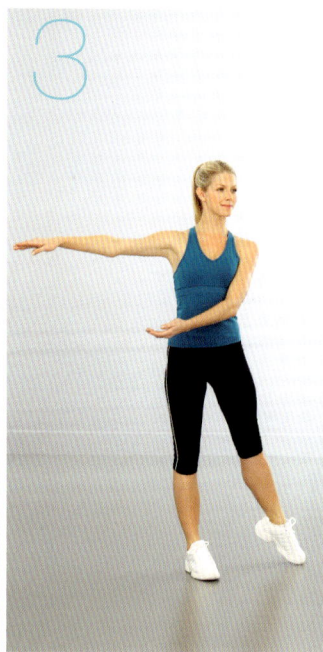

▲ **Warm-up**
Pendeln, Seite 45

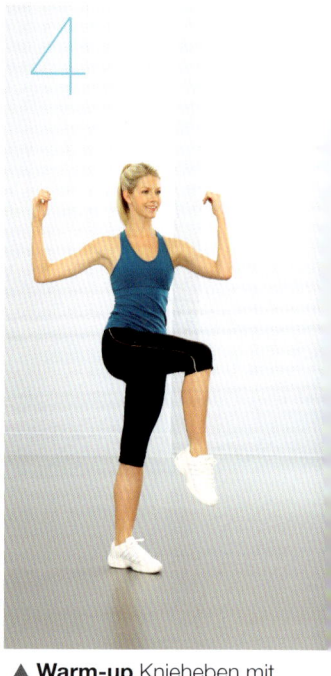

▲ **Warm-up** Knieheben mit
Drehung, Seite 45

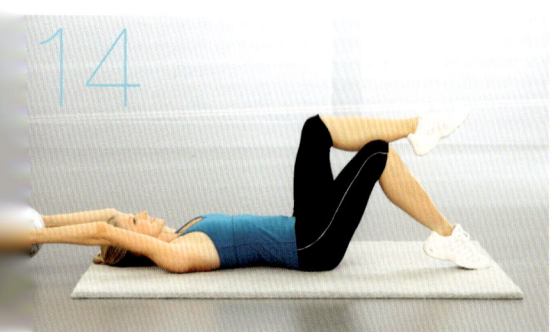

▲ **Boden**
Wechseltipp,
Seite 52

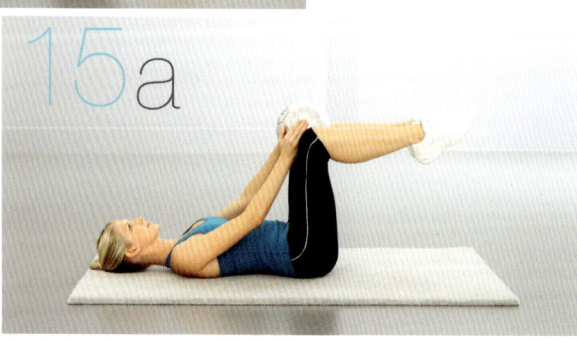

▲ **Boden**
Ballübergabe, Seite 52 und 53

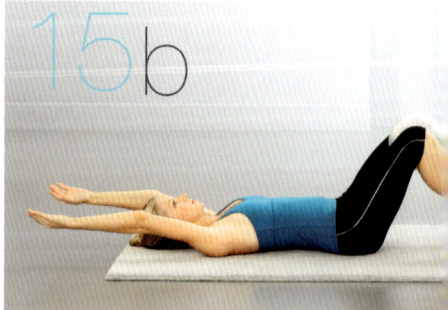

▲ **Boden**
Ballübergabe,
Seite 52 und 53

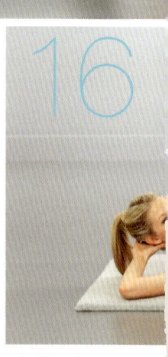

▲ **Boden**
Balance-Crun

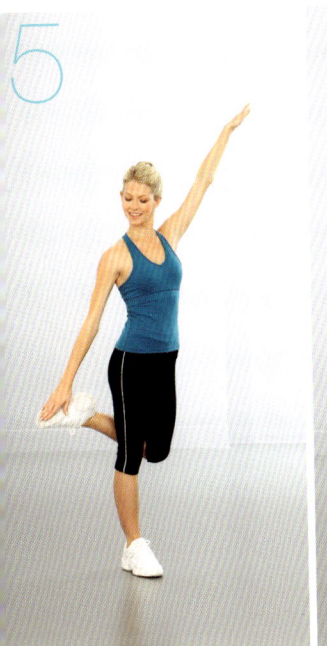

5

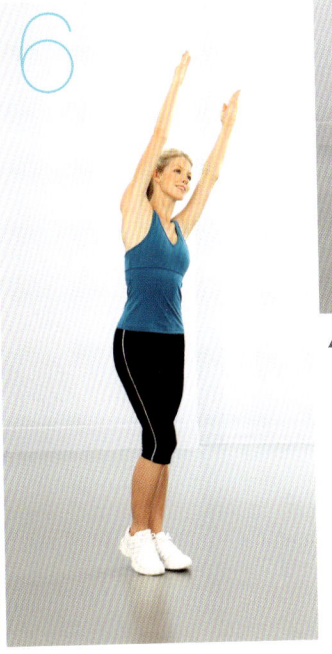

6

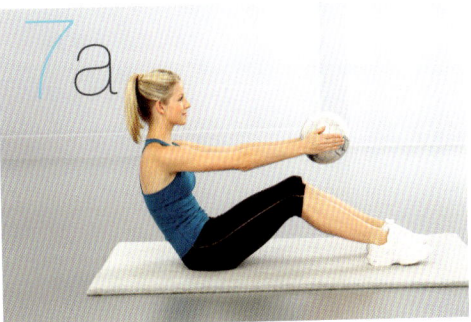

7a

▲ **Boden**
Abrollen &
Ballheben,
Seite 47

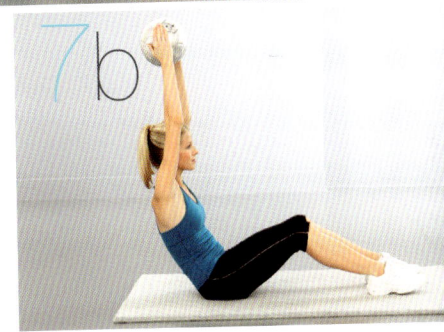

7b

▲ **Warm-up** Ferseheben mit
Drehung, Seite 46

▲ **Warm-up**
Schilfrohr, Seite 46

▲ **Boden**
Abrollen & Ballheben, Seite 47

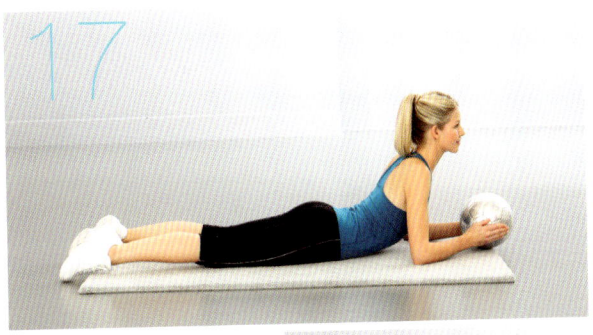

17

▲ **Boden**
Sphinx, Seite 54

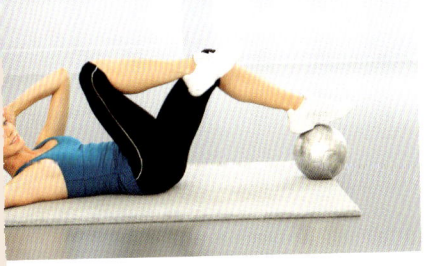

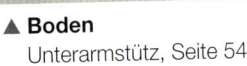

:h mit Ball, Seite 53

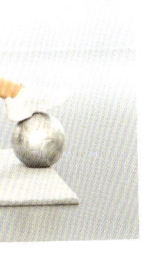

18

▲ **Boden**
Unterarmstütz, Seite 54

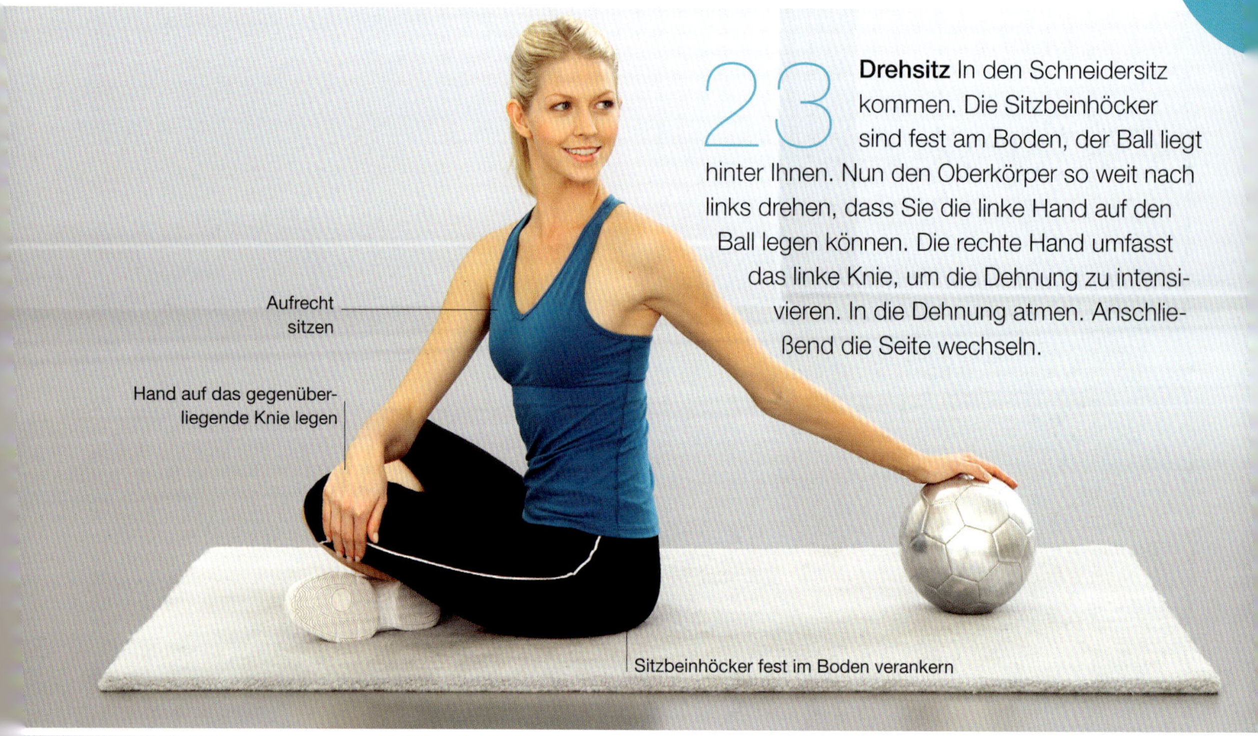

Aufrecht
sitzen

Hand auf das gegenüber-
liegende Knie legen

Sitzbeinhöcker fest im Boden verankern

23 **Drehsitz** In den Schneidersitz
kommen. Die Sitzbeinhöcker
sind fest am Boden, der Ball liegt
hinter Ihnen. Nun den Oberkörper so weit nach
links drehen, dass Sie die linke Hand auf den
Ball legen können. Die rechte Hand umfasst
das linke Knie, um die Dehnung zu intensivieren. In die Dehnung atmen. Anschließend die Seite wechseln.

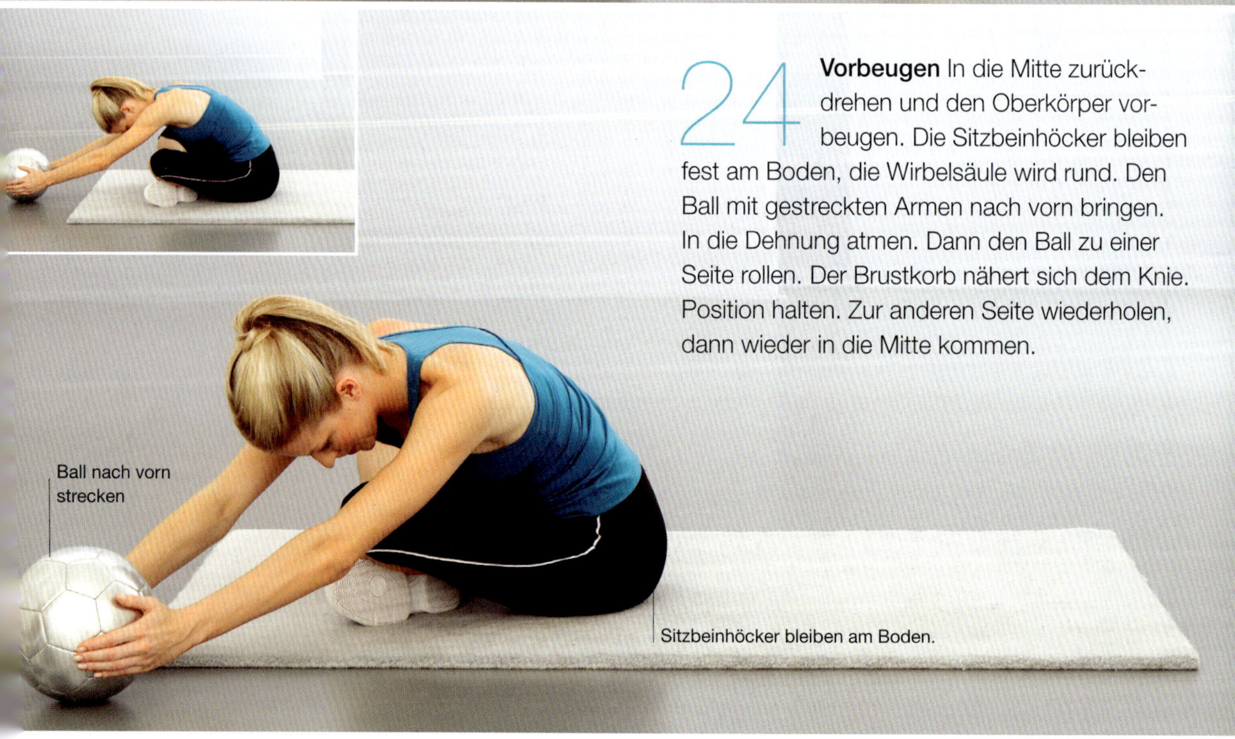

Ball nach vorn
strecken

Sitzbeinhöcker bleiben am Boden.

24 **Vorbeugen** In die Mitte zurückdrehen und den Oberkörper vorbeugen. Die Sitzbeinhöcker bleiben
fest am Boden, die Wirbelsäule wird rund. Den
Ball mit gestreckten Armen nach vorn bringen.
In die Dehnung atmen. Dann den Ball zu einer
Seite rollen. Der Brustkorb nähert sich dem Knie.
Position halten. Zur anderen Seite wiederholen,
dann wieder in die Mitte kommen.

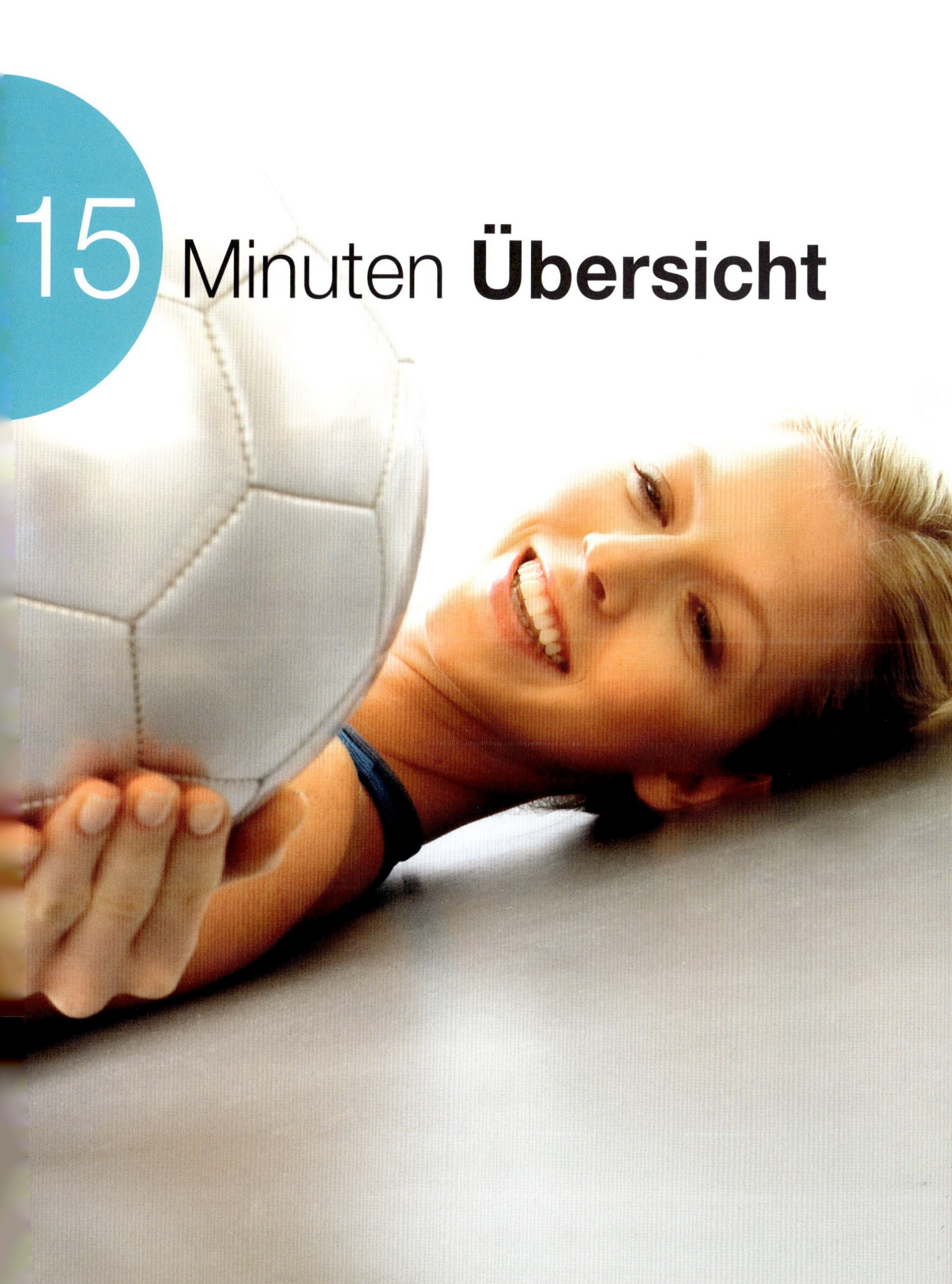

15 Minuten **Übersicht**

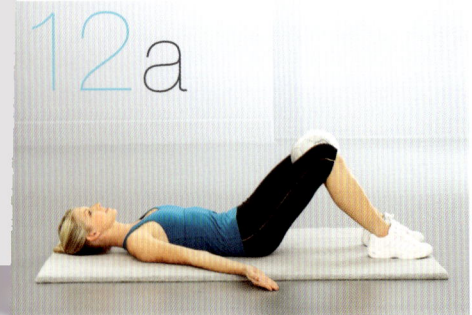

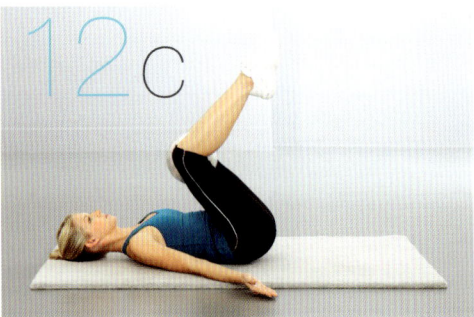

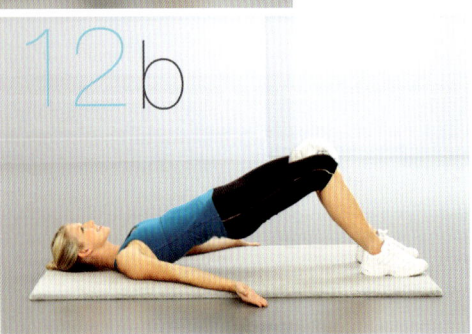

▲ **Boden**
Brücke &
Crunch,
Seite 50
und 51

▲ **Boden**
Brücke &
Crunch,
Seite 50
und 51

▲ **Boden** Brücke & Crunch,
    Seite 50 und 51

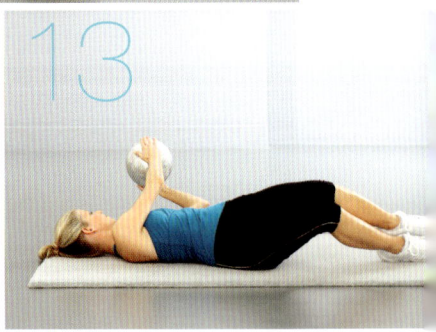

▲ **Boden**
Drehen mit Ball II, Seite 51

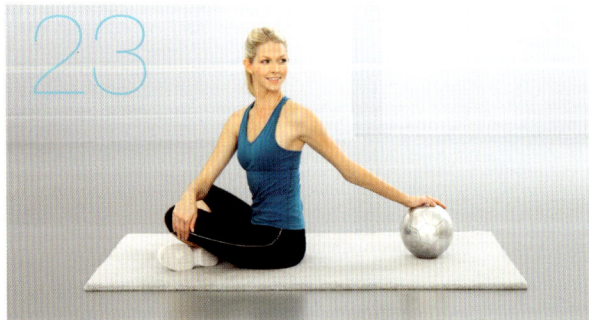

▲ **Boden**
Drehsitz,
Seite 57

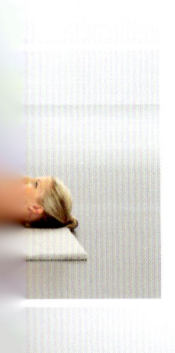

...etch, Seite 56

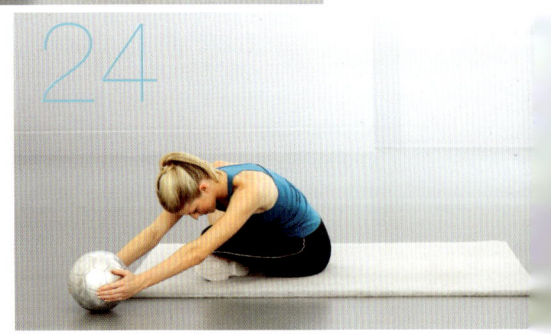

▲ **Boden**
Vorbeugen, Seite 57

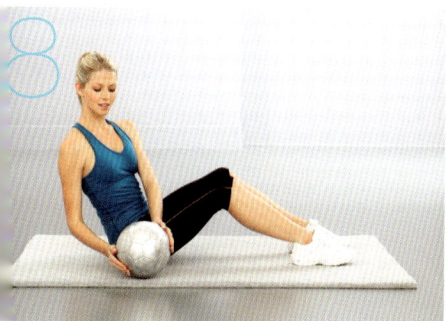

▲ **Boden**
Drehen mit
Ball I,
Seite 48

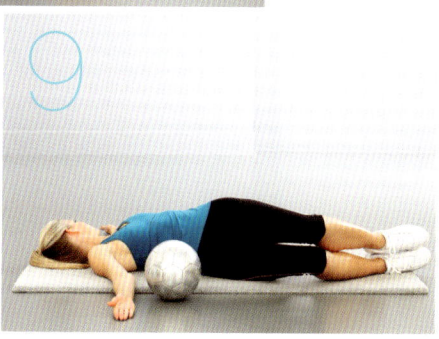

▲ **Boden**
Wirbelsäulendrehung, Seite 48

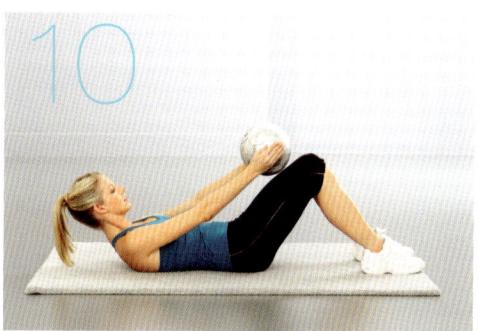

▲ **Boden**
Überkopf-
Crunch,
Seite 49

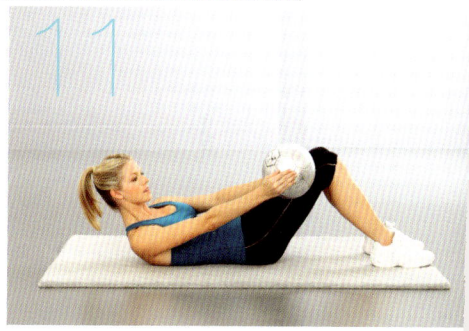

▲ **Boden**
Seit-Crunch, Seite 49

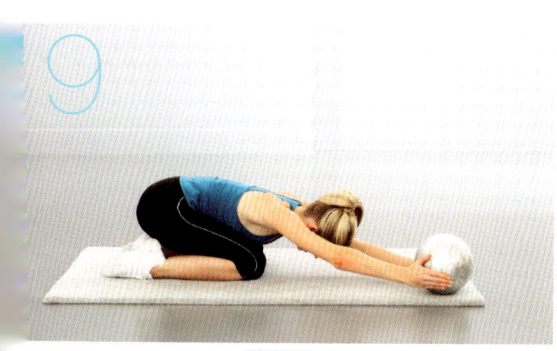

▲ **Boden**
Kind-Stellung,
Seite 55

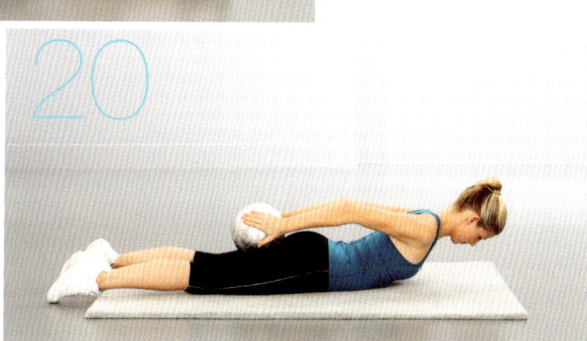

▲ **Boden**
Rückendehnen, Seite 55

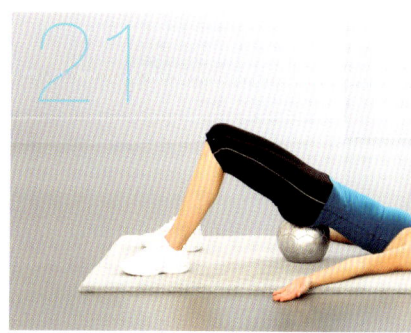

▲ **Boden**
Brückenstretch,
Seite 56

▲ **Boden**
Lendenwirb

>> **Fragen** und Antworten

Nachdem Sie sich mit den Übungen vertraut gemacht haben, möchten Sie

natürlich wissen, wie oft und wie hart Sie trainieren müssen, um das best-

mögliche Ergebnis zu erzielen. Sie fragen sich vielleicht, wie Sie sich nach

dem Workout fühlen sollten, wann erste Veränderungen zu sehen sind,

und wann Sie zum nächsten Workout wechseln sollen.

>> Kann ich meine Bauchmuskeln täglich trainieren?

Die Bauchmuskeln erholen sich selbst von starker Beanspruchung schnell,
benötigen aber, wie alle Muskeln, vor der nächsten Trainingseinheit eine Regenerationsphase, die 24 bis 48 Stunden dauern sollte. Üben Sie deshalb nur
jeden zweiten Tag. Wer seine Bauchmuskeln zusätzlich stimulieren möchte,
setzt sie am besten gezielt bei Alltagsaktivitäten ein (siehe S. 122–123).

>> Wann kann ich die ersten Erfolge sehen, wenn ich regelmäßig trainiere?

Wenn Sie vier bis acht Wochen lang drei- bis viermal wöchentlich trainieren,
werden Ihre Muskeln kräftiger und fester. Um sie herauszumodellieren, müssen
Sie zusätzlich überschüssiges Körperfett abbauen, indem Sie mehr Kalorien
verbrauchen, als Sie zu sich nehmen: Ergänzen Sie Ihren Trainingsplan an
mindestens fünf Tagen der Woche durch eine halbe Stunde leichten Ausdauersport, und achten Sie auf Ihre Kalorienzufuhr.

>> Woran merke ich, dass ich mein Übungs- programm ändern sollte?

Sie sollten Ihr Trainingsprogramm alle vier bis acht Wochen variieren, um den
Muskelaufbau weiter zu stimulieren. Wer sich bisher an einen bestimmten
Workout gehalten hat, geht einfach zum nächsten über. Wer bereits mehrere
Workouts abwechselnd übt, kann die Reihenfolge der Übungen verändern
oder die Sequenzen immer wieder anders kombinieren.

Ich übe jetzt schon eine ganze Weile Crunches, spüre aber keinen Effekt mehr. Dabei sind meine Bauchmuskeln noch lange nicht so trainiert, wie ich gehofft hatte.

Wenn Sie beim Üben keinen Widerstand spüren, könnten Fehler bei der Ausführung die Ursache sein. Vielleicht üben Sie zu schnell oder holen sich die Kraft mehr aus dem Schulter-Nacken-Bereich als aus dem Rumpf. Kontrollieren Sie, ob Sie Ihre Bauchmuskeln wirklich anspannen und das gedachte Band zwischen Brustkorb und Becken anziehen, bevor Sie den Oberkörper von der Matte heben. Halten Sie die Spannung während der gesamten Übung aufrecht.

Am Tag nach dem Bauchmuskeltraining habe ich richtige Schmerzen. Was kann ich tun?

Wenn Ihre Muskeln schmerzen, haben Sie übertrieben. Ein gerade wahrnehmbares leichtes Ziehen am folgenden Tag sagt Ihnen, dass Sie Ihre Muskeln mit der richtigen Intensität gefordert haben. Beginnen Sie langsam – mit einem Workout jeden zweiten Tag –, und steigern Sie Ihr Pensum schrittweise.

Werde ich den Bauchspeck mit Crunches los?

Sie können zwar eine Körperregion gezielt kräftigen und formen, doch Fett verteilt sich über den ganzen Körper und kann nur reduziert werden, indem man insgesamt (durch Ausdauer- und Krafttraining) mehr Kalorien verbraucht, als man zu sich nimmt. Das erfordert auch eine gesunde Ernährung.

Verbrennt man beim Crunch-Training Kalorien?

Ja. Sie verbrennen bei jedem Körpertraining Kalorien. Widerstandsübungen, zu denen auch Crunches zählen, haben den zusätzlichen Vorteil, dass sie den Anteil der mageren Muskelmasse erhöhen. Weil ein trainierter Körper auch im Ruhezustand mehr Kalorien verbrennt als ein untrainierter mit höherem Körperfettanteil, steigert Krafttraining wirkungsvoll den Grundumsatz.

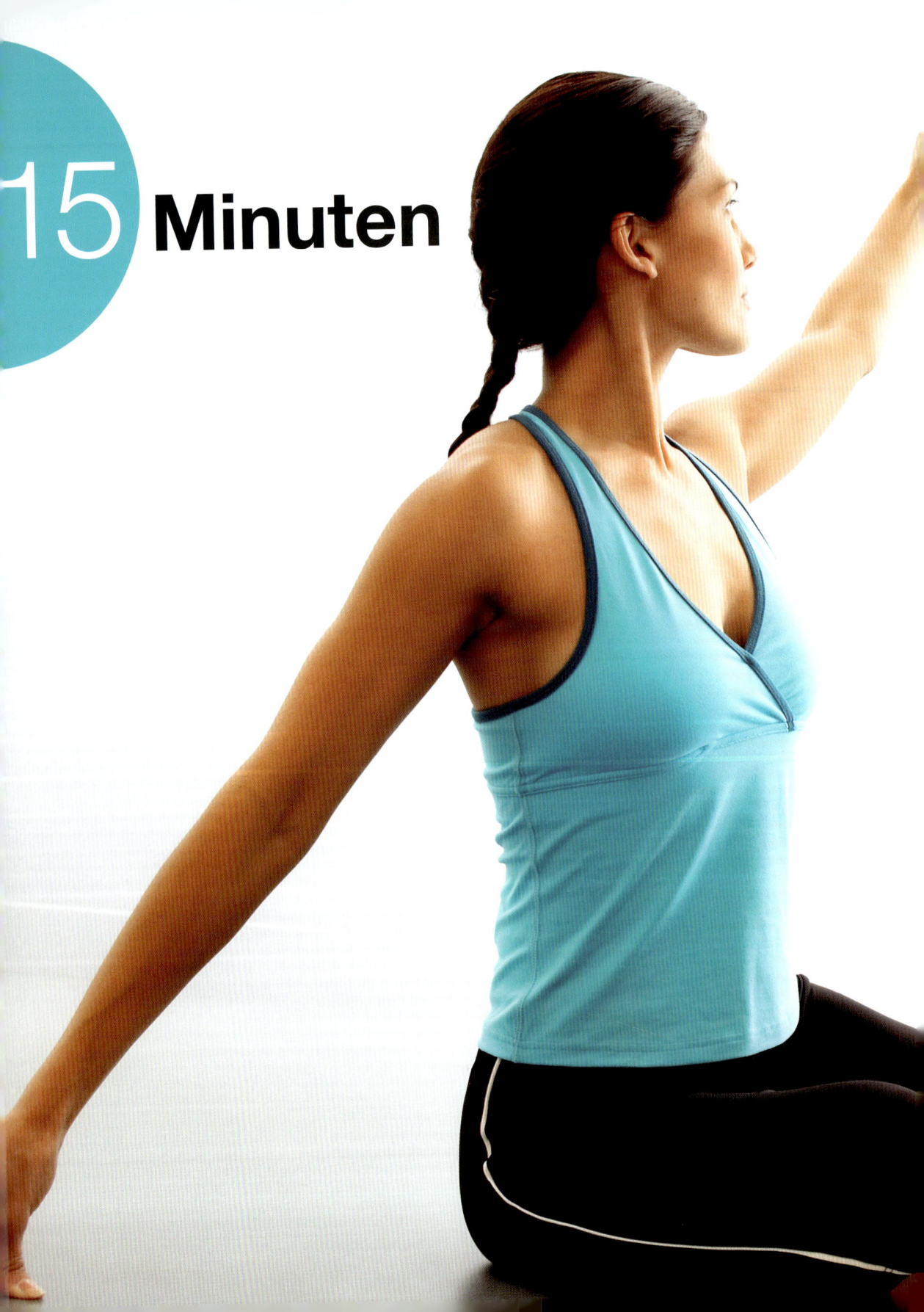

15 Minuten

Trainieren Sie Ihre tief
liegenden Bauchmuskeln
für einen flachen Bauch

Core-Training
für Einsteiger >>

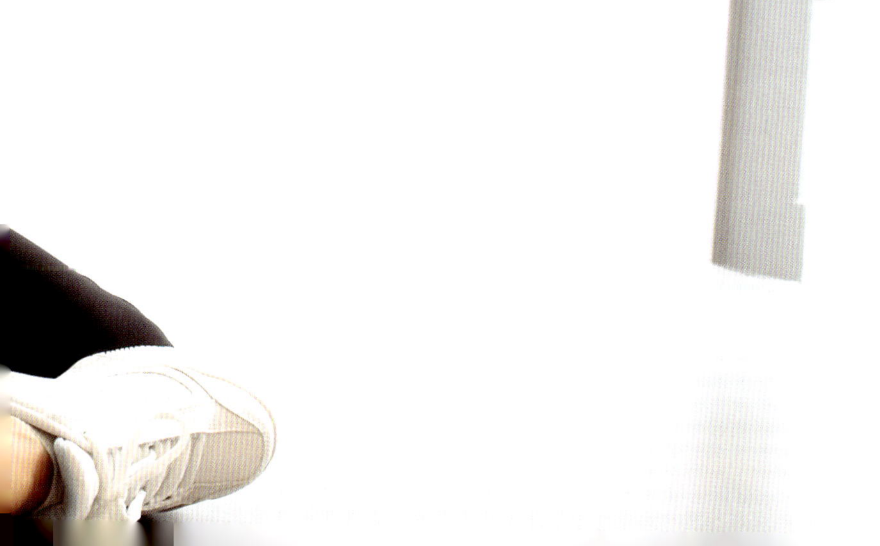

>> **Warm-up** Marschieren/Step-Touch

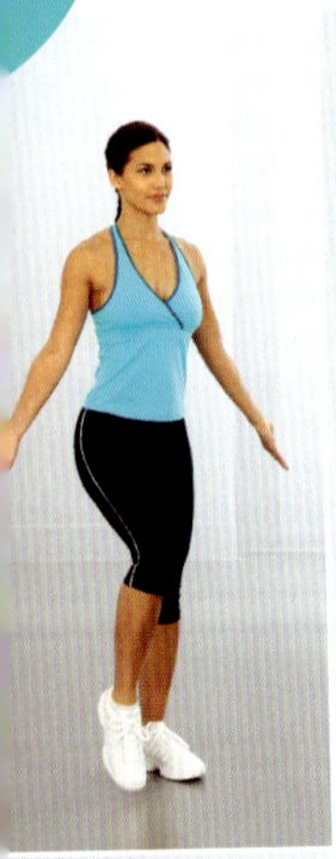

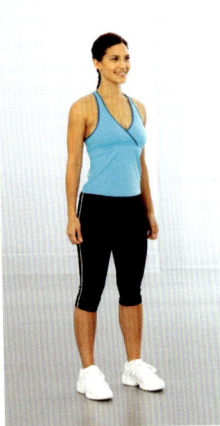

1 **Marschieren** Füße parallel und hüftbreit auseinander, Knie locker. Auf der Stelle marschieren; die Arme heben (Handflächen zeigen nach oben) und senken (Handflächen zeigen nach unten). 16 Wdh. (1 Wdh. = beide Seiten).

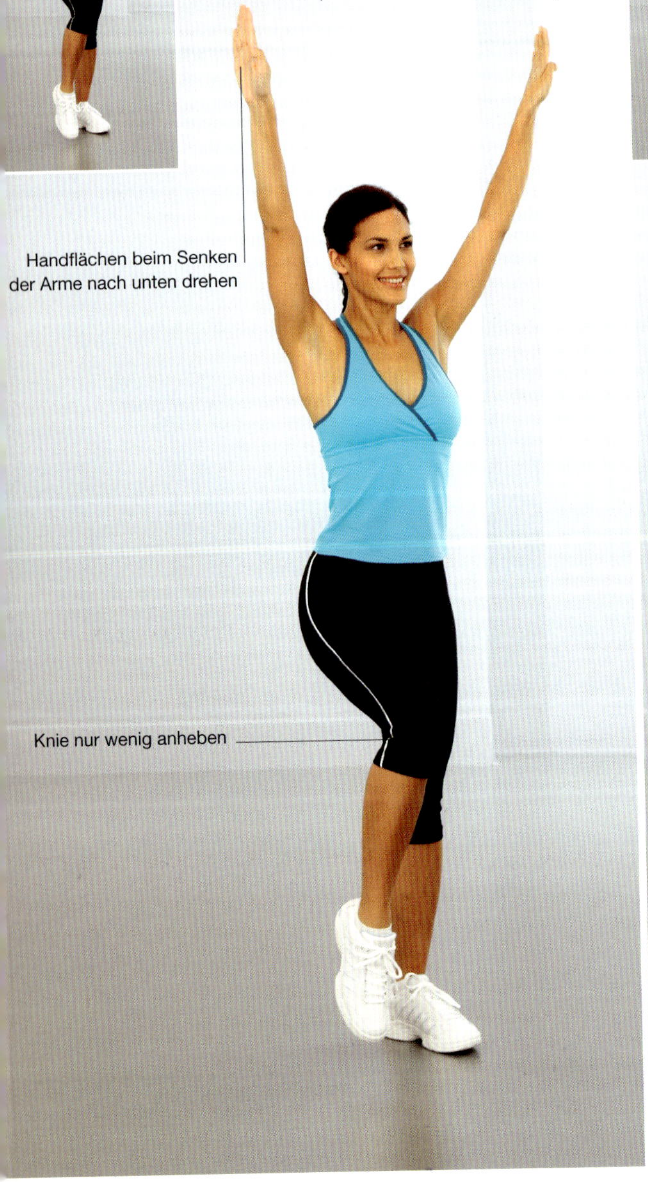

Handflächen beim Senken der Arme nach unten drehen

Knie nur wenig anheben

2 **Step-Touch** Füße parallel und hüftbreit auseinander, die Arme hängen seitlich. Gewicht auf ein Bein verlagern und den anderen Fuß heranziehen, sodass die Füße sich berühren. Unterarme beugen und zu einer Seite auf Schulterhöhe schwingen. Zur anderen Seite wiederholen (8 Wdh.).

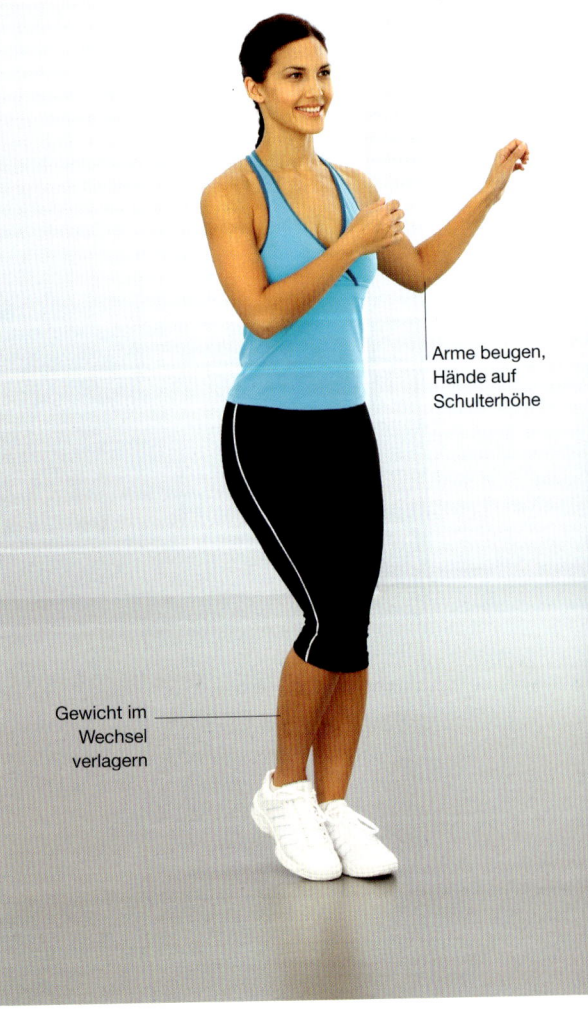

Arme beugen, Hände auf Schulterhöhe

Gewicht im Wechsel verlagern

Warm-up Pendeln/ Knieheben mit Drehung

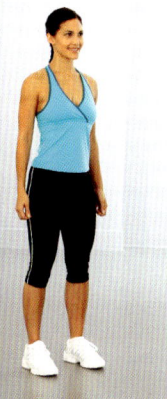

3 **Pendeln** Die Füße stehen hüftbreit. Schritt seitlich nach links, Arme zur selben Seite auf Schulterhöhe schwingen, dabei die Zehenspitzen des rechten Fußes aufsetzen. Gewicht auf den rechten Fuß verlagern, Arme im Halbkreis nach unten und zur rechten Seite pendeln und die Zehenspitzen des linken Fußes aufsetzen (8 Wdh.).

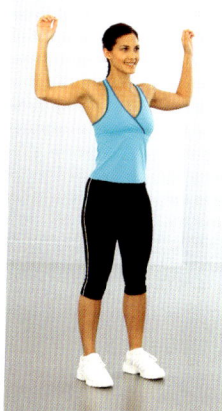

4 **Knieheben mit Drehung** Hüftbreit stehen. Die Arme anwinkeln und auf Schulterhöhe heben, die Handflächen zeigen nach vorn. Ein Knie auf Hüfthöhe heben. Der Rücken bleibt gerade. Oberkörper drehen und Ellbogen diagonal Richtung Knie führen. Seite wechseln und wiederholen (8 Wdh.).

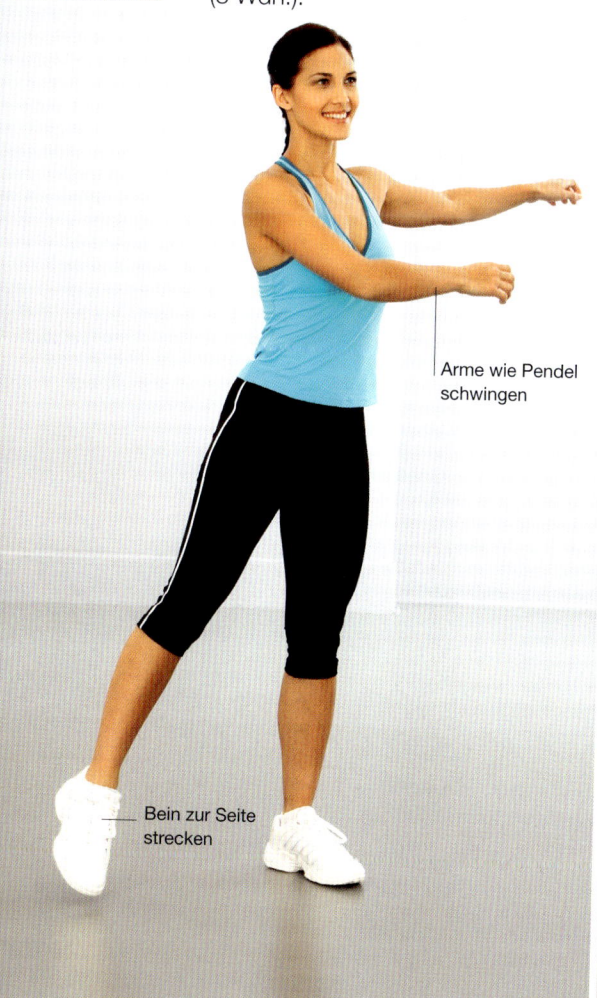

Arme wie Pendel schwingen

Bein zur Seite strecken

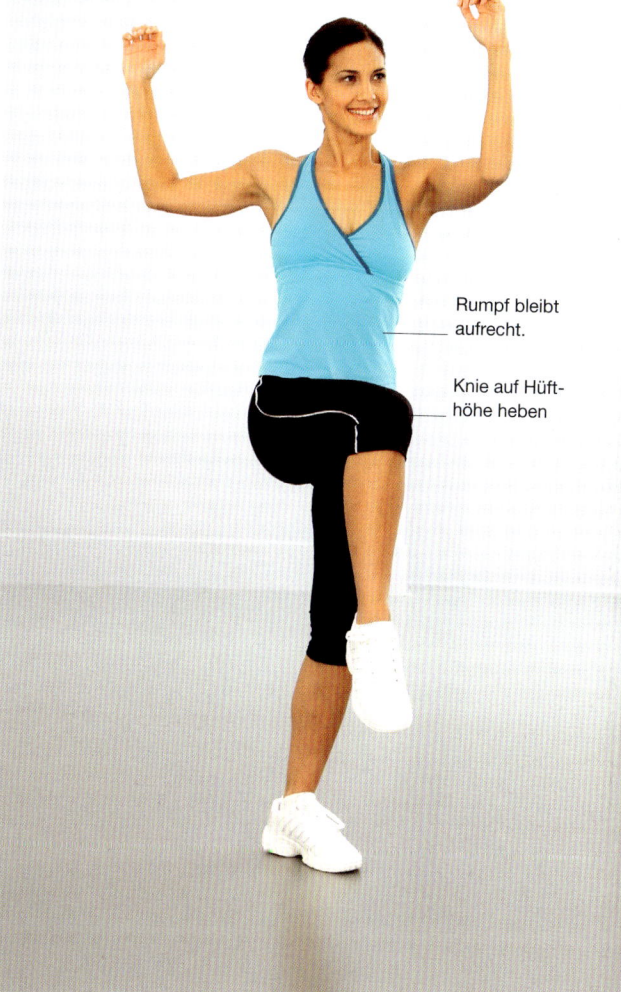

Rumpf bleibt aufrecht.

Knie auf Hüfthöhe heben

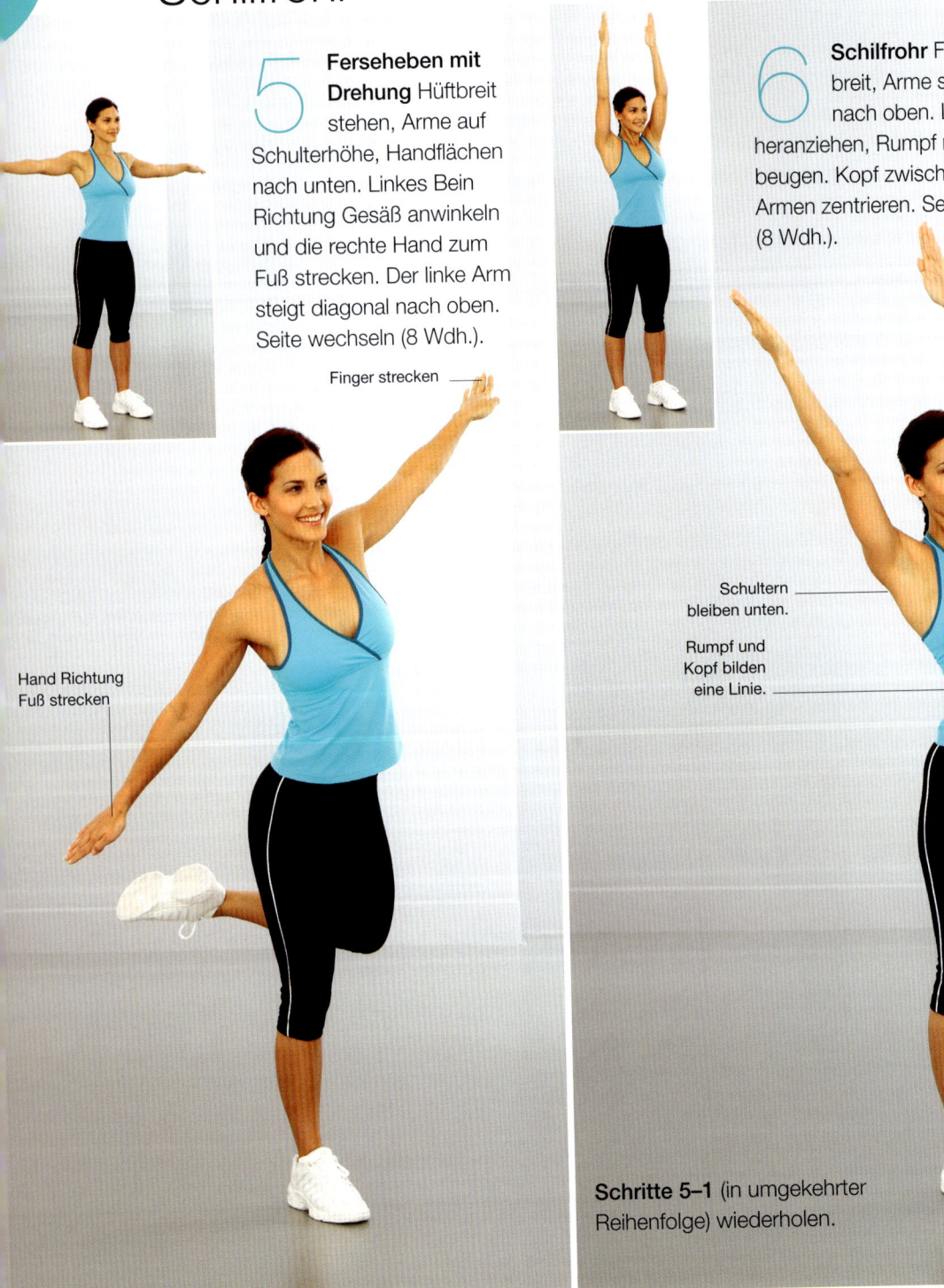

>> **Warm-up** Ferseheben mit Drehung/ Schilfrohr

5 **Ferseheben mit Drehung** Hüftbreit stehen, Arme auf Schulterhöhe, Handflächen nach unten. Linkes Bein Richtung Gesäß anwinkeln und die rechte Hand zum Fuß strecken. Der linke Arm steigt diagonal nach oben. Seite wechseln (8 Wdh.).

Finger strecken

Hand Richtung Fuß strecken

6 **Schilfrohr** Füße hüft-breit, Arme senkrecht nach oben. Linken Fuß heranziehen, Rumpf nach links beugen. Kopf zwischen den Armen zentrieren. Seitenwechsel (8 Wdh.).

Schultern bleiben unten.

Rumpf und Kopf bilden eine Linie.

Schritte 5–1 (in umgekehrter Reihenfolge) wiederholen.

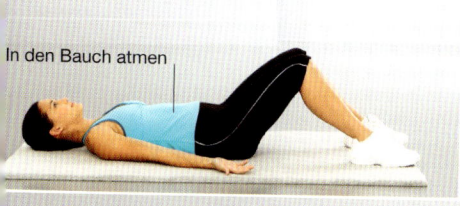

In den Bauch atmen

7 **Beckenschaukel** In Rückenlage Beine im 90°-Winkel aufstellen, Füße flach. Die Wirbelsäule in neutrale Position. Die
Arme ruhen mit den Handflächen nach oben neben dem
Körper. Tief in den Bauch atmen (siehe kleine Abbildung). Kraftvoll
ausatmen, Bauchmuskeln anspannen und den unteren Rücken in
einer fließenden Bewegung auf die Matte drücken. Kurz halten, dann
entspannen (10 Wdh.).

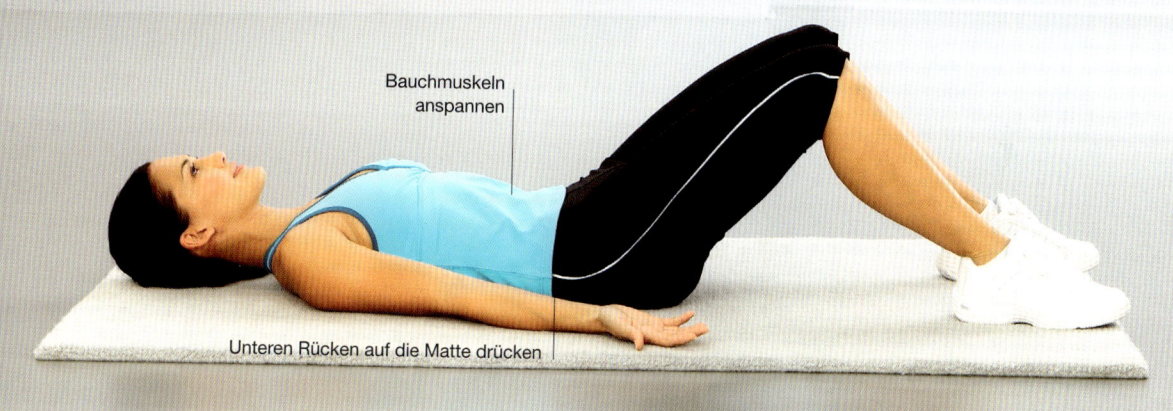

Bauchmuskeln
anspannen

Unteren Rücken auf die Matte drücken

8 **Beinsenken** In der neutralen Rückenlage mit einer kräftigen Beckenschaukel beginnen. Dann das Becken wieder
etwas zurückkippen lassen, um die Wirbelsäule in ihre
natürliche Ausrichtung zu bringen. Bauchmuskeln anspannen und
ein Bein strecken (siehe kleine Abbildung). Einatmen und das Bein
langsam senken; ausatmen und heben (6 Wdh.). Seite wechseln.

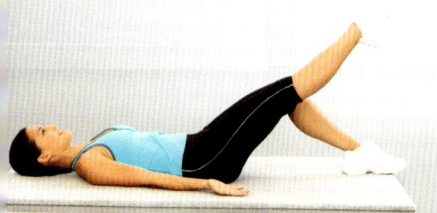

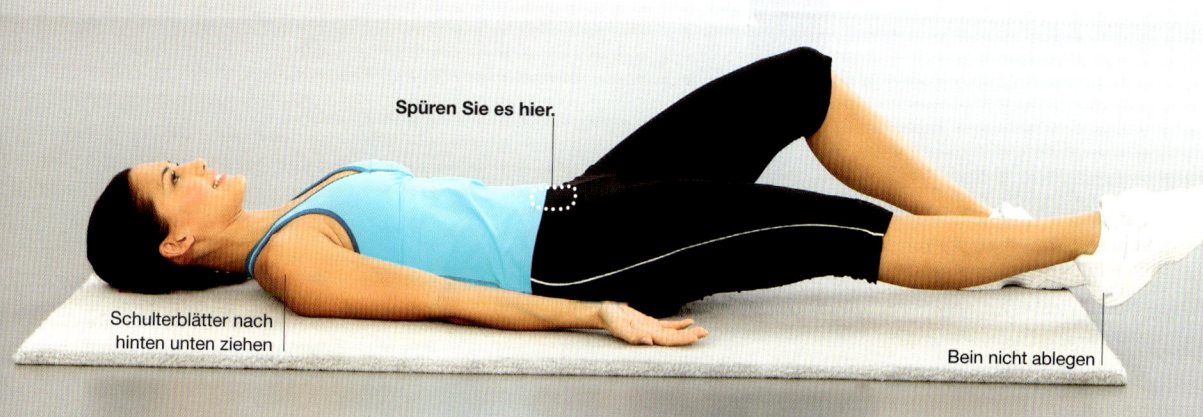

Spüren Sie es hier.

Schulterblätter nach
hinten unten ziehen

Bein nicht ablegen

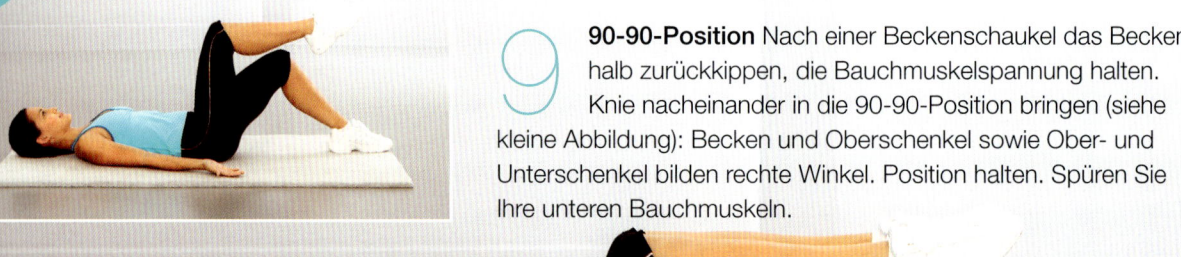

9 **90-90-Position** Nach einer Beckenschaukel das Becken halb zurückkippen, die Bauchmuskelspannung halten. Knie nacheinander in die 90-90-Position bringen (siehe kleine Abbildung): Becken und Oberschenkel sowie Ober- und Unterschenkel bilden rechte Winkel. Position halten. Spüren Sie Ihre unteren Bauchmuskeln.

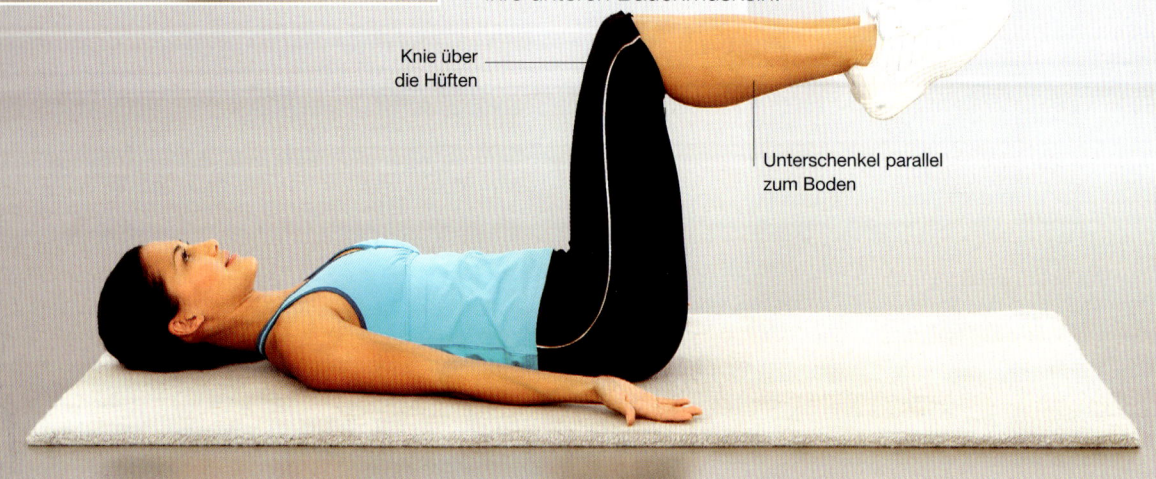

Knie über die Hüften

Unterschenkel parallel zum Boden

10 **Wechselkick** Aus der 90-90-Position ein Knie zur Brust ziehen, das andere Bein strecken und möglichst weit senken, ohne ins Hohlkreuz zu kommen. Kurz halten, dann in die Ausgangsposition zurückkehren. Seite wechseln (5 Wdh.). Dann beide Knie umfassen, zur Brust ziehen und von einer Seite zur anderen schaukeln.

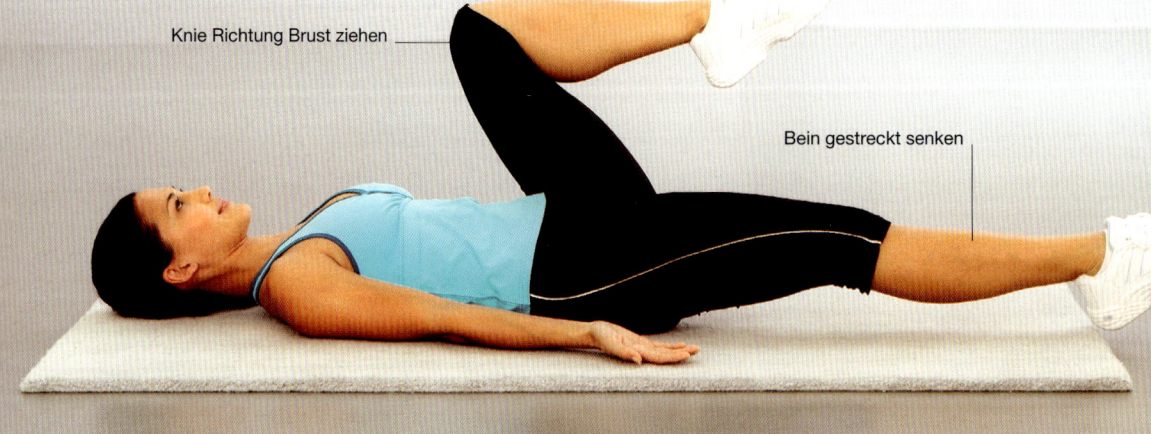

Knie Richtung Brust ziehen

Bein gestreckt senken

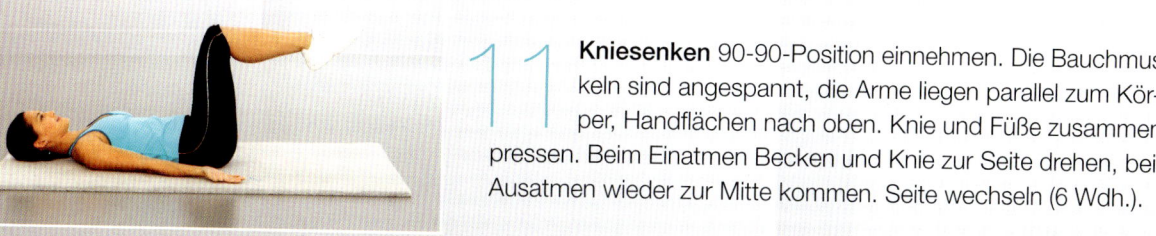

11 **Kniesenken** 90-90-Position einnehmen. Die Bauchmuskeln sind angespannt, die Arme liegen parallel zum Körper, Handflächen nach oben. Knie und Füße zusammenpressen. Beim Einatmen Becken und Knie zur Seite drehen, beim Ausatmen wieder zur Mitte kommen. Seite wechseln (6 Wdh.).

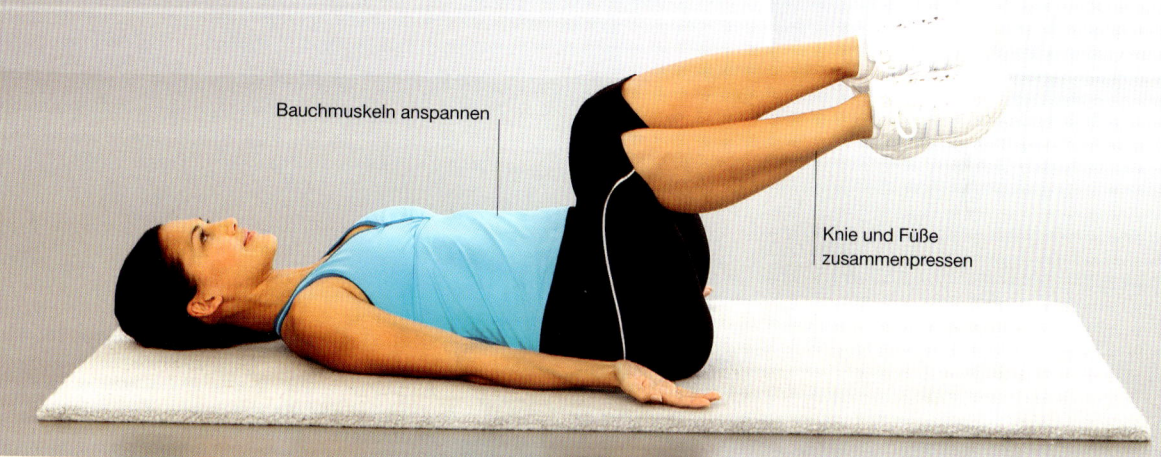

Bauchmuskeln anspannen

Knie und Füße zusammenpressen

12 **Wirbelsäulendrehung** Füße aufstellen und die Knie zu einer Seite fallen lassen. Die Arme auf Schulterhöhe seitlich ausstrecken, die Handflächen zeigen nach oben. Der Kopf dreht in die Gegenrichtung. Die Position kurz halten und in die Dehnung atmen, dann die Seiten wechseln.

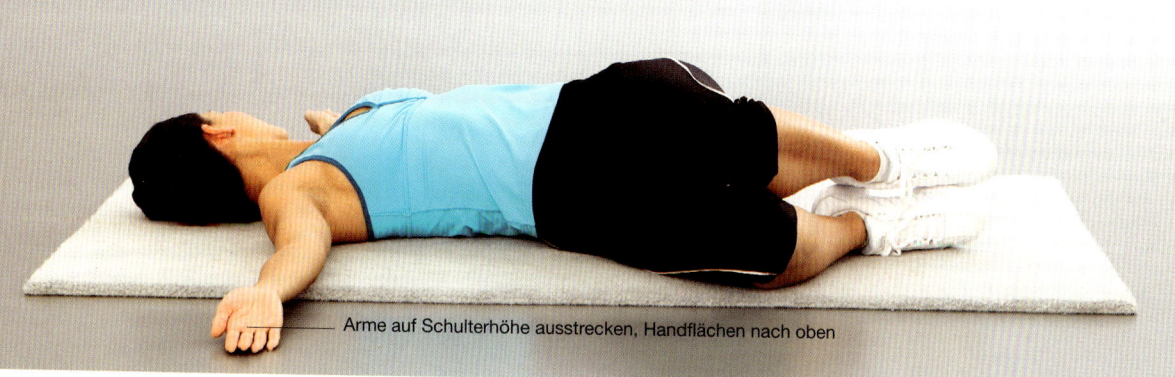

Arme auf Schulterhöhe ausstrecken, Handflächen nach oben

>> **Boden** Beinesenken

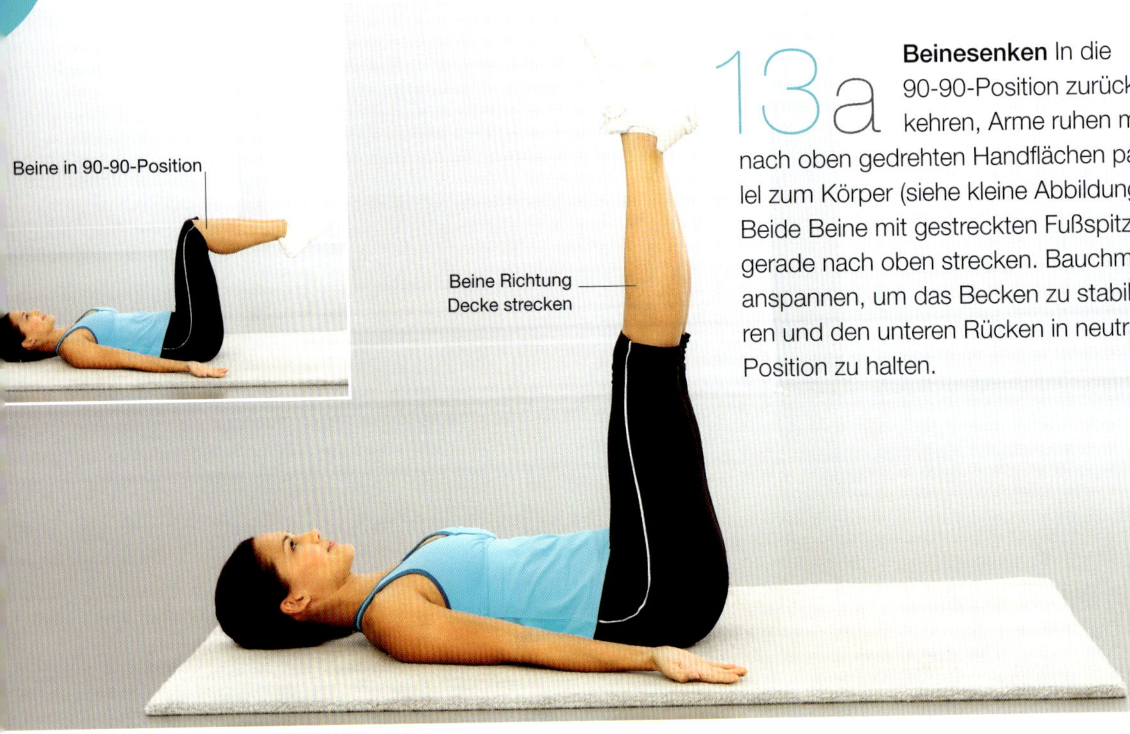

Beine in 90-90-Position

Beine Richtung
Decke strecken

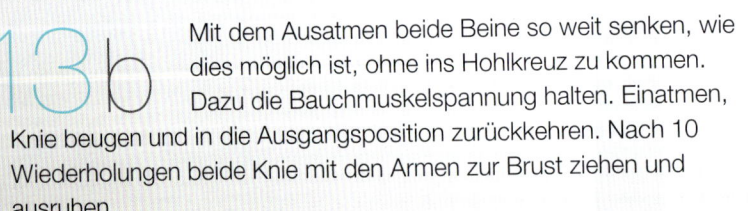

13a **Beinesenken** In die
90-90-Position zurück-
kehren, Arme ruhen mit
nach oben gedrehten Handflächen parallel zum Körper (siehe kleine Abbildung).
Beide Beine mit gestreckten Fußspitzen
gerade nach oben strecken. Bauchmuskeln
anspannen, um das Becken zu stabilisieren und den unteren Rücken in neutraler
Position zu halten.

13b Mit dem Ausatmen beide Beine so weit senken, wie
dies möglich ist, ohne ins Hohlkreuz zu kommen.
Dazu die Bauchmuskelspannung halten. Einatmen,
Knie beugen und in die Ausgangsposition zurückkehren. Nach 10
Wiederholungen beide Knie mit den Armen zur Brust ziehen und
ausruhen.

Knie bleiben
zusammen.

Spüren Sie
es hier.

Beine senken, ohne ins
Hohlkreuz zu fallen

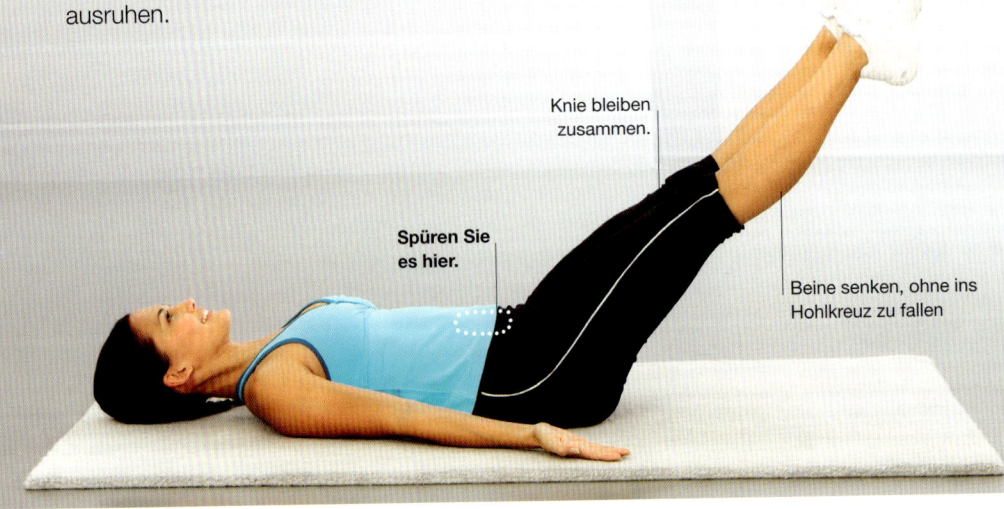

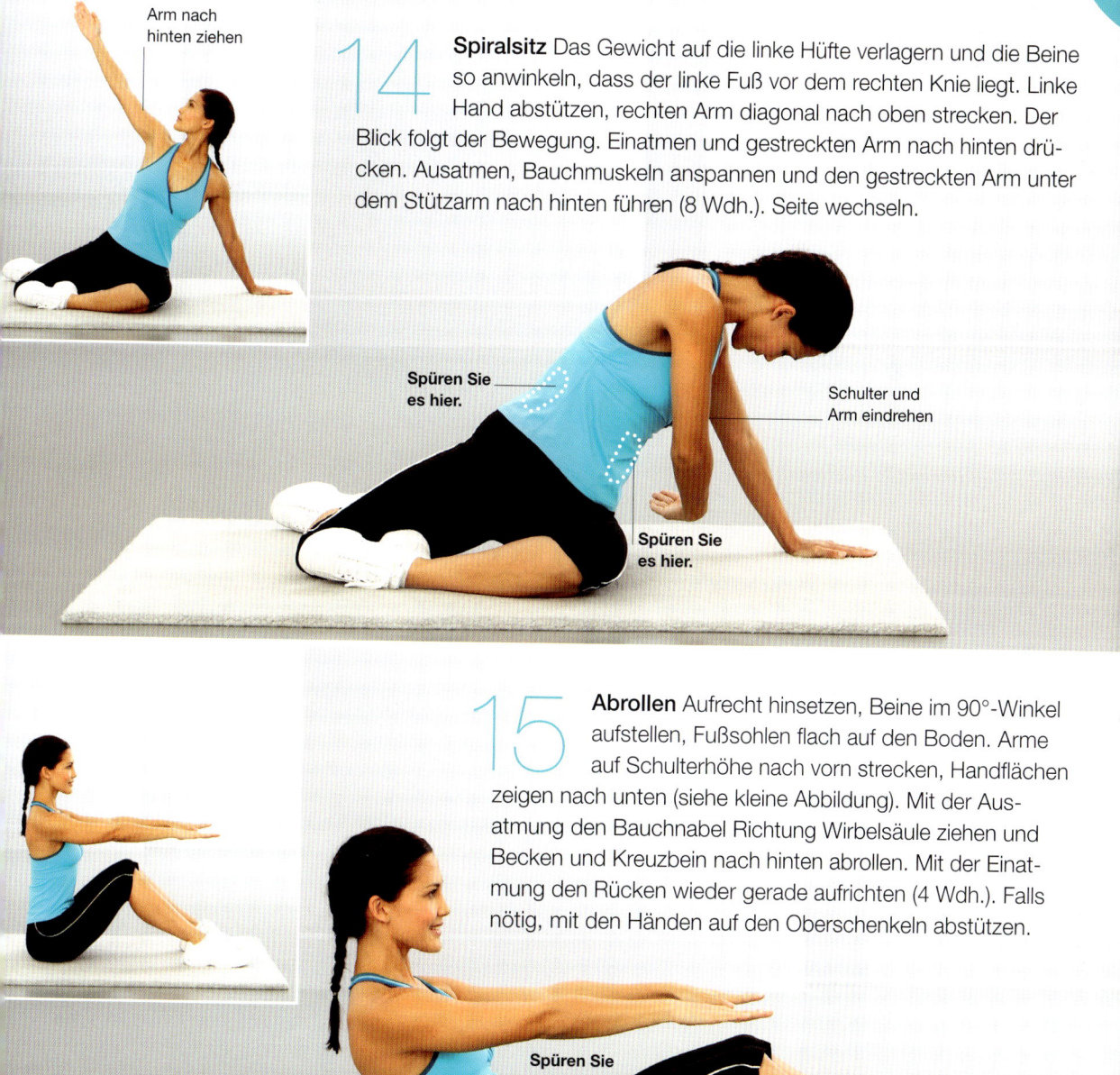

Arm nach
hinten ziehen

14 **Spiralsitz** Das Gewicht auf die linke Hüfte verlagern und die Beine
so anwinkeln, dass der linke Fuß vor dem rechten Knie liegt. Linke
Hand abstützen, rechten Arm diagonal nach oben strecken. Der
Blick folgt der Bewegung. Einatmen und gestreckten Arm nach hinten drücken. Ausatmen, Bauchmuskeln anspannen und den gestreckten Arm unter
dem Stützarm nach hinten führen (8 Wdh.). Seite wechseln.

Spüren Sie
es hier.

Schulter und
Arm eindrehen

Spüren Sie
es hier.

15 **Abrollen** Aufrecht hinsetzen, Beine im 90°-Winkel
aufstellen, Fußsohlen flach auf den Boden. Arme
auf Schulterhöhe nach vorn strecken, Handflächen
zeigen nach unten (siehe kleine Abbildung). Mit der Ausatmung den Bauchnabel Richtung Wirbelsäule ziehen und
Becken und Kreuzbein nach hinten abrollen. Mit der Einat-
mung den Rücken wieder gerade aufrichten (4 Wdh.). Falls
nötig, mit den Händen auf den Oberschenkeln abstützen.

Spüren Sie
es hier.

Wirbelsäule runden, Brustkorb
Richtung Hüfte ziehen

>> **Boden** Abrollen & Drehen/ Ganzkörperstretch

Ellbogen auf Schulterhöhe
nach hinten ziehen

16 **Abrollen & Drehen** Jetzt mit Drehung! Mit ausgestreckten Armen (siehe kleine Abbildung) leicht nach hinten abrollen und den Rücken in ein »C« runden. Oberkörper nach rechts drehen, rechten Ellbogen anwinkeln und nach hinten ziehen. Beide Arme nach vorn strecken und in die Ausgangsposition zurückkehren. Seite wechseln (4 Wdh.).

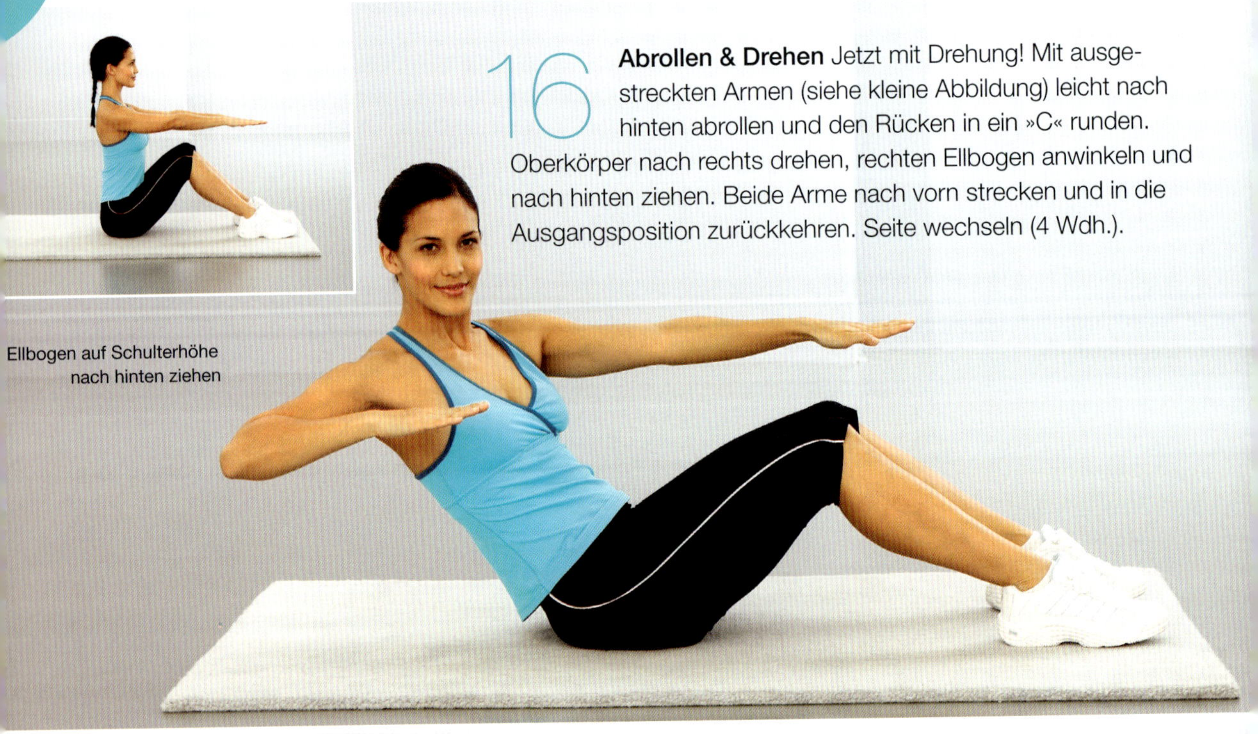

17 **Ganzkörperstretch** Hände an die Oberschenkel legen und in die Rückenlage abrollen. Arme und Beine strecken. Tief Atem holen und so weit wie möglich in die Streckung gehen. Ausatmen und entspannen. Linken Fuß über den rechten kreuzen, das linke Handgelenk mit der rechten Hand umfassen und sanft nach rechts ziehen, um die gesamte Körperseite zu dehnen. Zur anderen Seite wiederholen.

Handgelenk zur
Seite ziehen

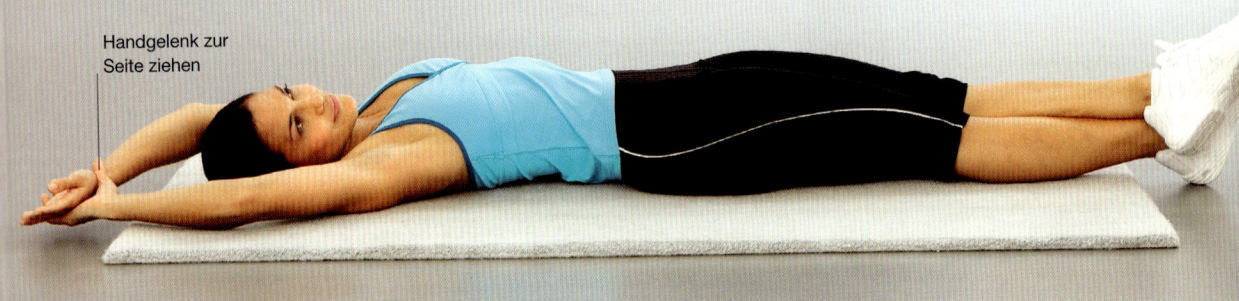

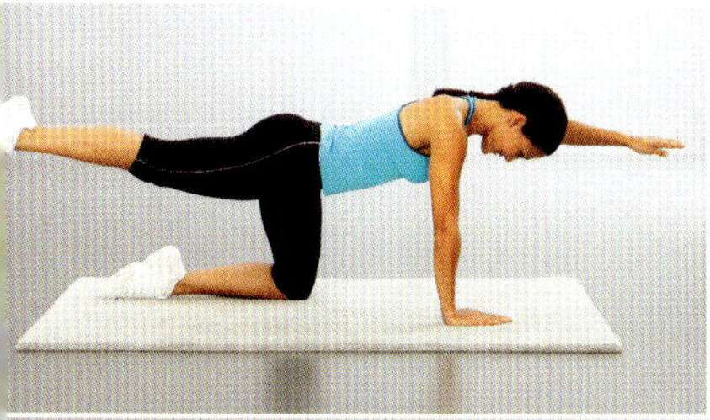

18 **Diagonaler Lift** In den Vierfüßlerstand gehen: Handgelenke unter die Schultern, Knie unter die Hüften. Das rechte Bein auf Hüfthöhe, den linken Arm auf Schulterhöhe ausstrecken. Zur besseren Stabilisierung die Finger der rechten Hand spreizen. Position kurz halten, dann Arm und Bein wieder absetzen (6 Wdh.). Seite wechseln.

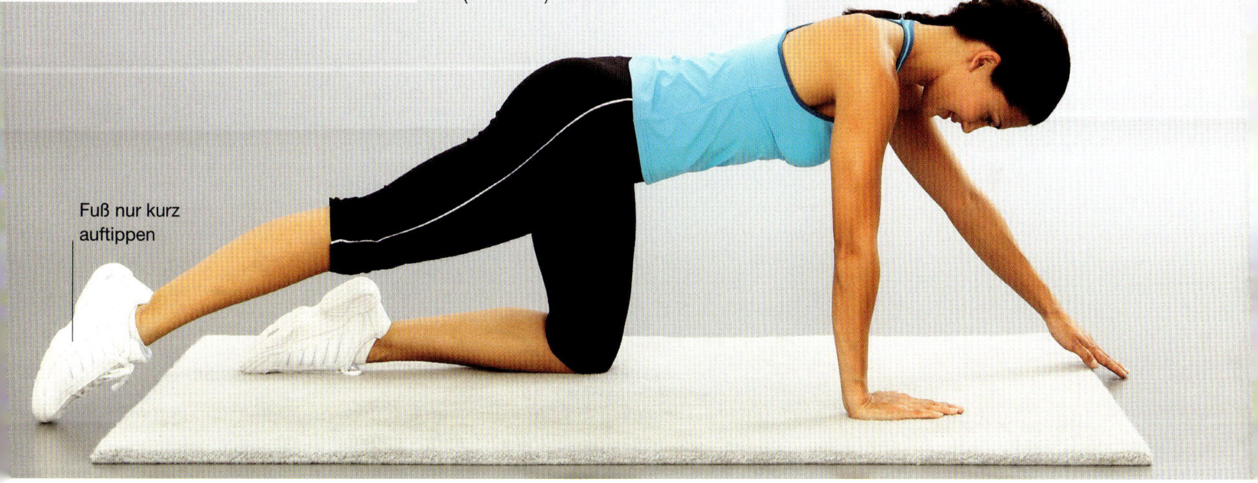

Fuß nur kurz auftippen

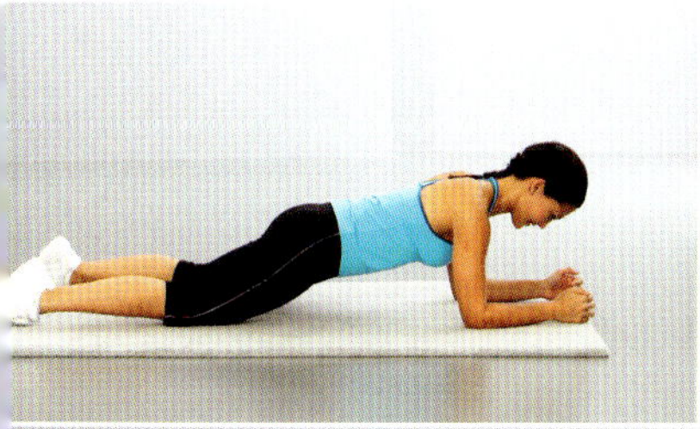

19 **Unterarmstütz** Aus dem Vierfüßlerstand Unterarme ablegen. Die Ellbogen sind unter den Schultern. Knie nach hinten gleiten lassen und das Becken so weit senken, dass eine gerade Linie von den Schultern bis zu den Knien entsteht. Bauchmuskeln anspannen und Schulterblätter im Rücken verankern (siehe kleine Abbildung). Position halten, dann die Zehen aufstellen und die Beine strecken. Position halten.

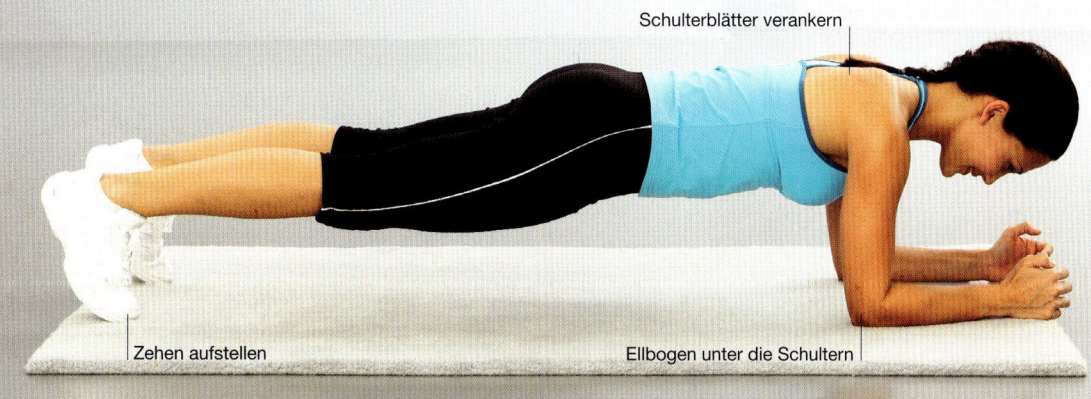

Schulterblätter verankern

Zehen aufstellen

Ellbogen unter die Schultern

>> **Boden** Wechselstütz/Kind-Stellung

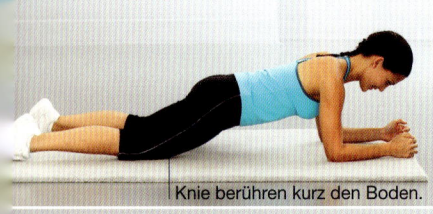

Knie berühren kurz den Boden.

20 **Wechselstütz** Aus dem Unterarmstütz beide Knie gleichzeitig 4-mal senken und wieder heben (siehe kleine Abbildung). Dann die Knie abwechselnd 4-mal senken und heben. Wenn Sie müde werden, die Knie ablegen und die Position halten. Gleichmäßig weiteratmen.

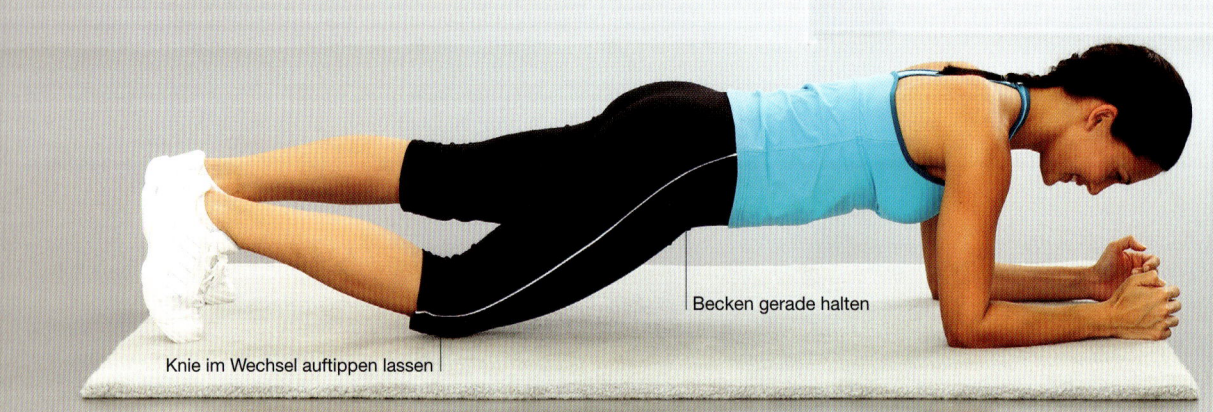

Becken gerade halten

Knie im Wechsel auftippen lassen

21 **Kind-Stellung** Po nach hinten auf die Fersen schieben. Oberkörper nach vorn beugen, Stirn auf der Matte ablegen. Arme nach vorn strecken. Einige Sekunden in dieser Position bleiben, zur Ruhe kommen und noch vorhandene Spannung in den Muskeln »wegatmen«.

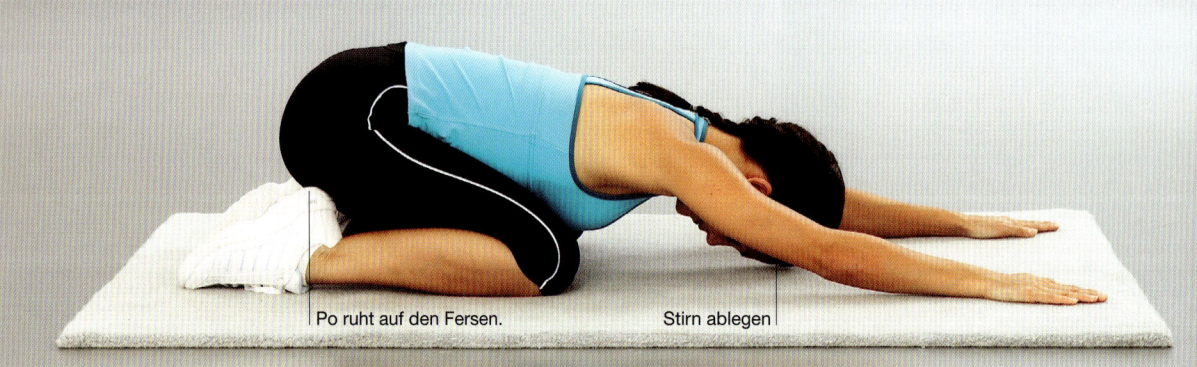

Po ruht auf den Fersen.

Stirn ablegen

>> **Boden** Seitstütz/Seitstütz & Schere

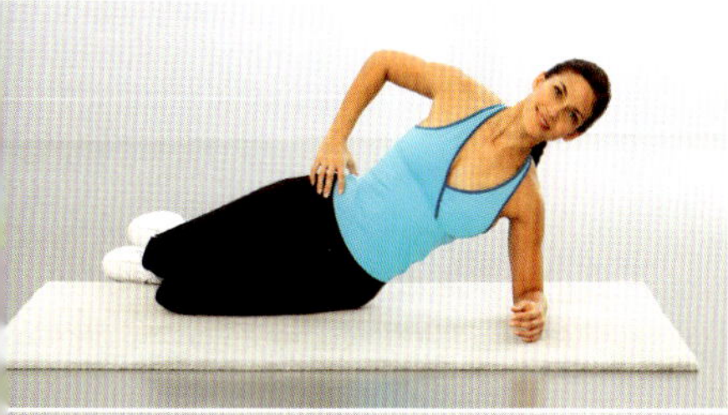

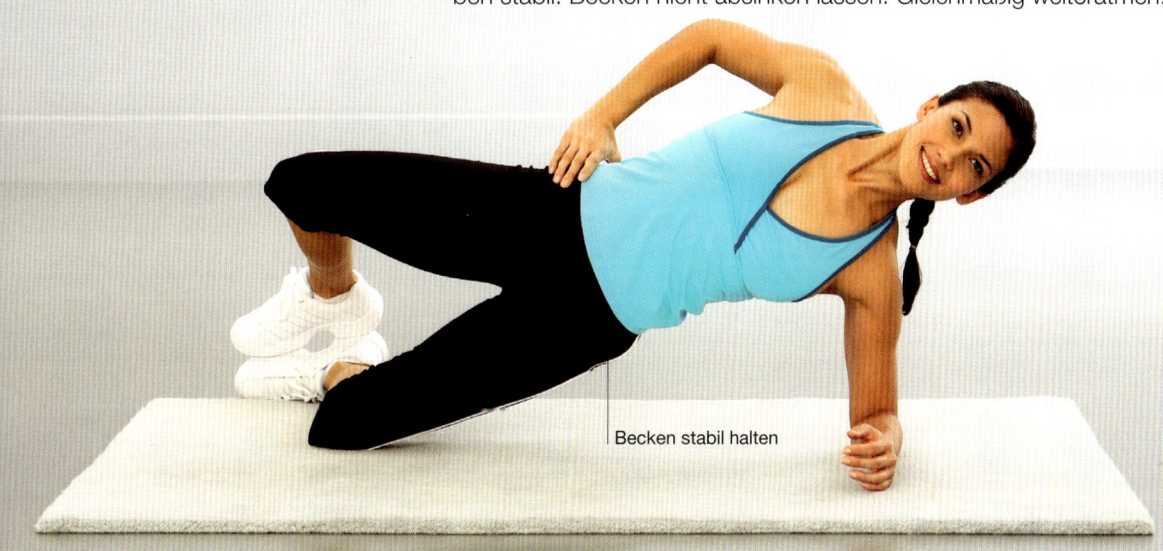

22 **Seitstütz** Auf die linke Seite drehen. Unterarm aufstützen, Ellbogen unter die Schulter. Beine anwinkeln, rechte Hand auf die Hüfte. Bauchmuskeln anspannen und mit dem Ausatmen das Becken heben. Halten (4 Wdh.).

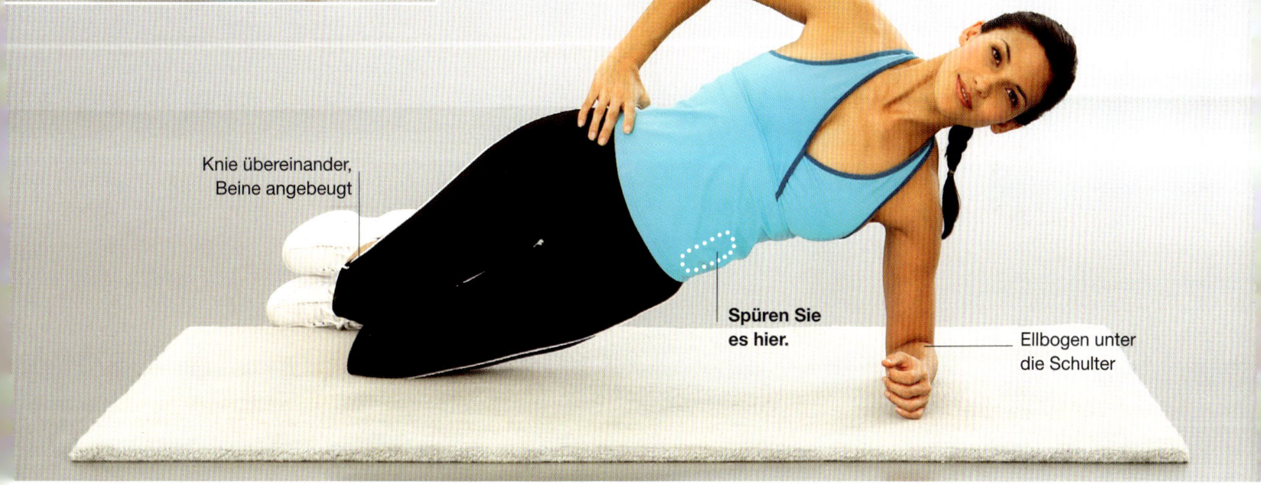

Knie übereinander, Beine angebeugt
Spüren Sie es hier.
Ellbogen unter die Schulter

23 **Seitstütz & Schere** Nun zusätzlich die Beine öffnen und schließen, indem Sie das obere Knie heben und senken. Oberkörper und Schulter des Stützarms bleiben stabil. Becken nicht absinken lassen. Gleichmäßig weiteratmen.

Becken stabil halten

>> **Boden** Seitliche Dehnung/ V-Stretch

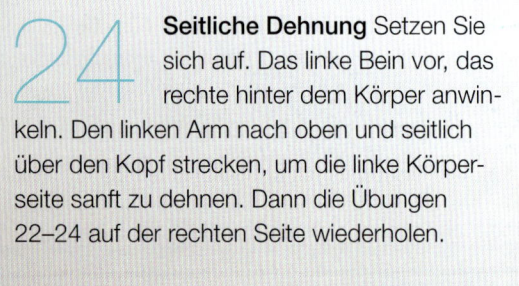

24 **Seitliche Dehnung** Setzen Sie sich auf. Das linke Bein vor, das rechte hinter dem Körper anwinkeln. Den linken Arm nach oben und seitlich über den Kopf strecken, um die linke Körperseite sanft zu dehnen. Dann die Übungen 22–24 auf der rechten Seite wiederholen.

Schulterblätter bleiben unten.

Gewicht auf die vordere Hüfte verlagern

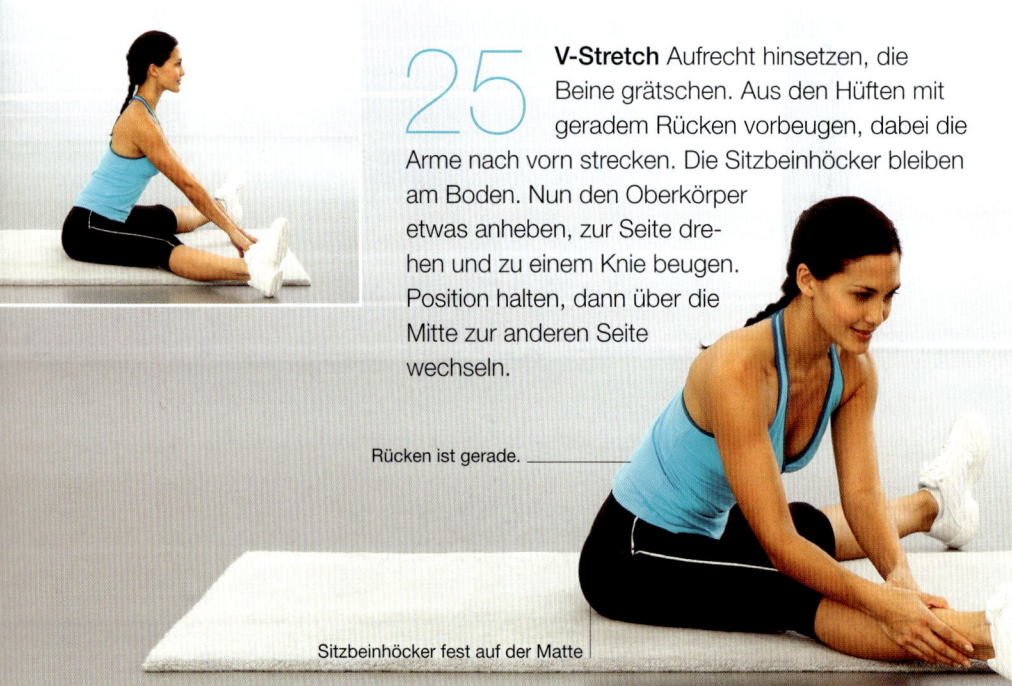

25 **V-Stretch** Aufrecht hinsetzen, die Beine grätschen. Aus den Hüften mit geradem Rücken vorbeugen, dabei die Arme nach vorn strecken. Die Sitzbeinhöcker bleiben am Boden. Nun den Oberkörper etwas anheben, zur Seite drehen und zu einem Knie beugen. Position halten, dann über die Mitte zur anderen Seite wechseln.

Rücken ist gerade.

Sitzbeinhöcker fest auf der Matte

>> **Boden** Drehsitz/ Vorbeugen

Dehnung mit dem Arm unterstützen

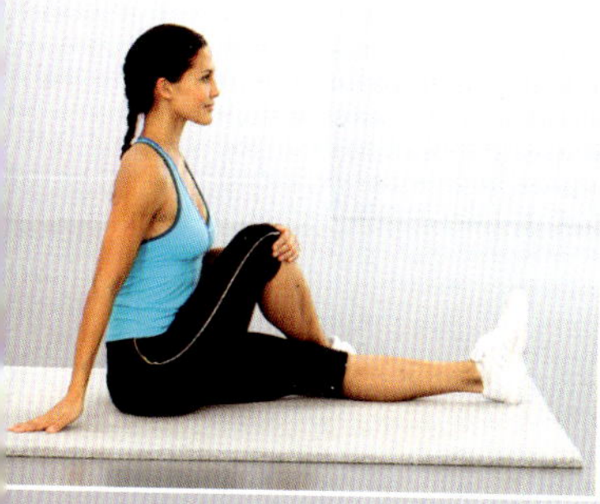

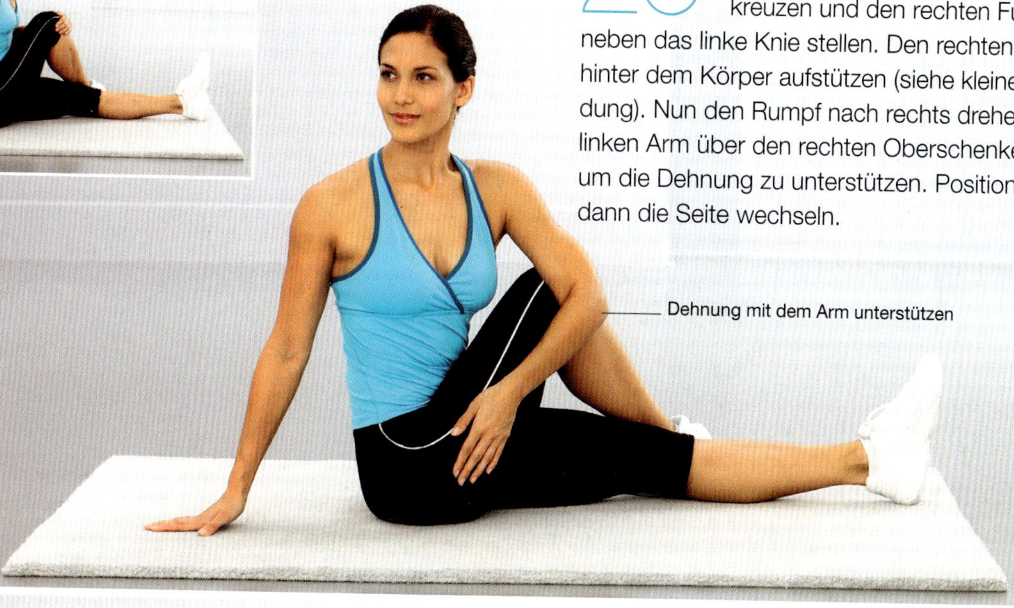

26 **Drehsitz** Beine schließen und Oberkörper zur Mitte drehen. Beine kreuzen und den rechten Fuß neben das linke Knie stellen. Den rechten Arm hinter dem Körper aufstützen (siehe kleine Abbildung). Nun den Rumpf nach rechts drehen. Den linken Arm über den rechten Oberschenkel legen, um die Dehnung zu unterstützen. Position halten, dann die Seite wechseln.

27 **Vorbeugen** Den Oberkörper zur Mitte zurückdrehen. Rücken aufrichten, dann aus dem unteren Rücken nach vorn über die Knie beugen. Position halten, tief und gleichmäßig atmen.

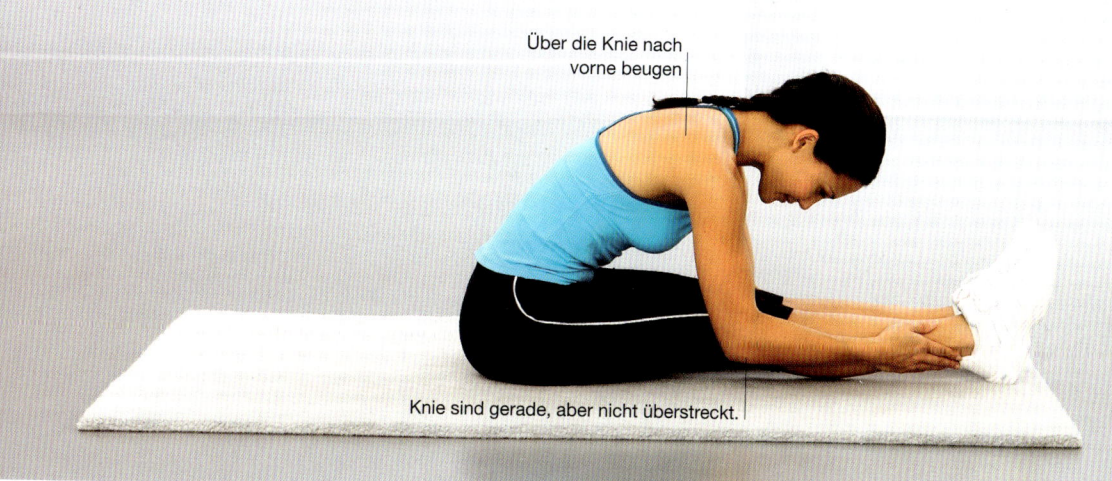

Über die Knie nach vorne beugen
Knie sind gerade, aber nicht überstreckt.

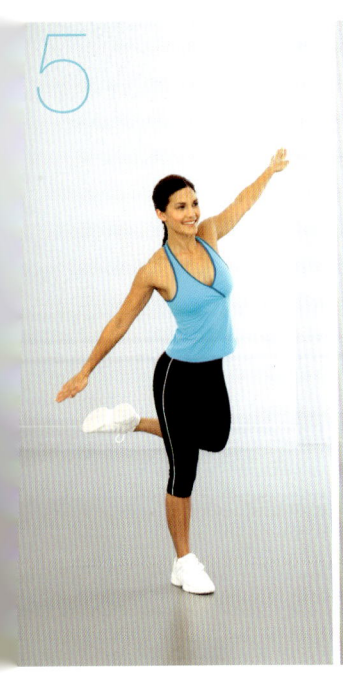

5

▲ **Warm-up** Ferseheben mit
Drehung, Seite 70

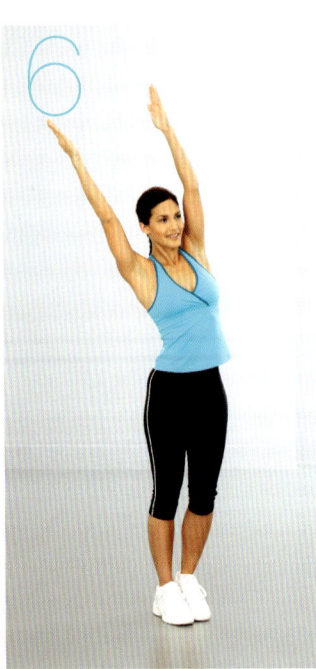

6

▲ **Warm-up**
Schilfrohr, Seite 70

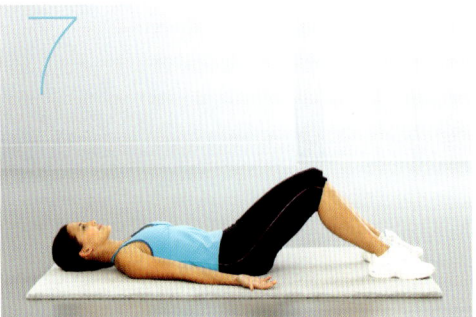

7

▲ **Boden**
Becken-
schaukel,
Seite 71

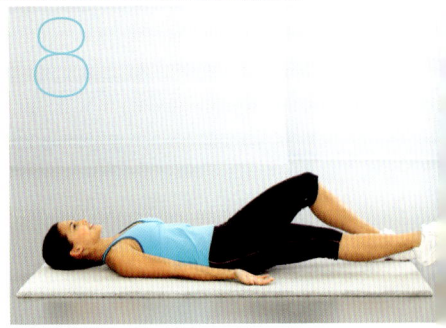

8

▲ **Boden**
Beinsenken, Seite 71

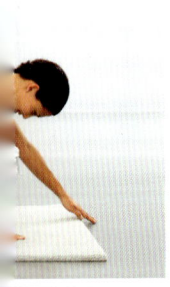

z, Seite 77

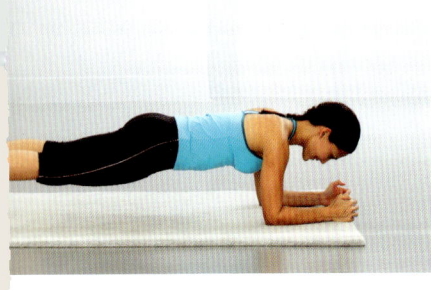

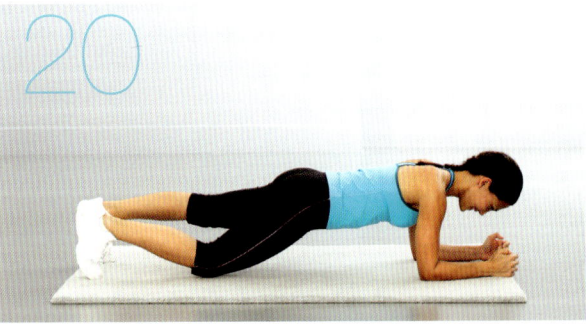

20

▲ **Boden**
Wechselstütz,
Seite 78

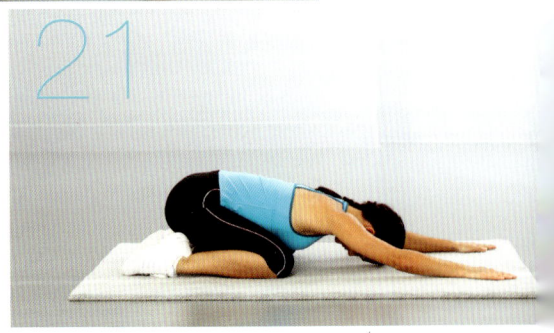

21

▲ **Boden**
Kind-Stellung, Seite 78

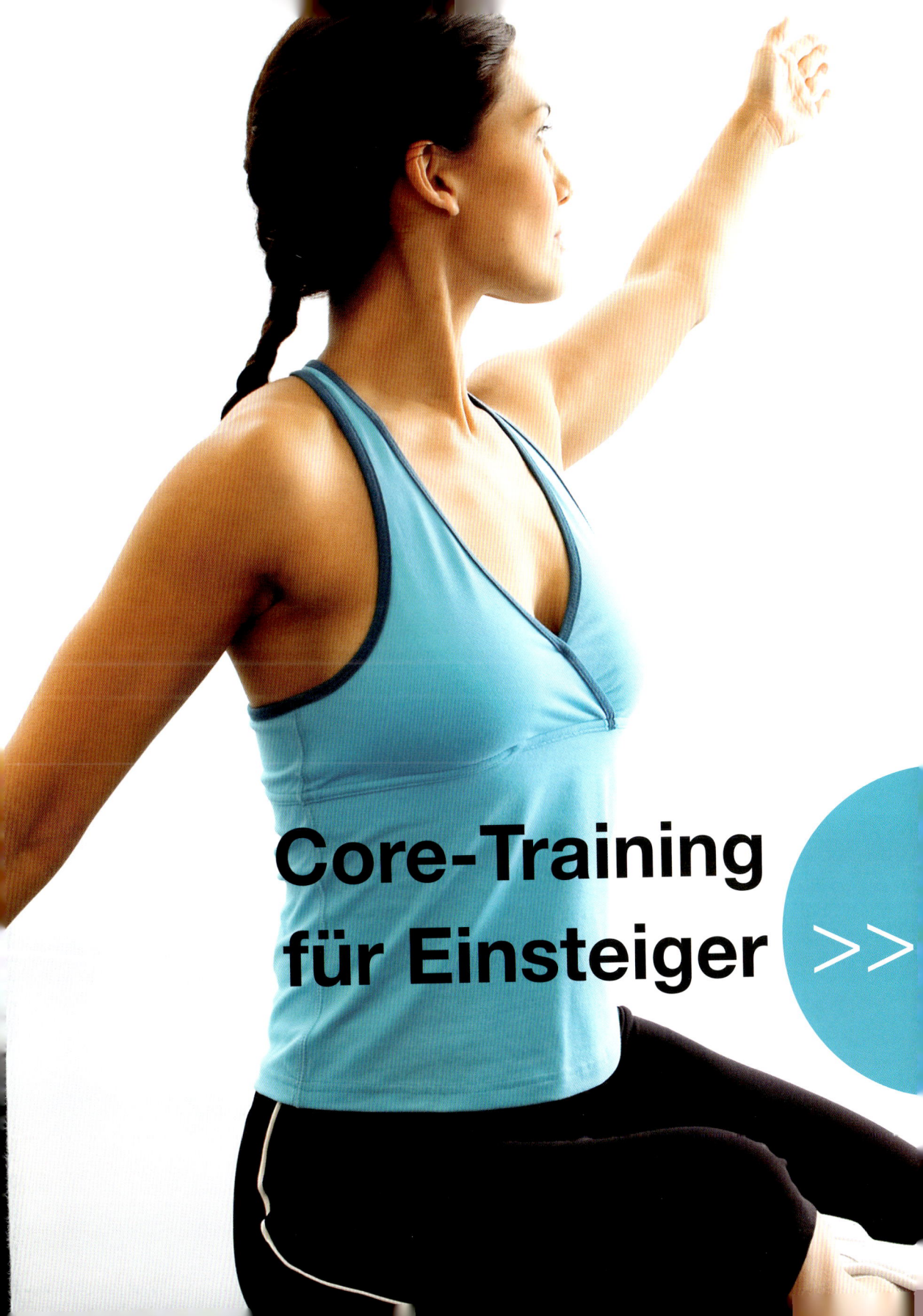

Core-Training für Einsteiger >>

Core-Training für Einsteiger auf

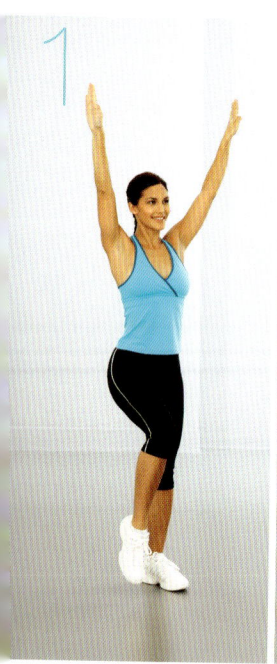

▲ **Warm-up** Marschieren, Seite 68

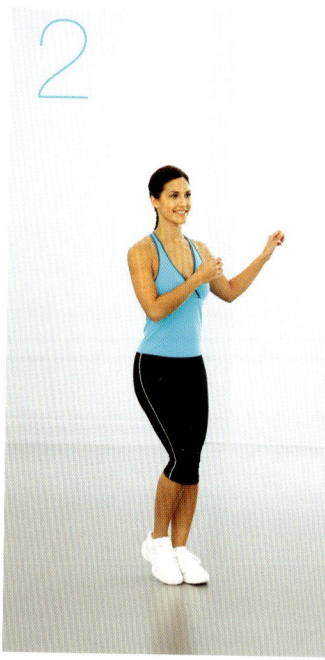

▲ **Warm-up** Step-Touch, Seite 68

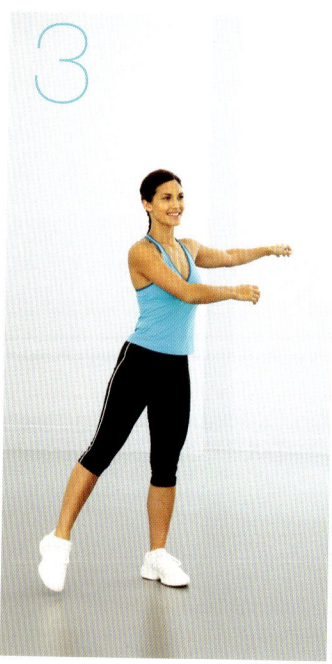

▲ **Warm-up** Pendeln, Seite 69

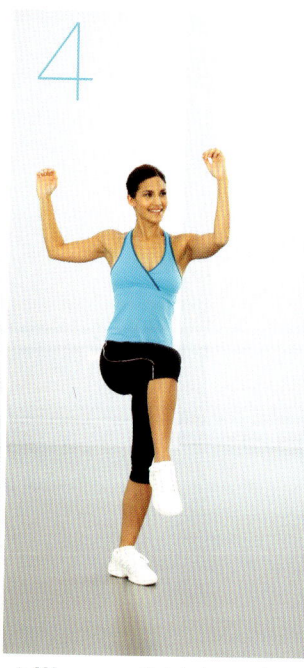

▲ **Warm-up** Knieheben mit Drehung, Seite 69

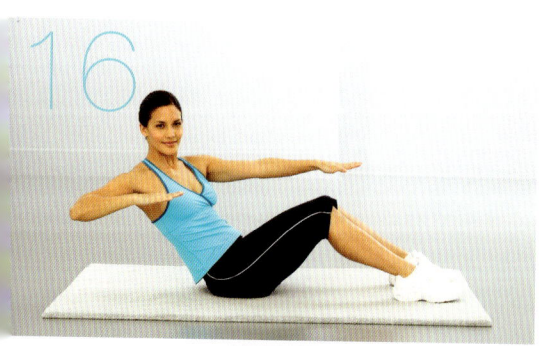

▲ **Boden** Abrollen & Drehen, Seite 76

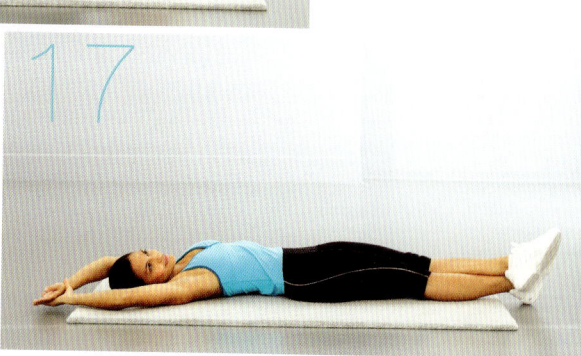

▲ **Boden** Ganzkörperstretch, Seite 76

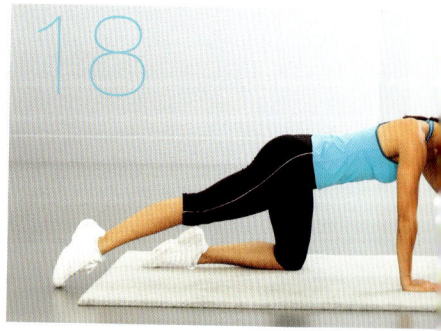

▲ **Boden** Diagonaler Lift, Seite 77

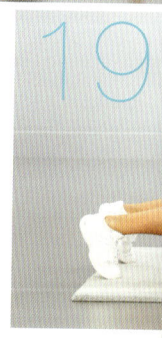

▲ **Boden** Unterarmstü

15 Minuten **Übersicht**

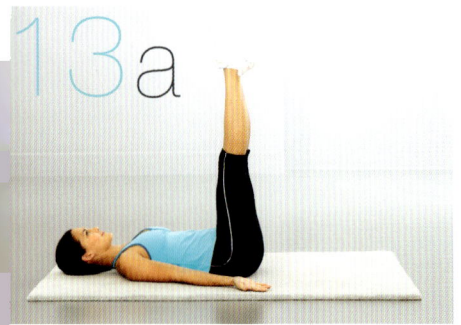

▲ Boden
Beine-
senken,
Seite 74

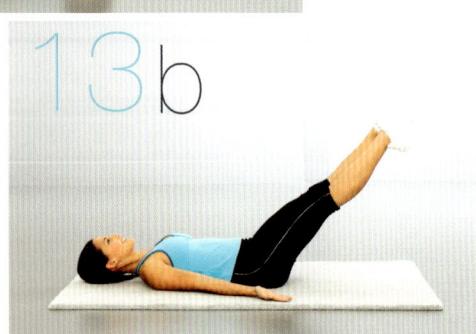

▲ Boden
Beinesenken, Seite 74

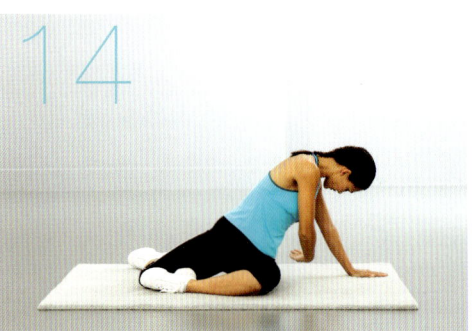

▲ Boden
Spiralsitz,
Seite 75

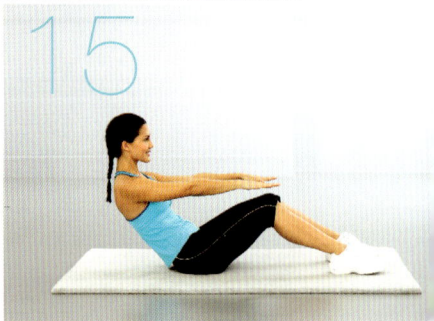

▲ Boden
Abrollen, Seite 75

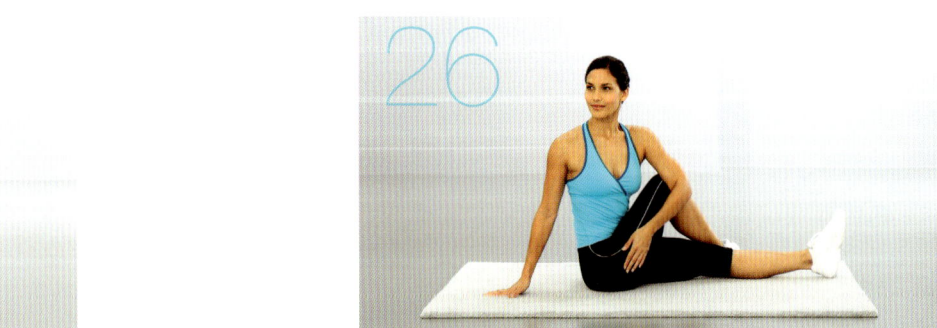

▲ Boden
Drehsitz,
Seite 81

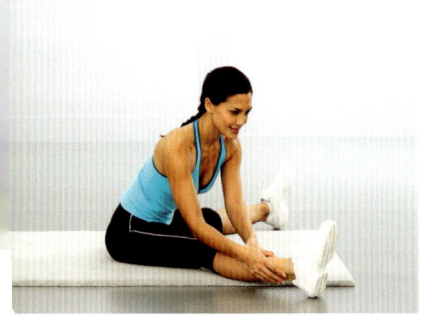

▲ Boden
Vorbeugen, Seite 81

9

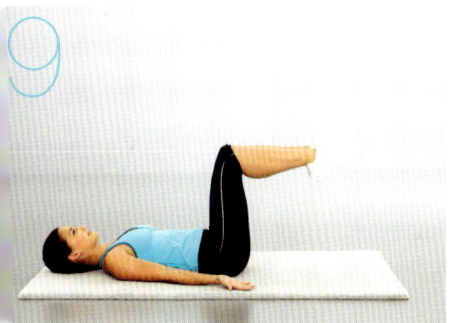

▲ **Boden**
90-90-
Position,
Seite 72

10

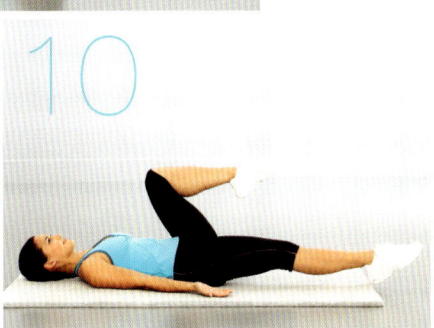

▲ **Boden**
Wechselkick, Seite 72

11

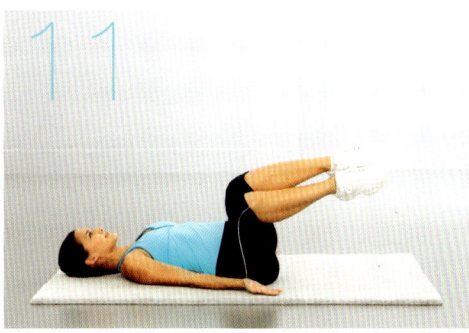

▲ **Boden**
Kniesenken,
Seite 73

12

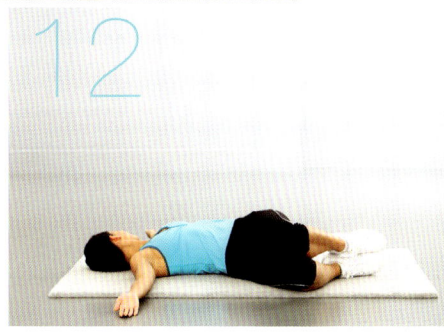

▲ **Boden**
Wirbelsäulendrehung, Seite 73

22

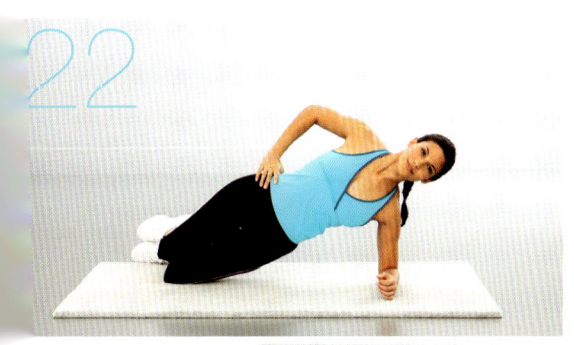

▲ **Boden**
Seitstütz,
Seite 79

23

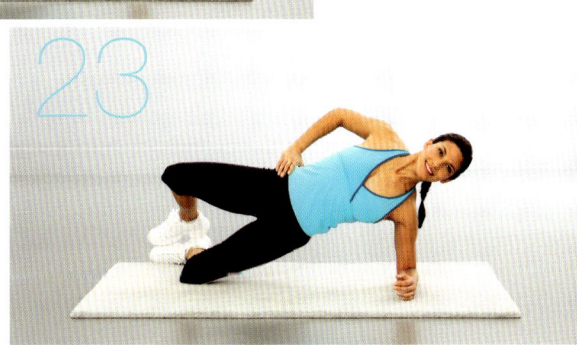

▲ **Boden**
Seitstütz & Schere, Seite 79

24

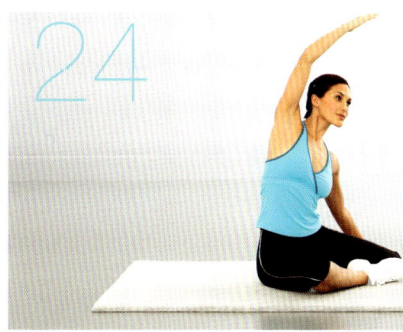

▲ **Boden**
Seitliche Dehnung,
Seite 80

25

▲ **Boden**
V-Stretch,

>> **Fragen** und Antworten

Core-Training ist neuerdings sehr populär, doch was genau versteht man darunter, und wie unterscheidet es sich von traditionelleren Bauchmuskelübungen? Dieser Abschnitt widmet sich Fragen zu Ihrer Rumpfmuskulatur, erklärt, warum es so wichtig ist, sie zu stärken, und welche Übungen besonders effektiv sind.

Was genau ist Core-Training eigentlich?

Core-Training zielt auf den ausgewogenen Aufbau jener Muskeln, die im anatomischen Mittelpunkt des Körpers liegen – dem Rumpf. Mit Core-Training werden die Muskeln von Rumpf und Becken nicht isoliert angesprochen, sondern so trainiert, dass sie als Einheit arbeiten.

Warum ist Core-Training so wichtig? Profitiere ich davon wirklich mehr als von normalen Bauchmuskelübungen wie Crunches?

Core-Training bringt die Bauch- und Rückenmuskeln dazu, als Team zu funktionieren. Sie stützen die Wirbelsäule und sorgen für eine gute Haltung. Bei Core-Übungen wird die Wirbelsäule in allen Positionen gegen die Schwerkraft stabil gehalten – wie beim Diagonalen Lift (S. 77) oder bei Seitstütz & Schere (S. 79). Crunches wiederum sind Übungen, die das Gewicht des Körpers als Widerstand nutzen, um einen Bereich der Bauchmuskulatur isoliert zu trainieren.

Was soll falsch sein an den Übungen, die üblich waren, bevor das Core-Training in Mode kam?

Nichts. Klassische Übungen für einzelne Muskeln haben auch ihre Vorteile. Der Gedrehte Crunch (S. 25) z. B. trainiert die schrägen Bauchmuskeln. Beim Drehen mit Ball (S. 48) hingegen stabilisieren Bauch- und Rückenmuskeln die Wirbelsäule, während die schrägen Bauchmuskeln die Drehung ausführen. Unterschiedliche Übungen bringen Abwechslung in Ihr Training.

In Zeitschriften stoße ich häufig auf Core-Workouts, die auf Yoga- und Pilates-Übungen basieren. Sind das die einzigen Methoden, um die tief liegende Rumpfmuskulatur zu trainieren?

Yoga und Pilates arbeiten tatsächlich gezielt mit der Rumpfmuskulatur, sind aber sehr viel umfassendere Konzepte. Oft entwickeln sich Übungstechniken immer weiter und werden in mehr als einem Trainingskonzept benutzt. Die Workouts in diesem Buch bieten eine einzigartige und vielseitige Mischung von Core-Übungen einschließlich einiger Yoga- und Pilates-Techniken.

Woran merke ich, dass tatsächlich meine tief liegenden Rumpfmuskeln arbeiten?

Um ein Gefühl für die Core-Muskeln zu entwickeln, ist die Bauchatmung (S. 16) hilfreich: Legen Sie die Hände auf den Bauch, und spüren Sie, wie die Bauchdecke sich hebt und senkt. Wenn Sie an Ihren Rumpfmuskeln arbeiten, ist Ihr Bauch weder ganz eingezogen noch vorgewölbt, sondern die Bauchmuskeln fühlen sich straff und gespannt an, als wollten Sie einen Schlag auf Ihre Bauchdecke abwehren.

Wie kann ich die Stärke meiner Rumpfmuskulatur testen?

Die Fähigkeit, das Becken in neutraler Position zu halten, ist ein guter Indikator für die Stärke der tief liegenden Muskulatur. Zunächst sollten Sie die neutrale Position Ihrer Wirbelsäule finden, um zu prüfen, ob Sie diese Position auch gegen Widerstand halten können (siehe S. 16–17) oder ob Ihr Becken von einer Seite zur anderen kippt oder ein Hohlkreuz entsteht.

Kann man mit Core-Training auch die Arm- und Beinmuskeln in Form halten?

Jede Übung, bei der Sie Ihr Gewicht gegen die Schwerkraft halten müssen, ist ein Krafttraining für Ihre Arme und Beine. Dazu gehören alle Liege- und Seitstützübungen, der Diagonale Lift (S. 77) und der Crunch im Knien (S. 99).

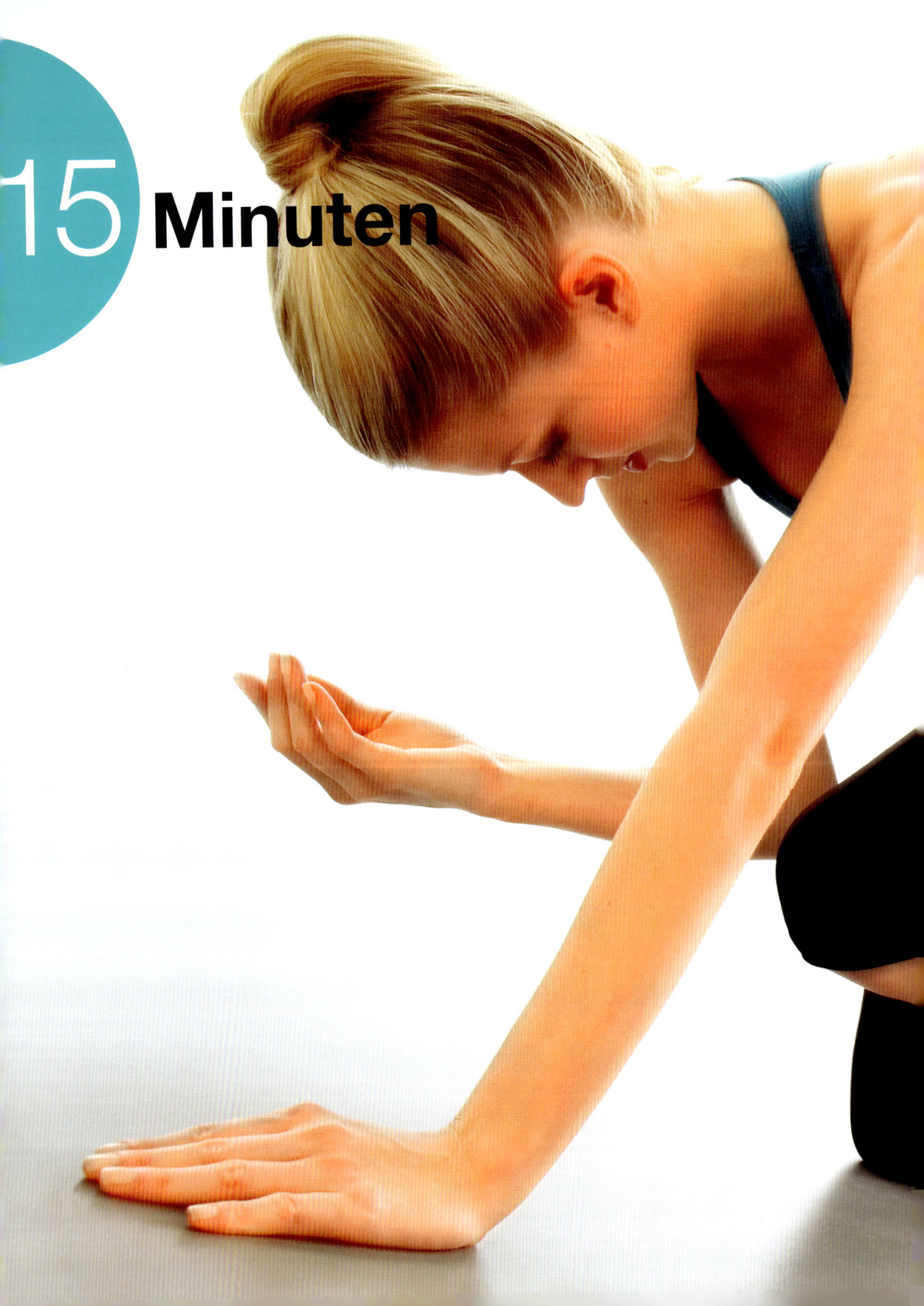

15 Minuten

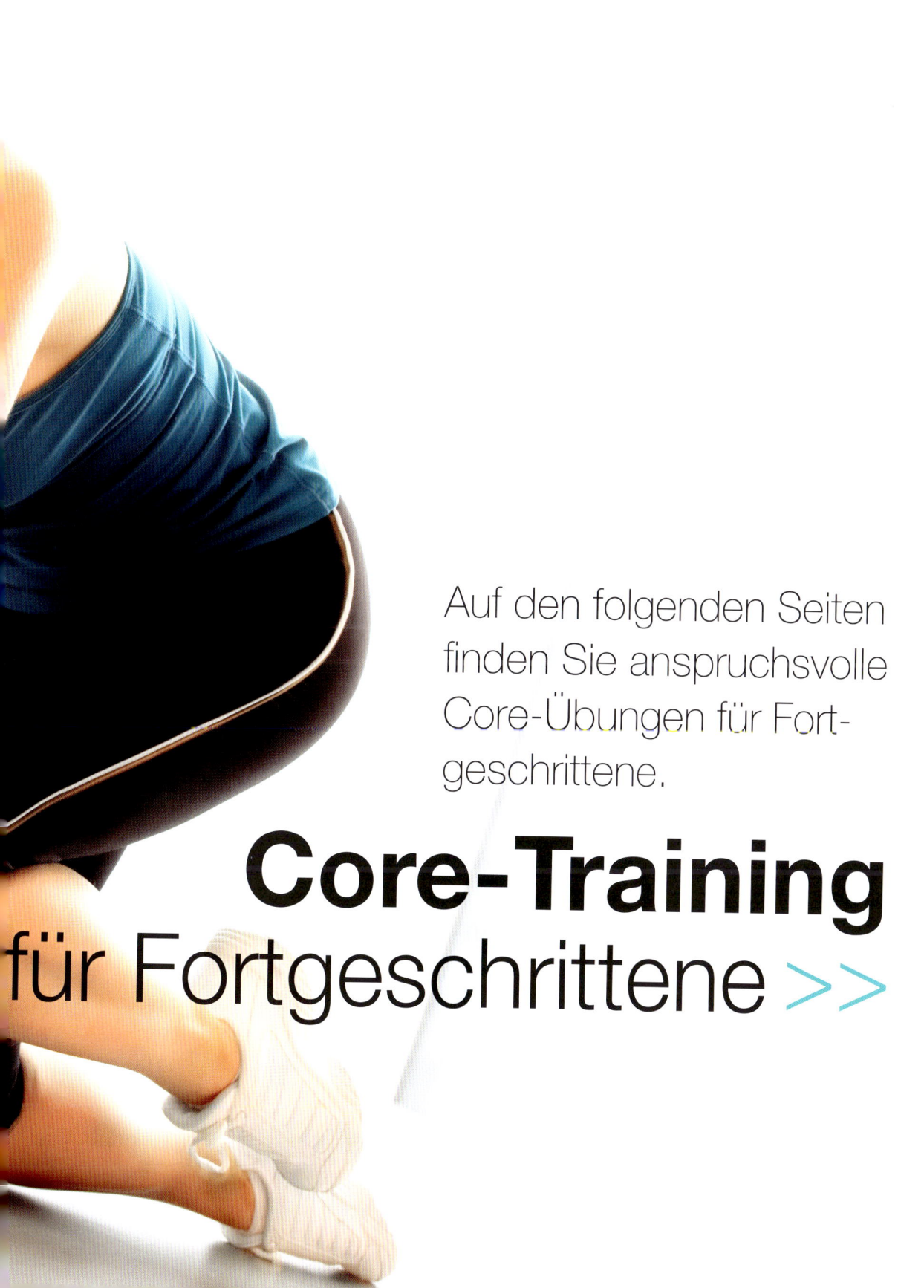

Auf den folgenden Seiten finden Sie anspruchsvolle Core-Übungen für Fort-geschrittene.

Core-Training
für Fortgeschrittene >>

>> **Warm-up** Marschieren/Step-Touch

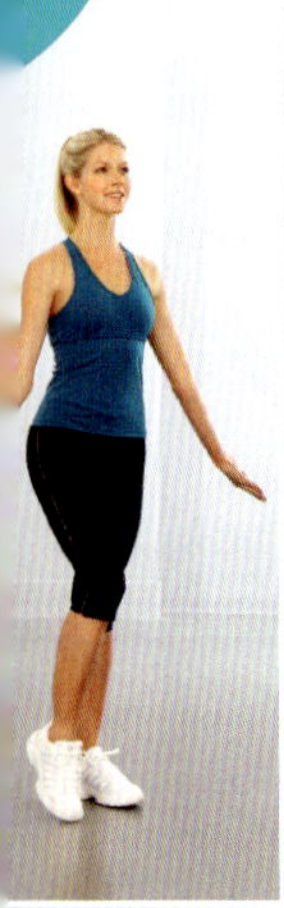

1 **Marschieren** Füße hüftbreit und parallel, Knie locker. Auf der Stelle marschieren, dazu die Arme heben (Handflächen nach oben) und senken (Handflächen nach unten drehen) 16 Wdh. (1 Wdh. = beide Seiten).

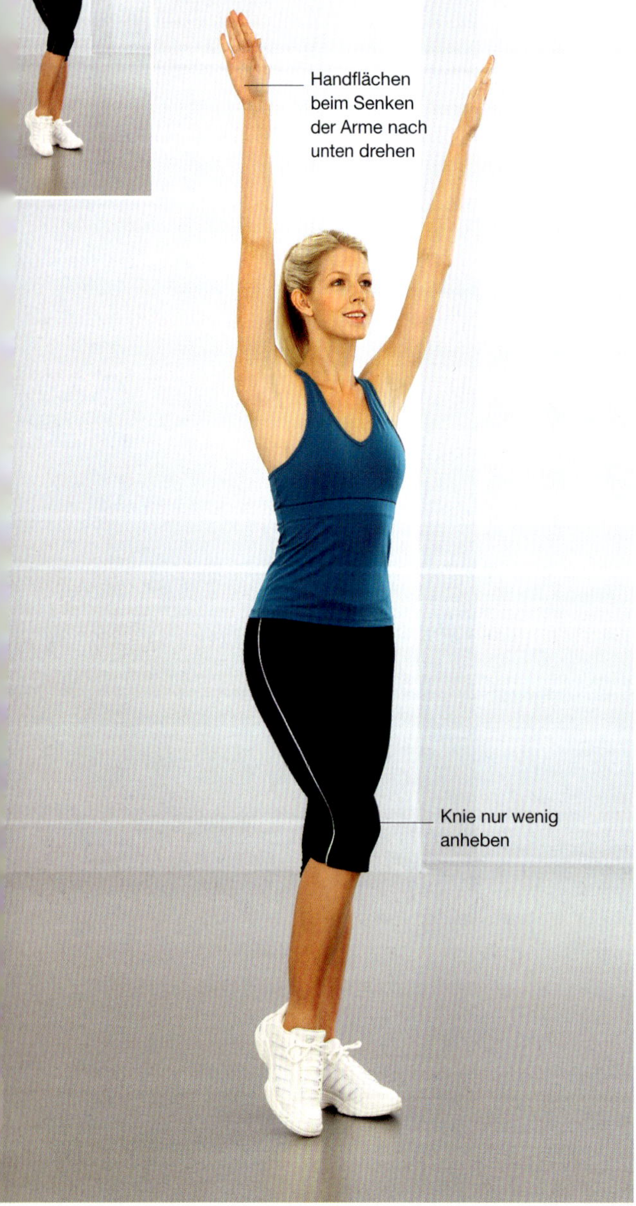

Handflächen beim Senken der Arme nach unten drehen

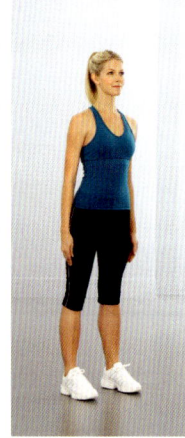

2 **Step-Touch** Füße parallel und hüftbreit auseinander, die Arme hängen seitlich. Gewicht auf ein Bein verlagern und den anderen Fuß heranziehen, sodass die Füße sich berühren. Unterarme beugen und zu einer Seite auf Schulterhöhe schwingen. Zur anderen Seite wiederholen (8 Wdh.).

Knie nur wenig anheben

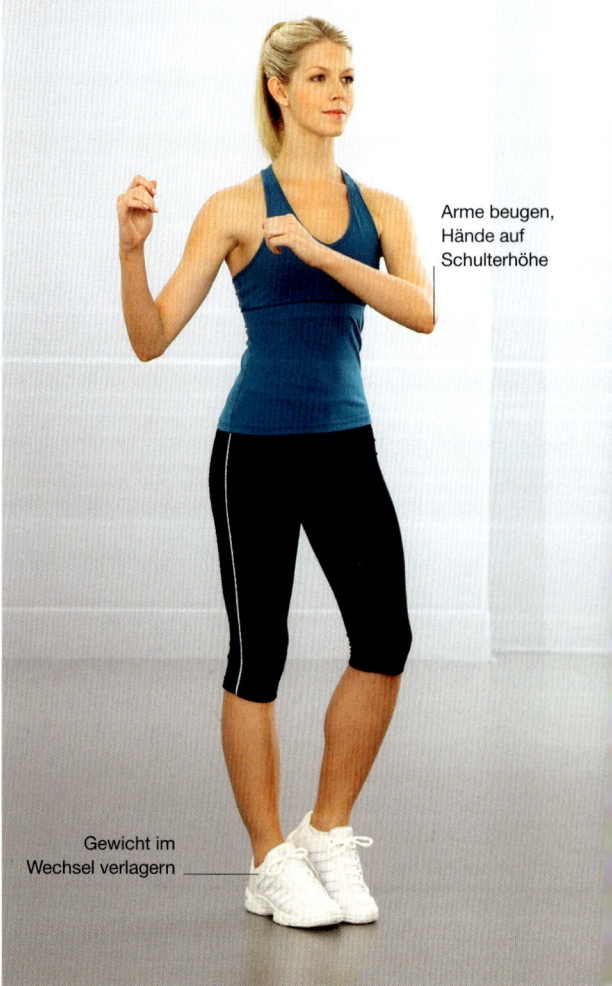

Arme beugen, Hände auf Schulterhöhe

Gewicht im Wechsel verlagern

>> **Warm-up** Pendeln/ Knieheben mit Drehung

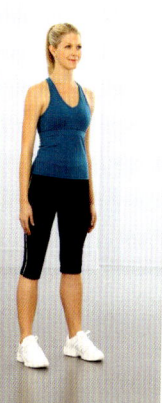

3 **Pendeln** Die Füße stehen hüftbreit. Schritt seitlich nach links, Arme zur selben Seite auf Schulterhöhe schwingen, dabei die Zehenspitzen des rechten Fußes aufsetzen. Gewicht auf den rechten Fuß verlagern, Arme im Halbkreis nach unten und zur rechten Seite pendeln und die Zehenspitzen des linken Fußes aufsetzen (8 Wdh.).

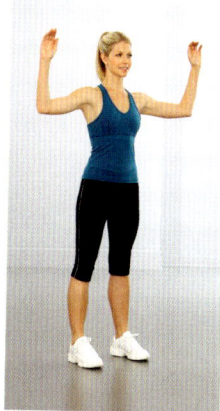

4 **Knieheben mit Drehung** Hüftbreit stehen. Arme anwinkeln und seitlich auf Schulterhöhe heben, Handflächen zeigen nach vorn. Ein Knie auf Hüfthöhe heben. Rücken bleibt gerade. Oberkörper drehen und gegenüberliegenden Ellbogen Richtung Knie führen. Zur anderen Seite wiederholen (8 Wdh.).

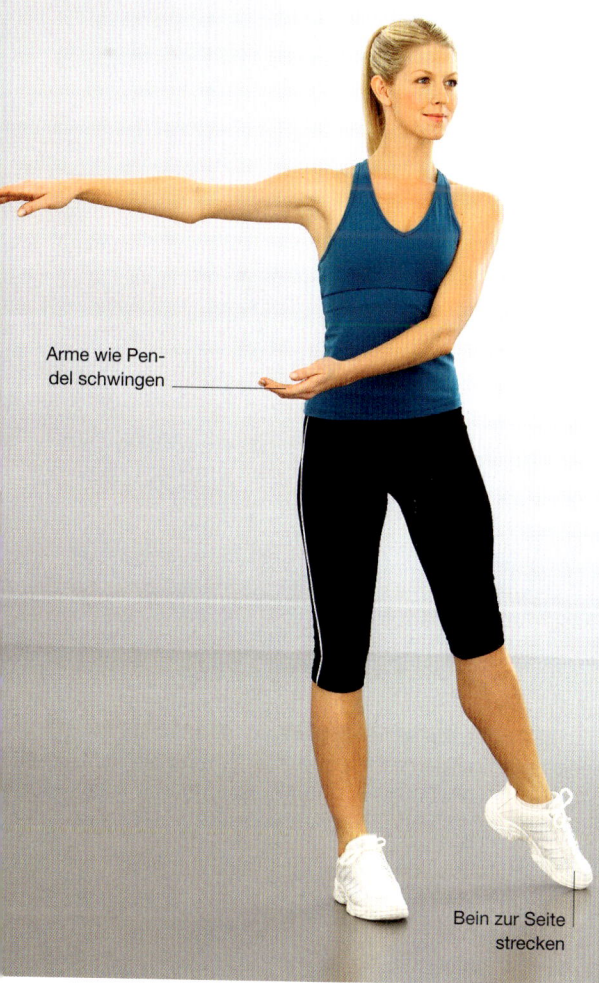

Arme wie Pendel schwingen

Bein zur Seite strecken

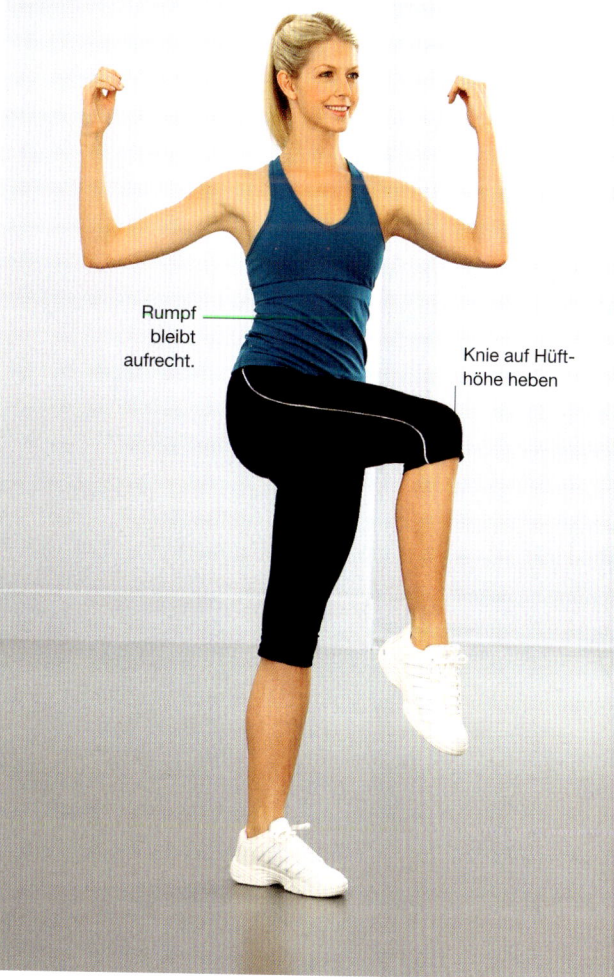

Rumpf bleibt aufrecht.

Knie auf Hüfthöhe heben

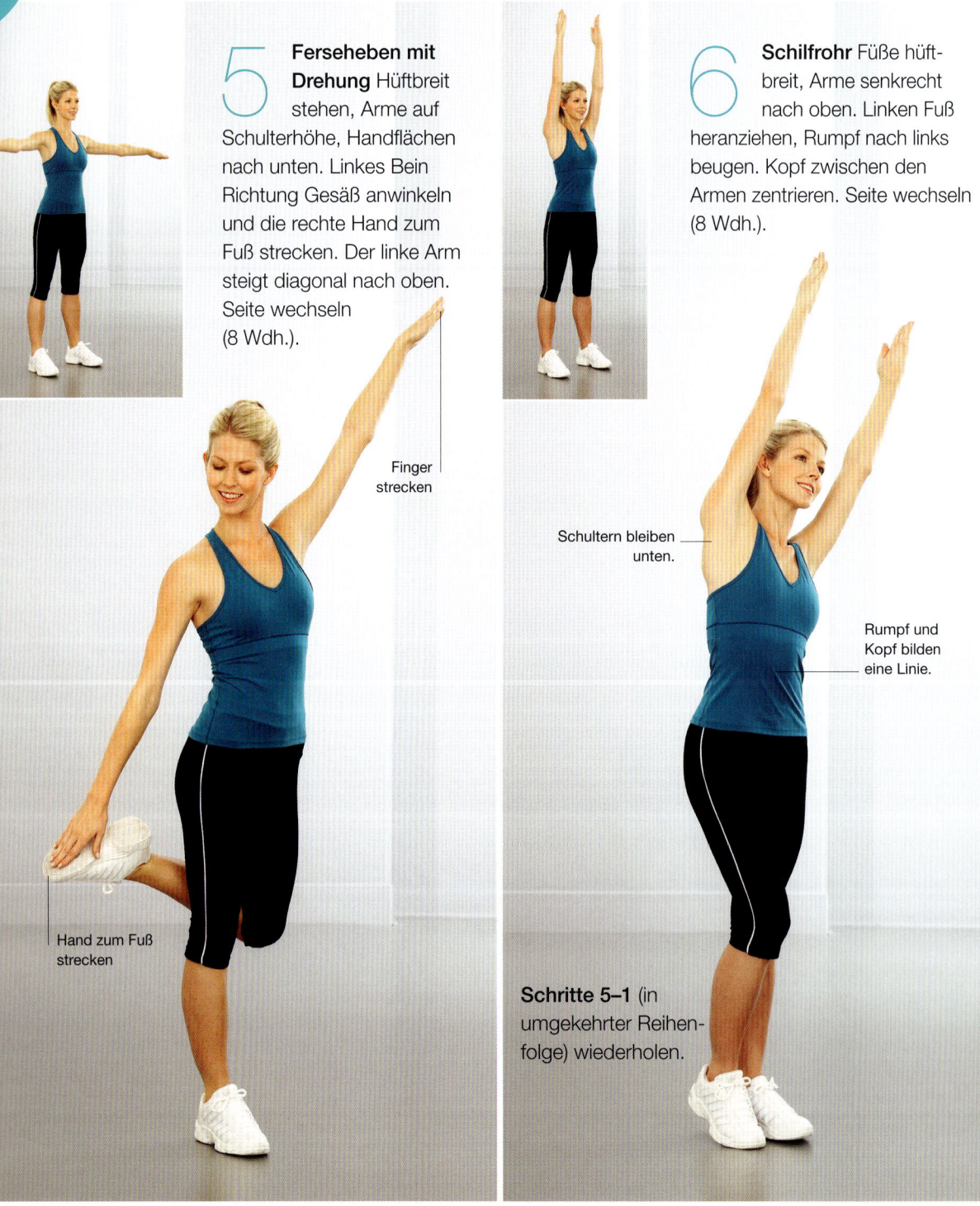

5 **Ferseheben mit Drehung** Hüftbreit stehen, Arme auf Schulterhöhe, Handflächen nach unten. Linkes Bein Richtung Gesäß anwinkeln und die rechte Hand zum Fuß strecken. Der linke Arm steigt diagonal nach oben. Seite wechseln (8 Wdh.).

6 **Schilfrohr** Füße hüftbreit, Arme senkrecht nach oben. Linken Fuß heranziehen, Rumpf nach links beugen. Kopf zwischen den Armen zentrieren. Seite wechseln (8 Wdh.).

Finger strecken

Hand zum Fuß strecken

Schultern bleiben unten.

Rumpf und Kopf bilden eine Linie.

Schritte 5–1 (in umgekehrter Reihenfolge) wiederholen.

7a **Doppelter Crunch** Beine nacheinander in die 90-90-Position bringen: Knie über die Hüften, Unterschenkel parallel zum Boden, sodass zwei rechte Winkel entstehen (siehe S. 17). Hände unter den Kopf legen (nicht ineinandergreifen). Mit der Ausatmung Kopf und Schultern vom Boden heben und die Bauchmuskeln anspannen.

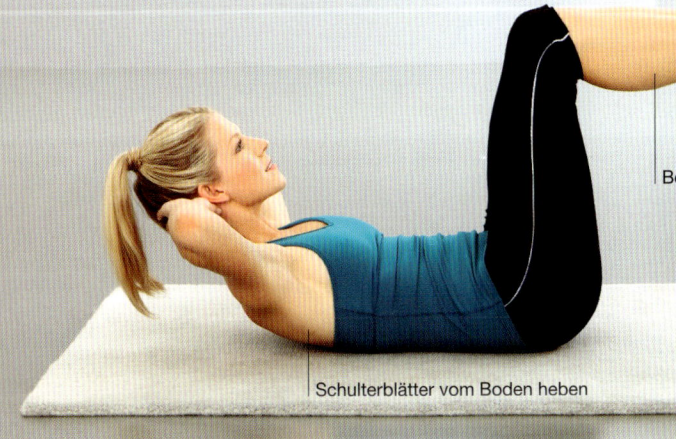

Beine in 90-90-Position

Schulterblätter vom Boden heben

7b Die Position halten und auch das Becken heben. Erst das Becken, dann die Schultern wieder senken, ohne den Kopf abzulegen. Nach 10 Wiederholungen die Knie mit den Händen zur Brust ziehen und den unteren Rücken entspannen.

Unter- und Oberschenkel im 90°-Winkel

Hüfte vom Boden heben

Schultern bleiben oben.

>> **Boden** Tippen & Rollen/Brücke

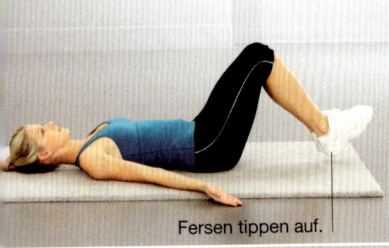

Fersen tippen auf.

8 **Tippen & Rollen** 90-90-Position einnehmen. Beine schließen. Beim Ausatmen Bauchmuskeln anspannen, Beine senken und mit den Fersen auf die Matte tippen (siehe kleine Abbildung). Einatmen und zurück, dann mit der Ausatmung Becken und Beine nach rechts rollen, einatmen und zurück. Wieder auftippen, dann Becken und Beine nach links drehen (3 Wdh; 1 Wdh. = Tippen & Rollen zu beiden Seiten).

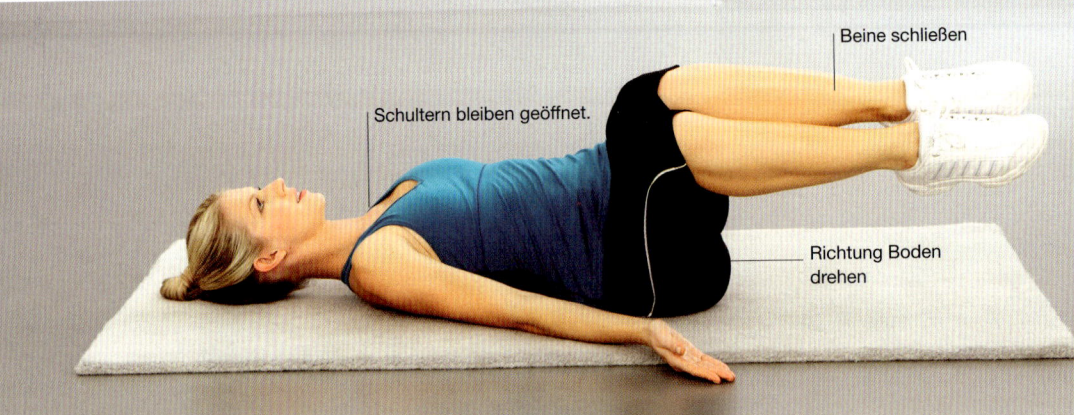

Beine schließen

Schultern bleiben geöffnet.

Richtung Boden drehen

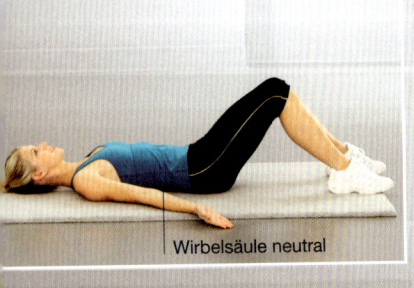

Wirbelsäule neutral

9 **Brücke** In der neutralen Rückenlage beginnen: Beine hüftbreit im 90°-Winkel aufstellen, Arme seitlich vom Körper, Handflächen nach oben. Einatmen. Mit der Ausatmung den unteren Rücken in die Matte drücken und das Becken Wirbel für Wirbel heben, bis Oberschenkel, Hüfte und Schultern eine gerade Linie bilden. Einatmen und Wirbel für Wirbel langsam wieder ablegen (3 Wdh.).

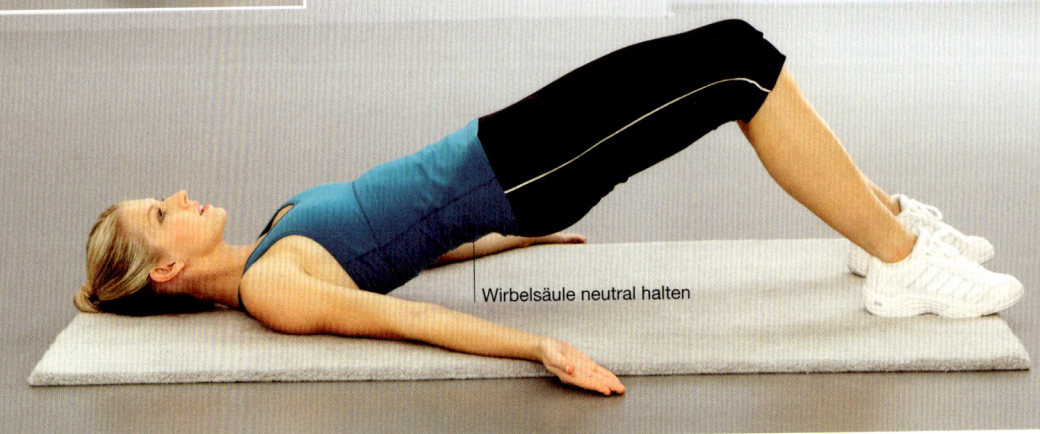

Wirbelsäule neutral halten

>> **Boden** Crunch & Strecken/Käfer

90-90-Position
Ellbogen weit öffnen
Spüren Sie es hier.
Beine im 45°-Winkel strecken

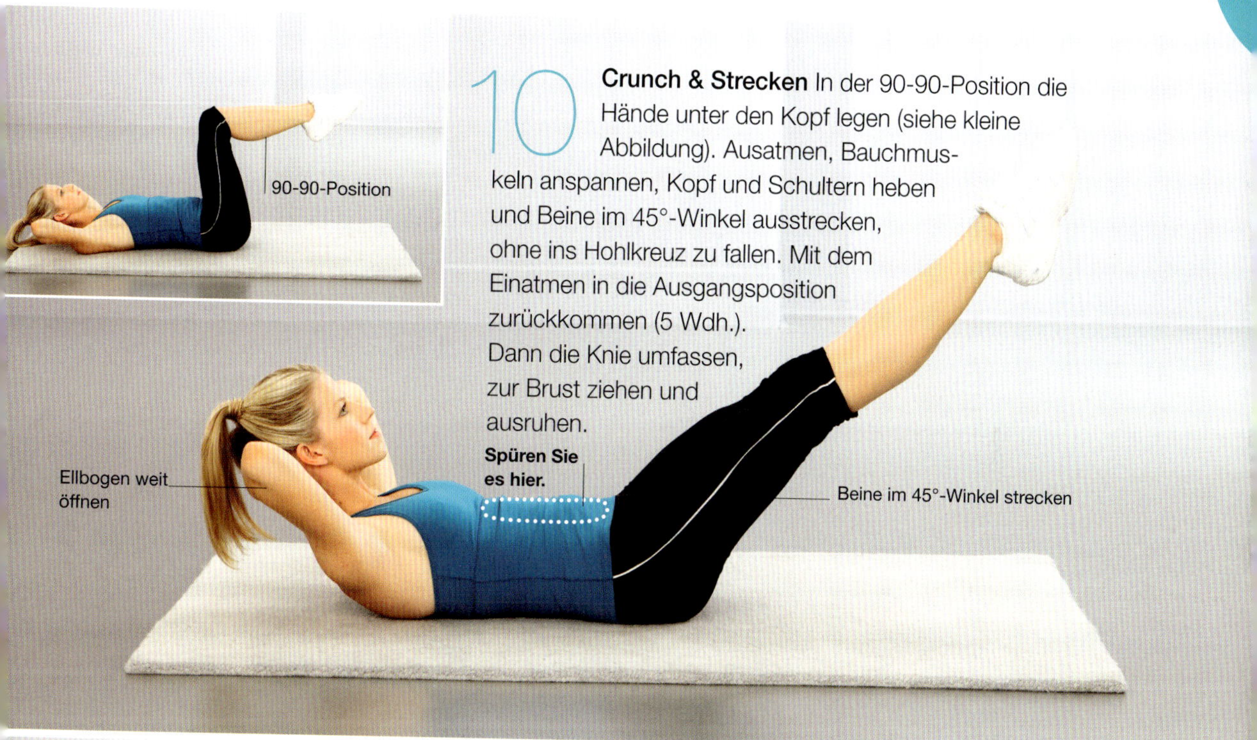

10 **Crunch & Strecken** In der 90-90-Position die Hände unter den Kopf legen (siehe kleine Abbildung). Ausatmen, Bauchmuskeln anspannen, Kopf und Schultern heben und Beine im 45°-Winkel ausstrecken, ohne ins Hohlkreuz zu fallen. Mit dem Einatmen in die Ausgangsposition zurückkommen (5 Wdh.). Dann die Knie umfassen, zur Brust ziehen und ausruhen.

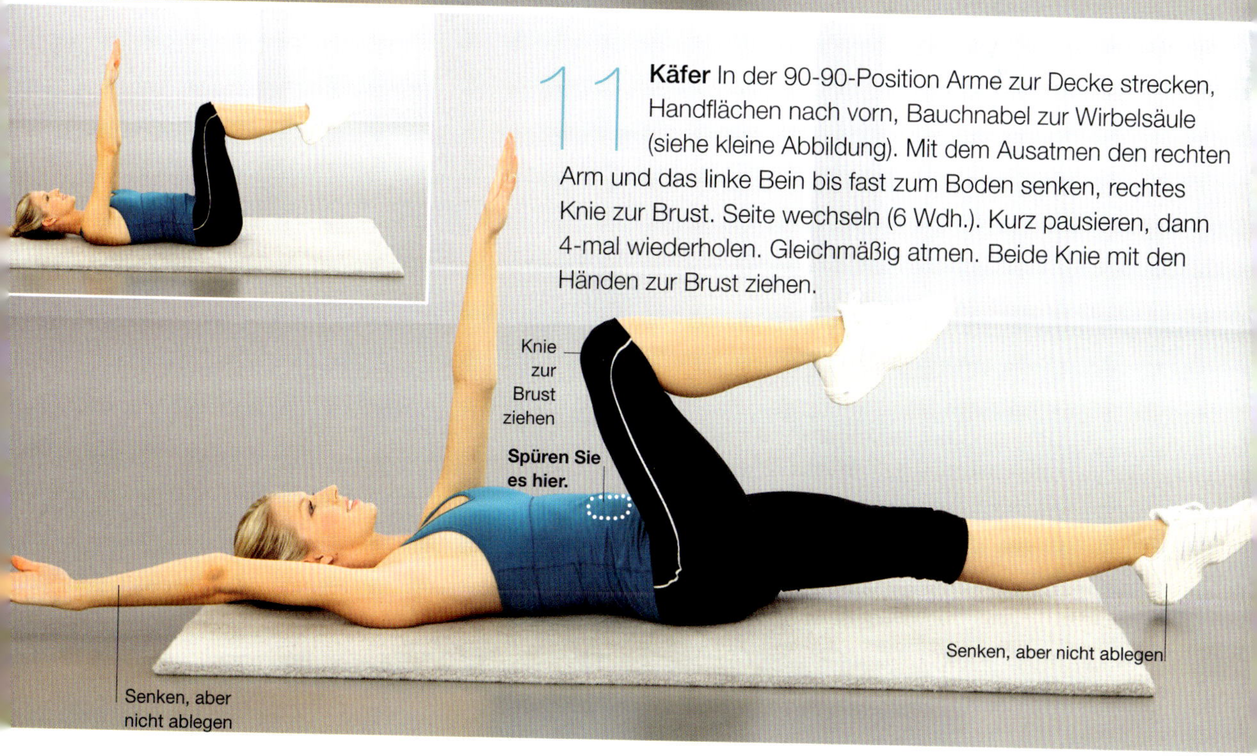

Knie zur Brust ziehen
Spüren Sie es hier.
Senken, aber nicht ablegen
Senken, aber nicht ablegen

11 **Käfer** In der 90-90-Position Arme zur Decke strecken, Handflächen nach vorn, Bauchnabel zur Wirbelsäule (siehe kleine Abbildung). Mit dem Ausatmen den rechten Arm und das linke Bein bis fast zum Boden senken, rechtes Knie zur Brust. Seite wechseln (6 Wdh.). Kurz pausieren, dann 4-mal wiederholen. Gleichmäßig atmen. Beide Knie mit den Händen zur Brust ziehen.

>> **Boden** Katzenbuckel & Pferderücken/ Aufdrehen im Knien

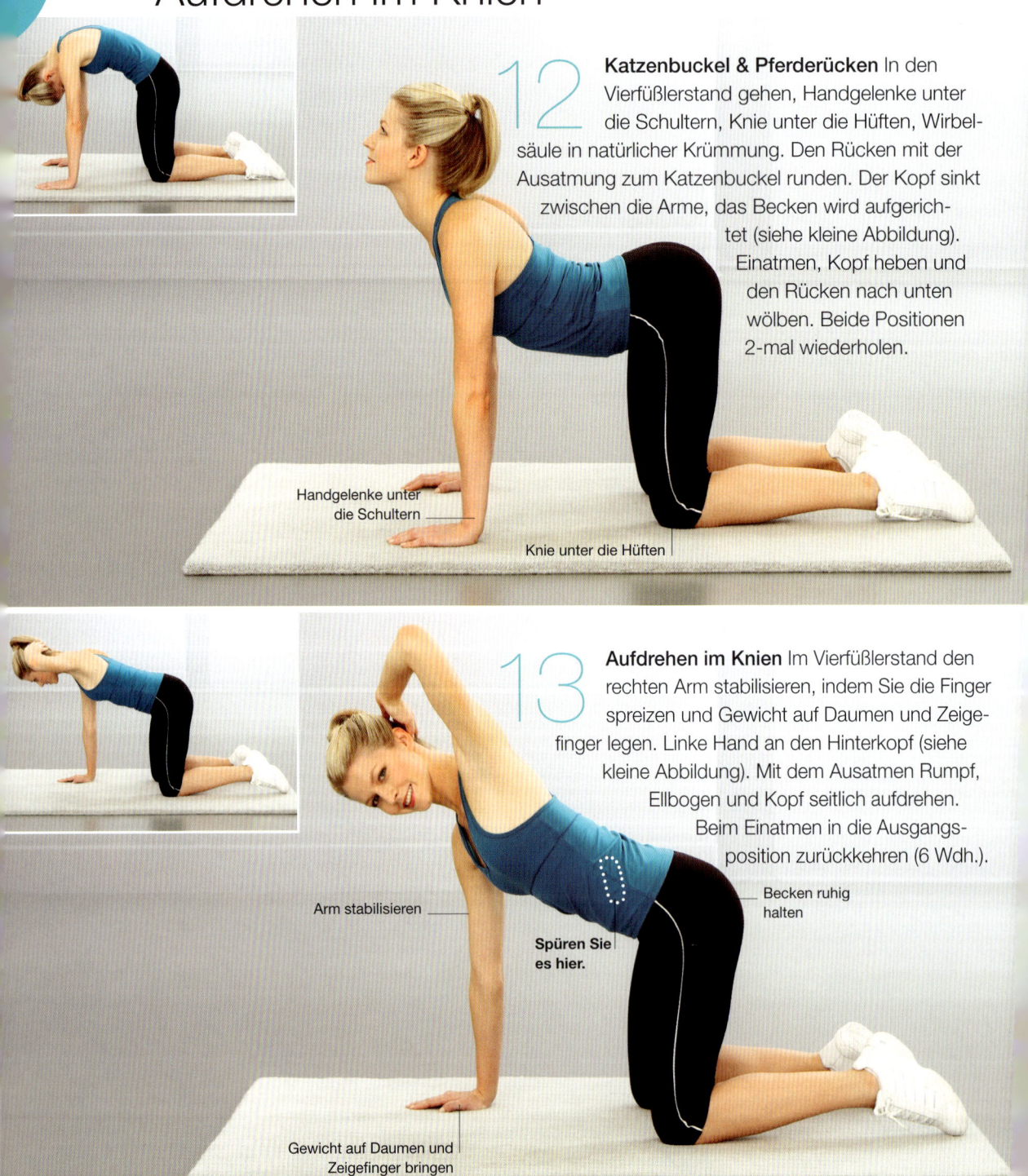

12 **Katzenbuckel & Pferderücken** In den Vierfüßlerstand gehen, Handgelenke unter die Schultern, Knie unter die Hüften, Wirbelsäule in natürlicher Krümmung. Den Rücken mit der Ausatmung zum Katzenbuckel runden. Der Kopf sinkt zwischen die Arme, das Becken wird aufgerichtet (siehe kleine Abbildung). Einatmen, Kopf heben und den Rücken nach unten wölben. Beide Positionen 2-mal wiederholen.

Handgelenke unter die Schultern

Knie unter die Hüften

13 **Aufdrehen im Knien** Im Vierfüßlerstand den rechten Arm stabilisieren, indem Sie die Finger spreizen und Gewicht auf Daumen und Zeigefinger legen. Linke Hand an den Hinterkopf (siehe kleine Abbildung). Mit dem Ausatmen Rumpf, Ellbogen und Kopf seitlich aufdrehen. Beim Einatmen in die Ausgangsposition zurückkehren (6 Wdh.).

Arm stabilisieren

Spüren Sie es hier.

Becken ruhig halten

Gewicht auf Daumen und Zeigefinger bringen

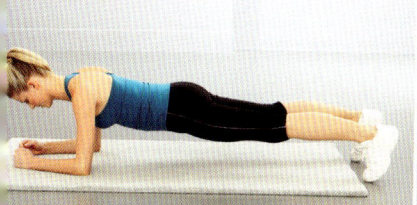

Arm stabilisieren

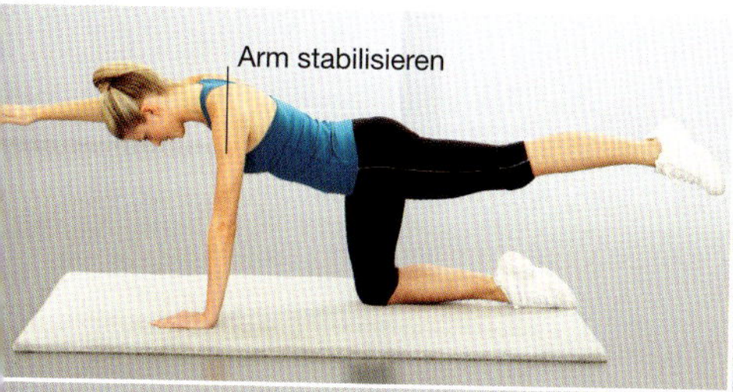

14

Crunch im Knien Im Vierfüßlerstand rechten Arm wie in Übung 13 beschrieben stabilisieren. Linken Arm nach vorn, rechtes Bein gerade nach hinten strecken (siehe kleine Abbildung). Ausatmen, Bauchmuskeln anspannen, Ellbogen und Knie zur Mitte ziehen, dabei die Handfläche nach oben drehen (6 Wdh.). Dann Übung 13 und 14 auf der anderen Seite wiederholen.

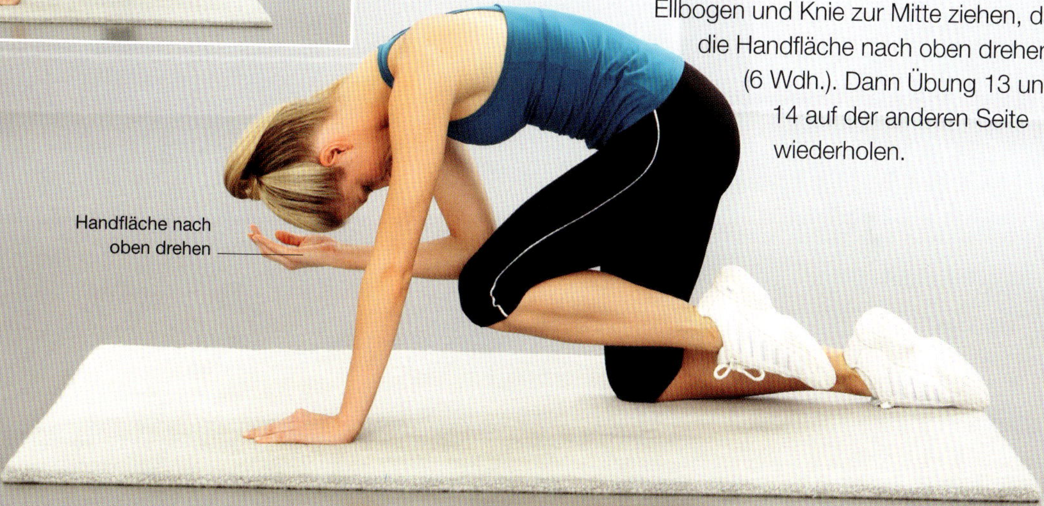

Handfläche nach oben drehen

15

Stütz mit Beinlift Aus dem Vierfüßlerstand in den Unterarmstütz gehen: Unterarme auflegen, Hände zu lockeren Fäusten formen, Beine nacheinander nach hinten strecken, Bauchmuskeln anspannen. Schultern, Hüften und Fersen sind in einer Linie (siehe kleine Abbildung). Mit der Ausatmung ein Bein gestreckt anheben, senken und das andere Bein heben (6 Wdh.). In der Kind-Stellung entspannen (Übung 25).

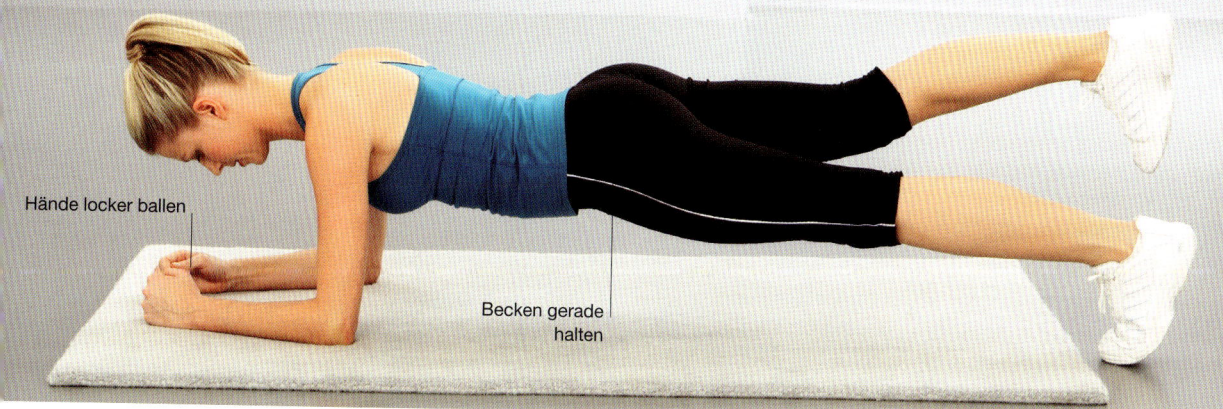

Hände locker ballen

Becken gerade halten

>> **Boden** Seitstütz & Drehung/ Überkopf-Stretch

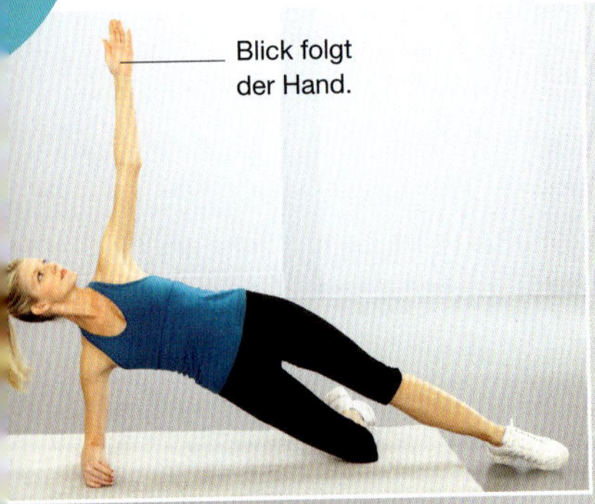

Blick folgt der Hand.

Kopf folgt der Bewegung.

16 **Seitstütz & Drehung** Auf die rechte Seite drehen. Rechtes Bein nach hinten anwinkeln, linkes Bein strecken. Ellbogen ist unter der Schulter, die Hand locker geballt. Bauchmuskeln anspannen und Becken heben. Linken Arm zur Decke strecken und zur Hand blicken. Ausatmen, Arm nach unten und unter dem Oberkörper durchführen, dann in die Ausgangsposition zurückkehren (6 Wdh.).

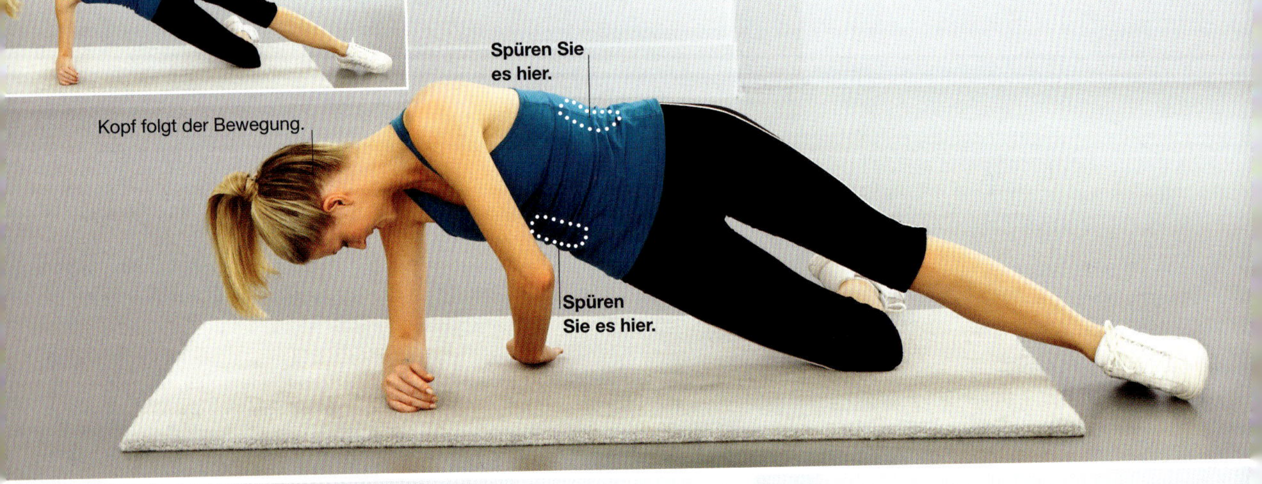

Spüren Sie es hier.

Spüren Sie es hier.

17 **Überkopf-Stretch** Im Seitstütz bleiben und den linken Arm mit der Handfläche nach unten über den Kopf strecken, um die schrägen Bauchmuskeln zu dehnen, während Ihre Rumpfmuskeln den Körper in Position halten. Kopf, Nacken und Wirbelsäule sind in einer Geraden. Die Dehnung kurz halten.

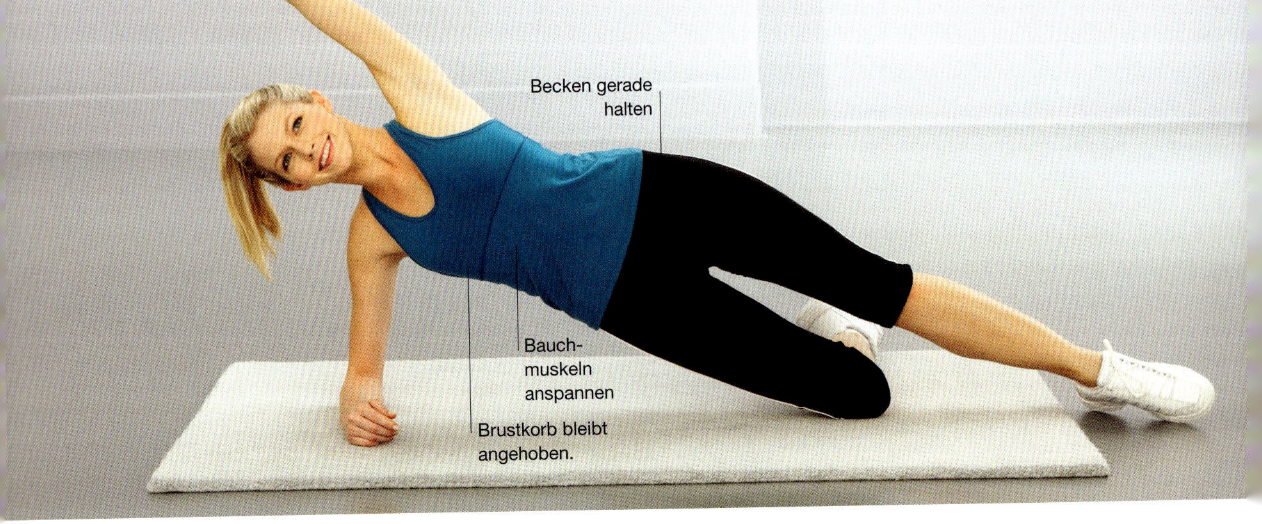

Becken gerade halten

Bauch-muskeln anspannen

Brustkorb bleibt angehoben.

>> **Boden** Seitliche Dehnung/Auftippen

Schulterblatt bleibt unten.
Gewicht ruht auf einer Hüfte.

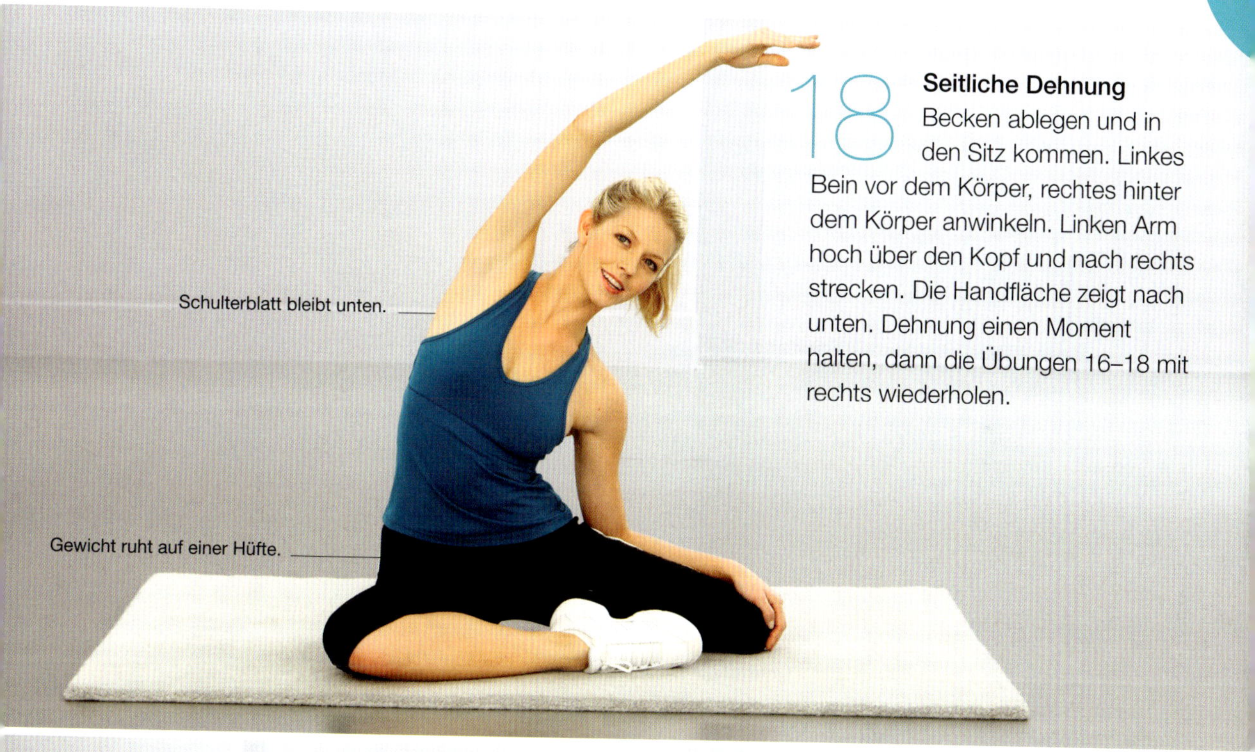

18 Seitliche Dehnung

Becken ablegen und in den Sitz kommen. Linkes Bein vor dem Körper, rechtes hinter dem Körper anwinkeln. Linken Arm hoch über den Kopf und nach rechts strecken. Die Handfläche zeigt nach unten. Dehnung einen Moment halten, dann die Übungen 16–18 mit rechts wiederholen.

19

Auftippen Aufrecht hinsetzen, Füße aufstellen. Oberkörper nach hinten auf die Ellbogen stützen, Schultern nach unten ziehen. Bauchmuskeln anspannen, Hände unter den unteren Rücken schieben. Beine in die 90-90-Position bringen (siehe kleine Abbildung). Einatmen und mit den Zehen auftippen, dabei den rechten Winkel der Beine beibehalten. Ausatmen und in die Startposition zurückkehren (5 Wdh.).

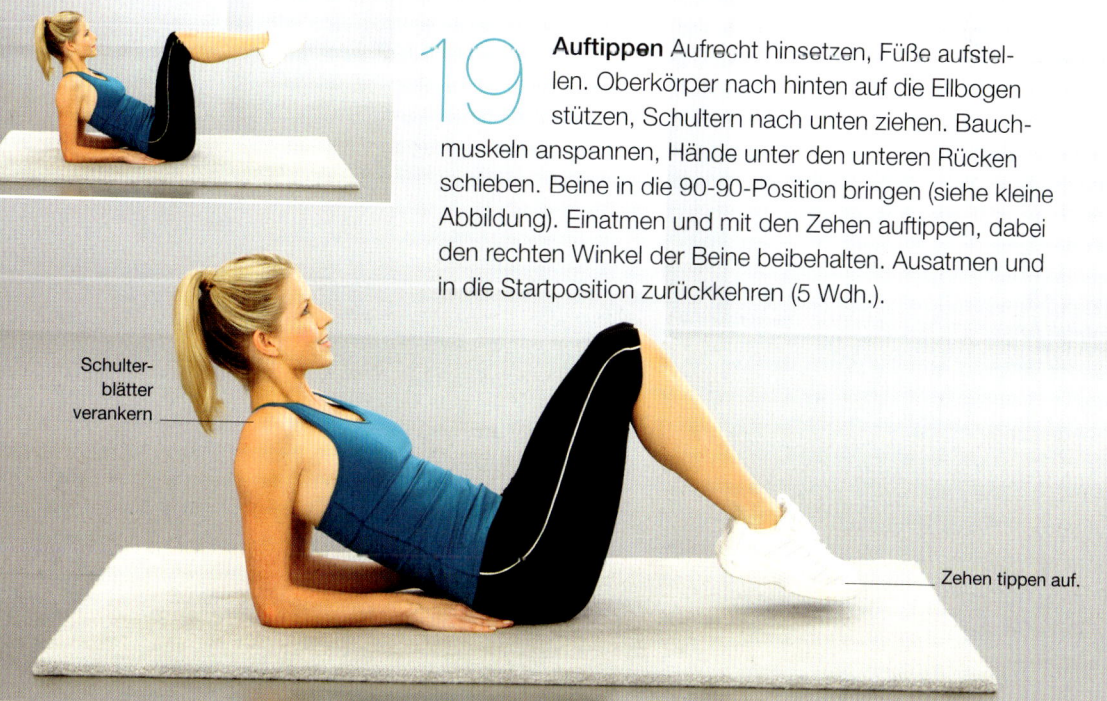

Schulter-
blätter
verankern
Zehen tippen auf.

Boden Balance-Crunch/
Überkreuzdehnung

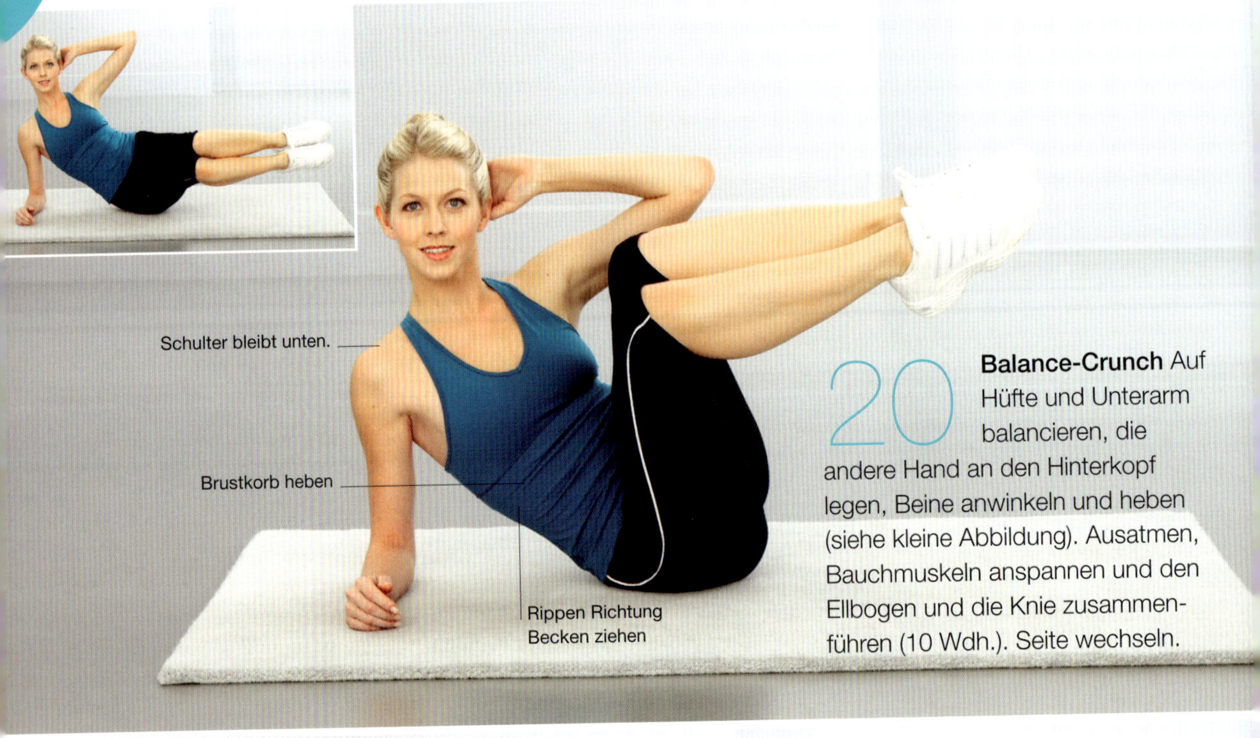

Schulter bleibt unten.

Brustkorb heben

Rippen Richtung
Becken ziehen

20 **Balance-Crunch** Auf
Hüfte und Unterarm
balancieren, die
andere Hand an den Hinterkopf
legen, Beine anwinkeln und heben
(siehe kleine Abbildung). Ausatmen,
Bauchmuskeln anspannen und den
Ellbogen und die Knie zusammen-
führen (10 Wdh.). Seite wechseln.

21 **Überkreuzdehnung** Auf den Rücken legen. Linkes Bein anbeugen, mit der rechten Hand über den Körper nach rechts führen und
ablegen. Der Kopf dreht in Gegenrichtung. Der linke Arm liegt mit
der Handfläche nach oben neben dem Körper. In die Dehnung atmen und entspannen, dann Seite wechseln.

Dehnung mit der Hand unterstützen

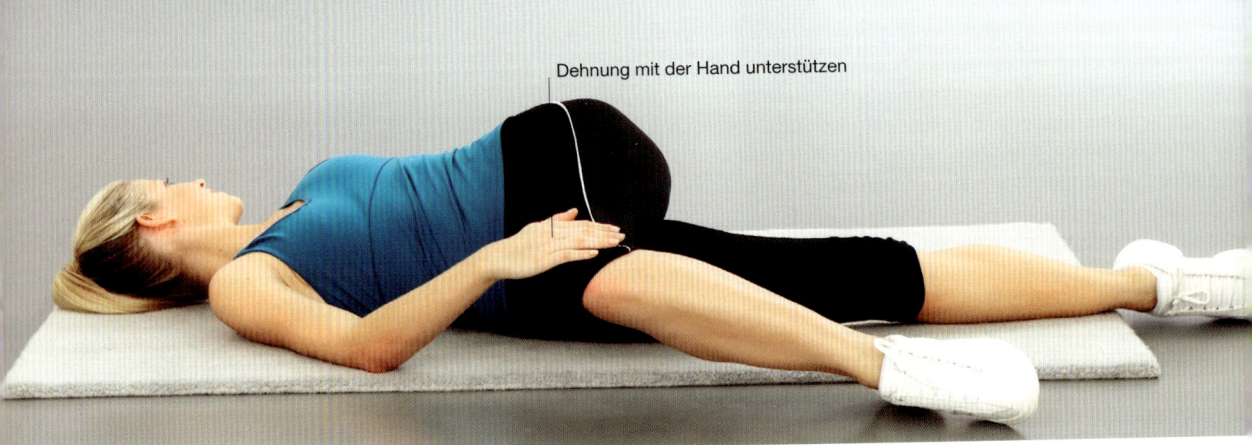

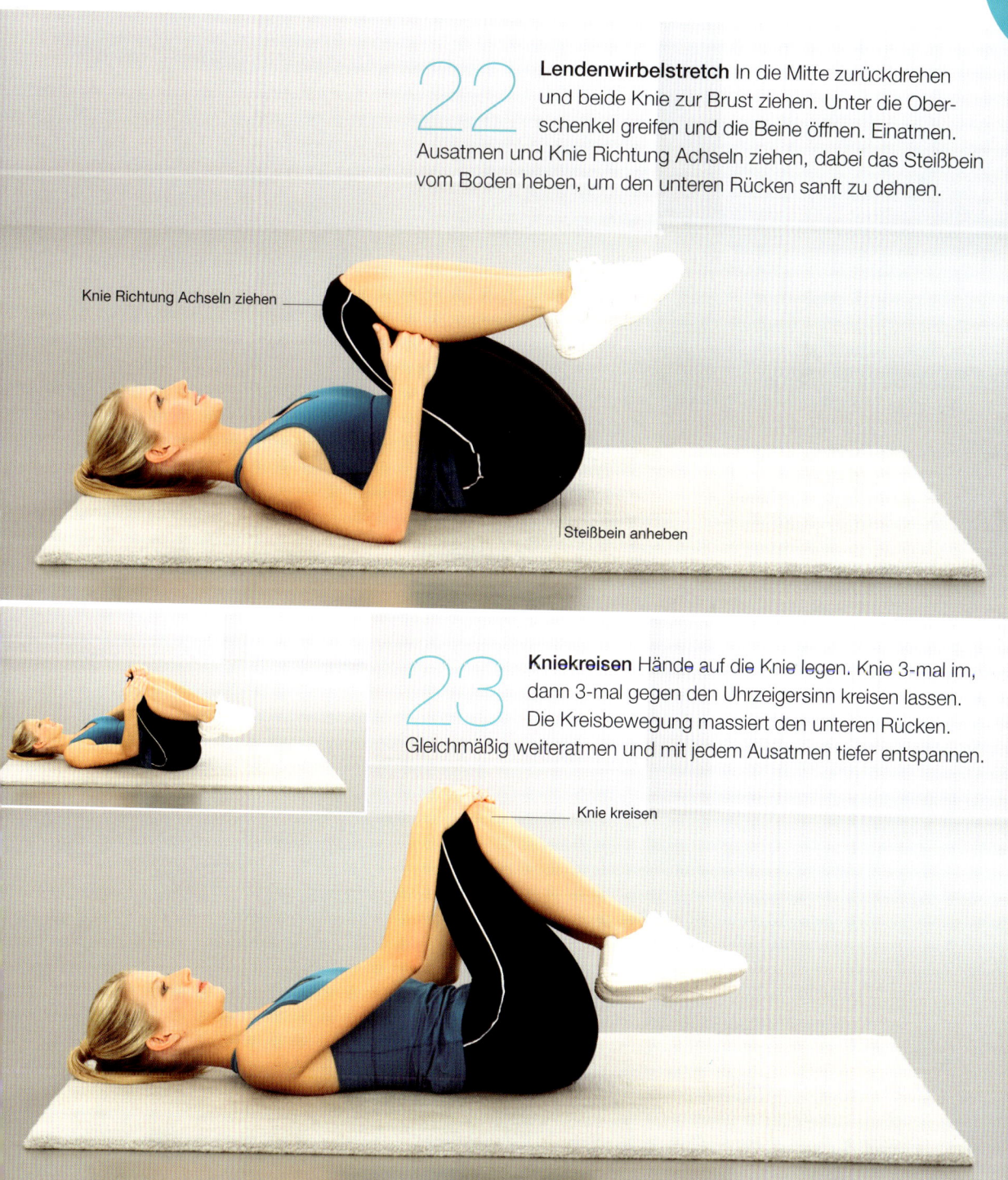

22 **Lendenwirbelstretch** In die Mitte zurückdrehen und beide Knie zur Brust ziehen. Unter die Oberschenkel greifen und die Beine öffnen. Einatmen. Ausatmen und Knie Richtung Achseln ziehen, dabei das Steißbein vom Boden heben, um den unteren Rücken sanft zu dehnen.

Knie Richtung Achseln ziehen

Steißbein anheben

23 **Kniekreisen** Hände auf die Knie legen. Knie 3-mal im, dann 3-mal gegen den Uhrzeigersinn kreisen lassen. Die Kreisbewegung massiert den unteren Rücken. Gleichmäßig weiteratmen und mit jedem Ausatmen tiefer entspannen.

Knie kreisen

>> **Boden** Schwimmen/Kind-Stellung

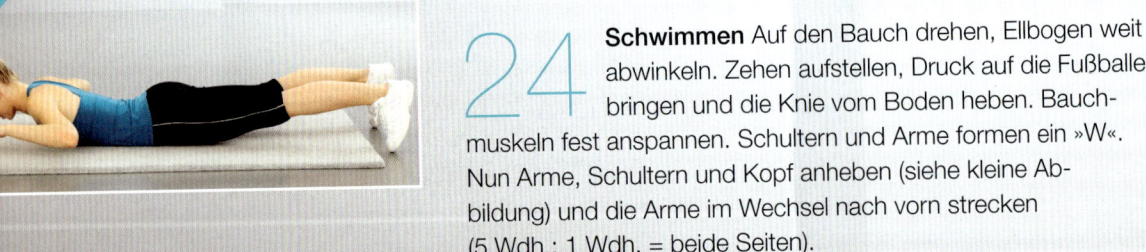

24 **Schwimmen** Auf den Bauch drehen, Ellbogen weit abwinkeln. Zehen aufstellen, Druck auf die Fußballen bringen und die Knie vom Boden heben. Bauchmuskeln fest anspannen. Schultern und Arme formen ein »W«. Nun Arme, Schultern und Kopf anheben (siehe kleine Abbildung) und die Arme im Wechsel nach vorn strecken (5 Wdh.; 1 Wdh. = beide Seiten).

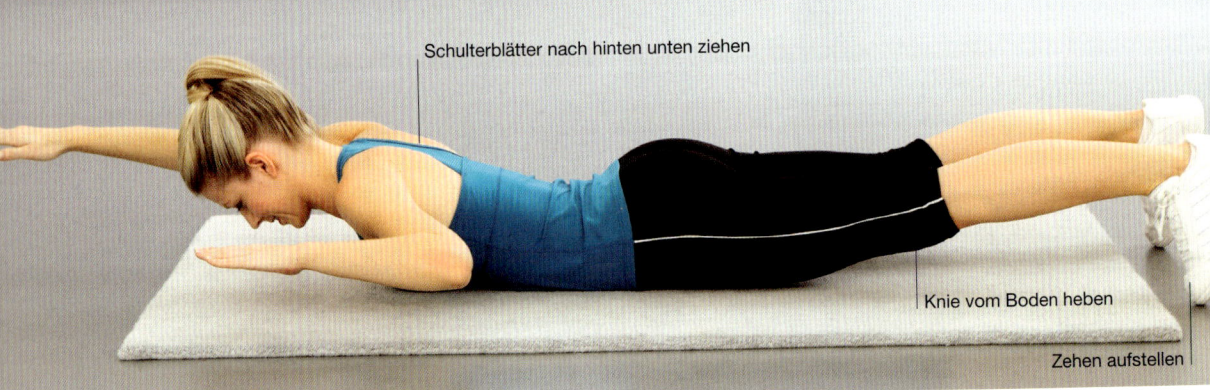

Schulterblätter nach hinten unten ziehen

Knie vom Boden heben

Zehen aufstellen

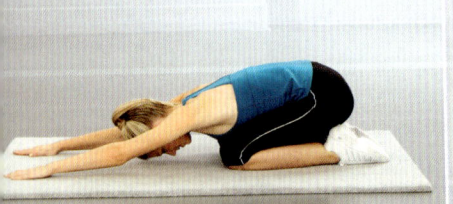

25 **Kind-Stellung** Auf die Fersen setzen und den Oberkörper mit weit nach vorn gestreckten Armen nach vorn gleiten lassen. Die Ellbogen nicht auf der Matte ablegen (siehe kleine Abbildung). Mit den Händen zu einer Seite wandern. Der Kopf bleibt zwischen den Armen. Position halten, dann zur anderen Seite wiederholen.

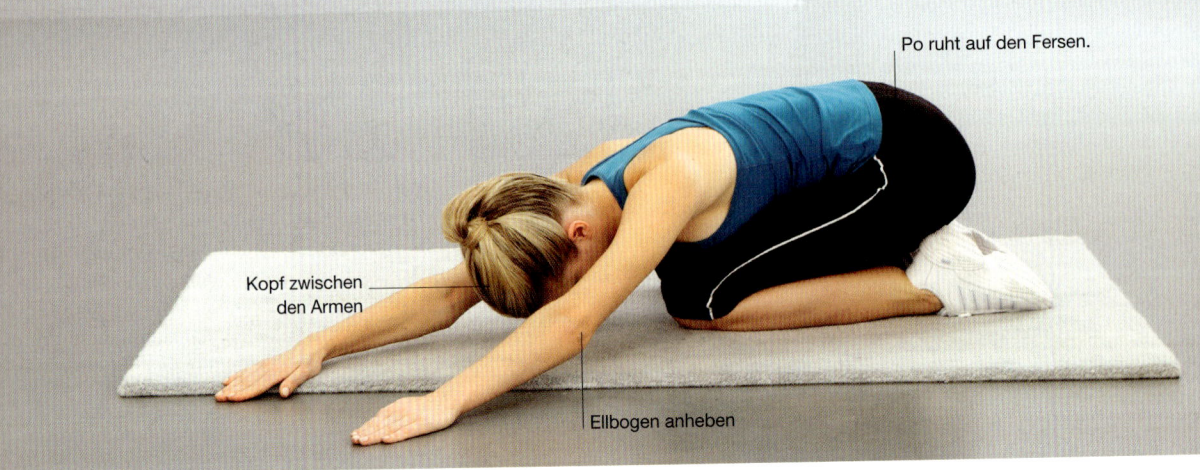

Po ruht auf den Fersen.

Kopf zwischen den Armen

Ellbogen anheben

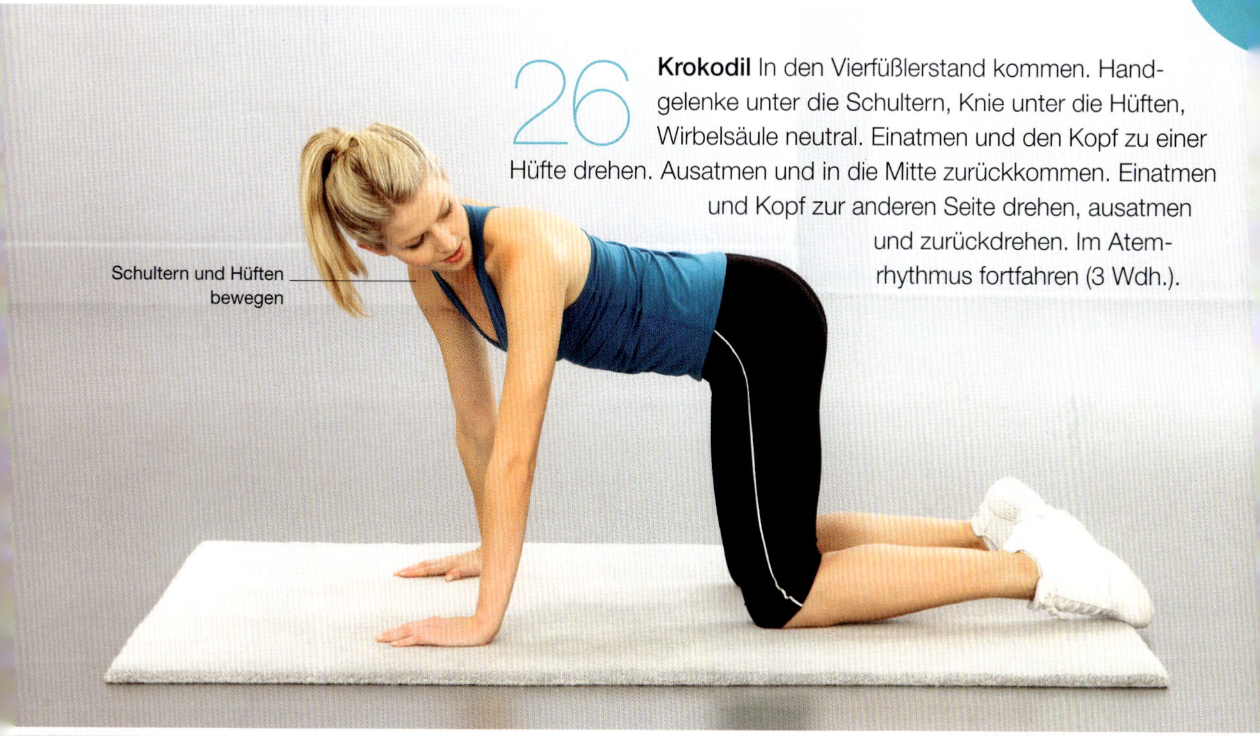

26 **Krokodil** In den Vierfüßlerstand kommen. Handgelenke unter die Schultern, Knie unter die Hüften,
Wirbelsäule neutral. Einatmen und den Kopf zu einer
Hüfte drehen. Ausatmen und in die Mitte zurückkommen. Einatmen
und Kopf zur anderen Seite drehen, ausatmen
und zurückdrehen. Im Atem-
rhythmus fortfahren (3 Wdh.).

Schultern und Hüften
bewegen

27 **Einfädeln** Zum Schluss eine Wirbelsäulendrehung
aus dem Vierfüßlerstand: Einen Arm mit der Handfläche nach oben unter dem Oberkörper hindurch
zur anderen Seite schieben. Das Gewicht Ihres Körpers ruht auf
Schulter und Kopfseite. In die Dehnung atmen. Seite wechseln
und wiederholen.

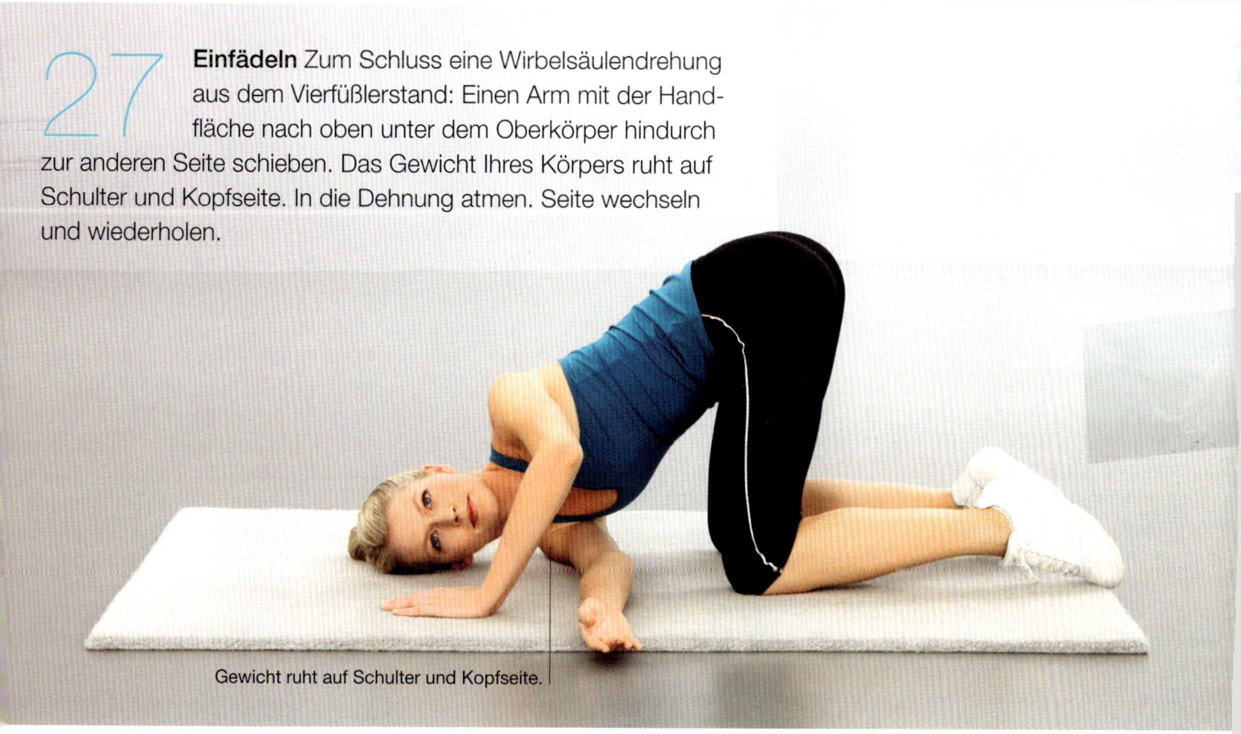

Gewicht ruht auf Schulter und Kopfseite.

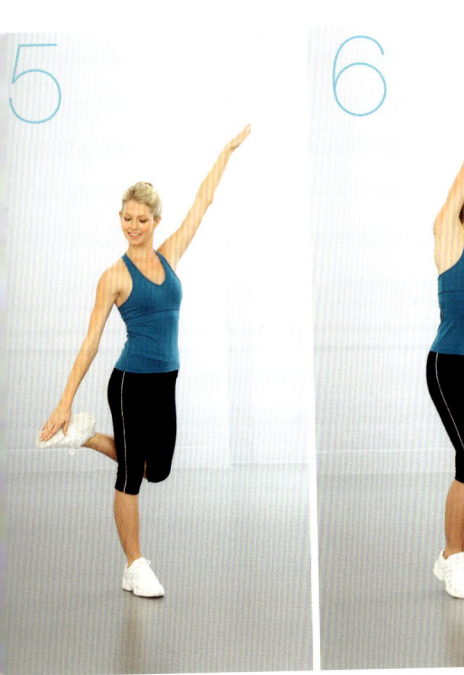

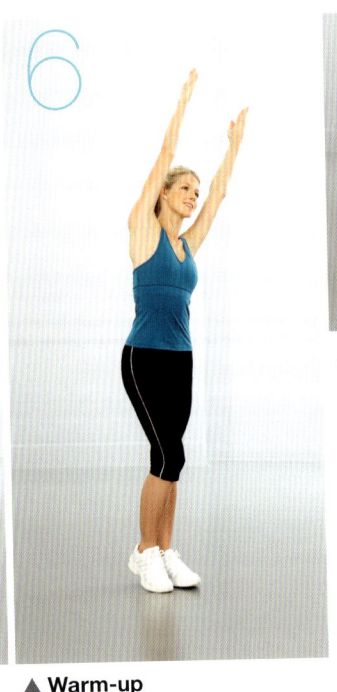

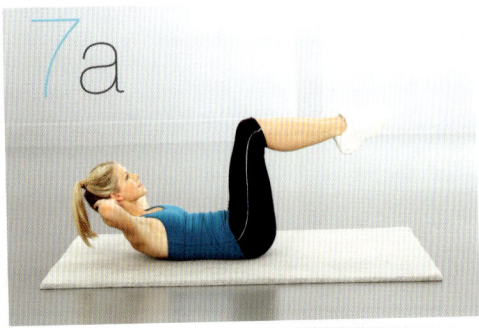

▲ **Boden**
Doppelter
Crunch,
Seite 95

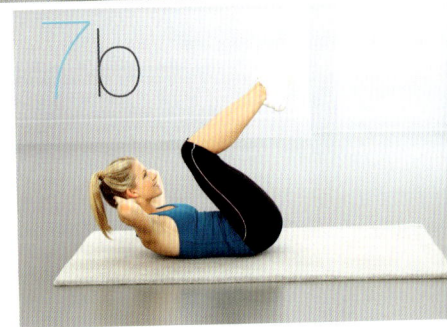

▲ **Warm-up** Ferseheben mit
Drehung, Seite 94

▲ **Warm-up**
Schilfrohr, Seite 94

▲ **Boden**
Doppelter Crunch, Seite 95

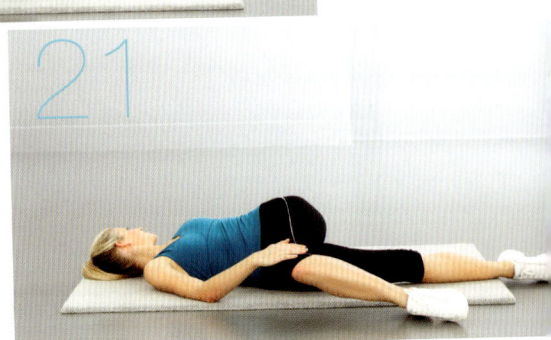

▲ **Boden**
Balance-Crunch,
Seite 102

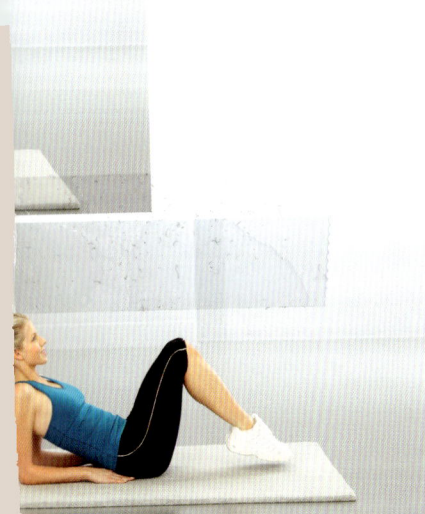

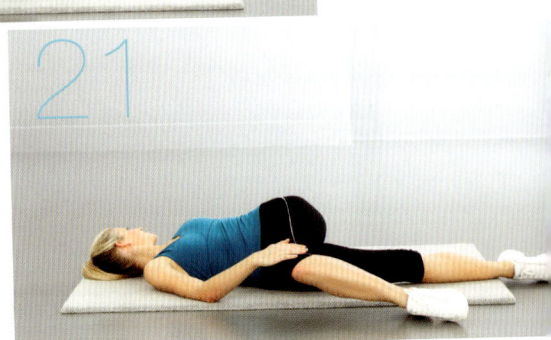

▲ **Boden**
Überkreuzdehnung, Seite 102

Core-Training für Fortgeschritte

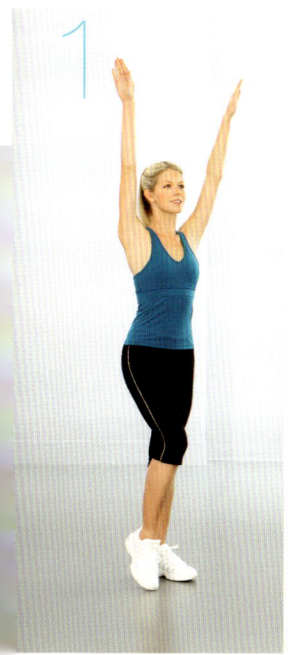

▲ **Warm-up**
Marschieren,
Seite 92

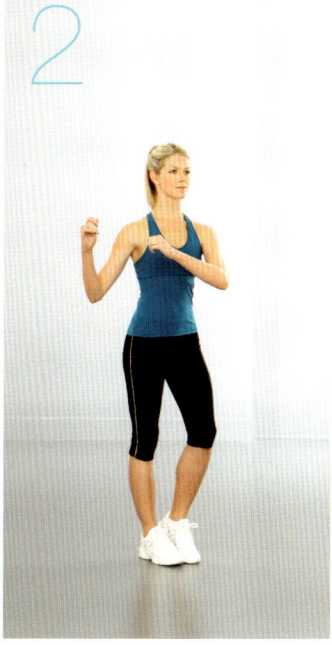

▲ **Warm-up**
Step-Touch, Seite 92

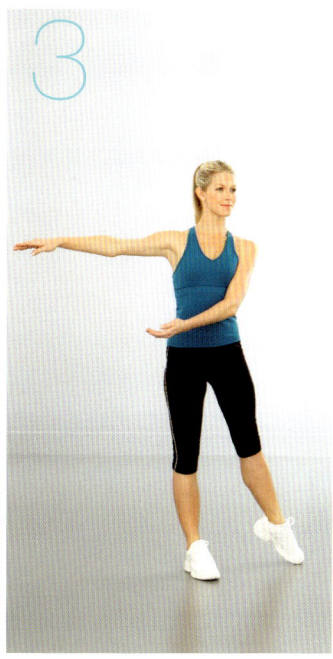

▲ **Warm-up**
Pendeln, Seite 93

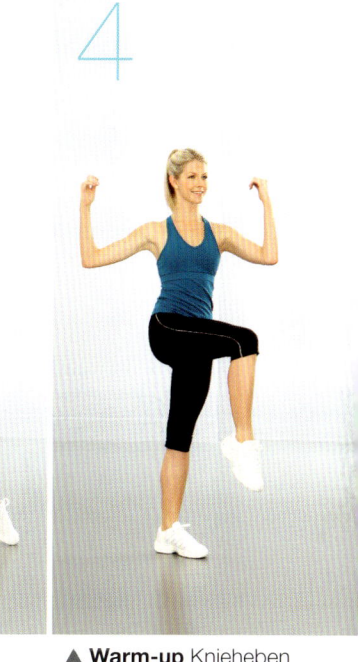

▲ **Warm-up** Knieheben
mit Drehung, Seite 93

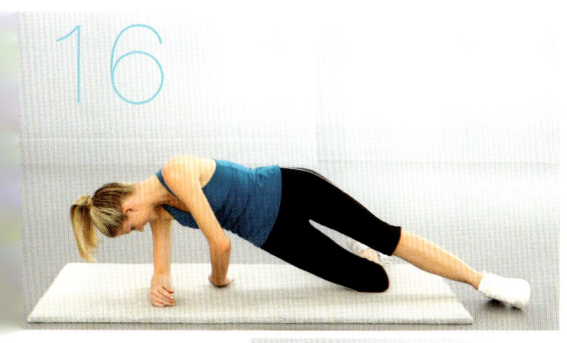

▲ **Boden**
Seitstütz &
Drehung,
Seite 100

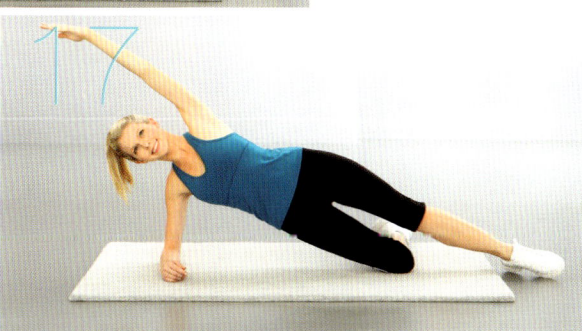

▲ **Boden**
Überkopf-Stretch, Seite 100

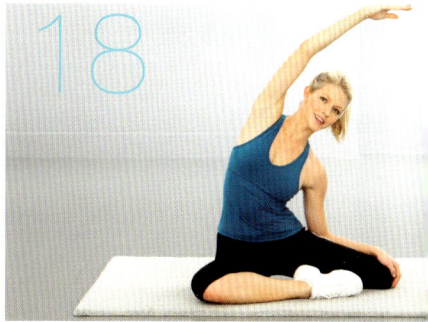

▲ **Boden**
Seitliche Dehnung,
Seite 101

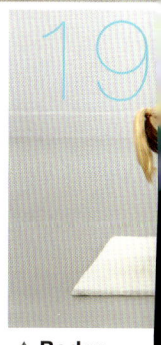

▲ **Boden**
Auftippen, S

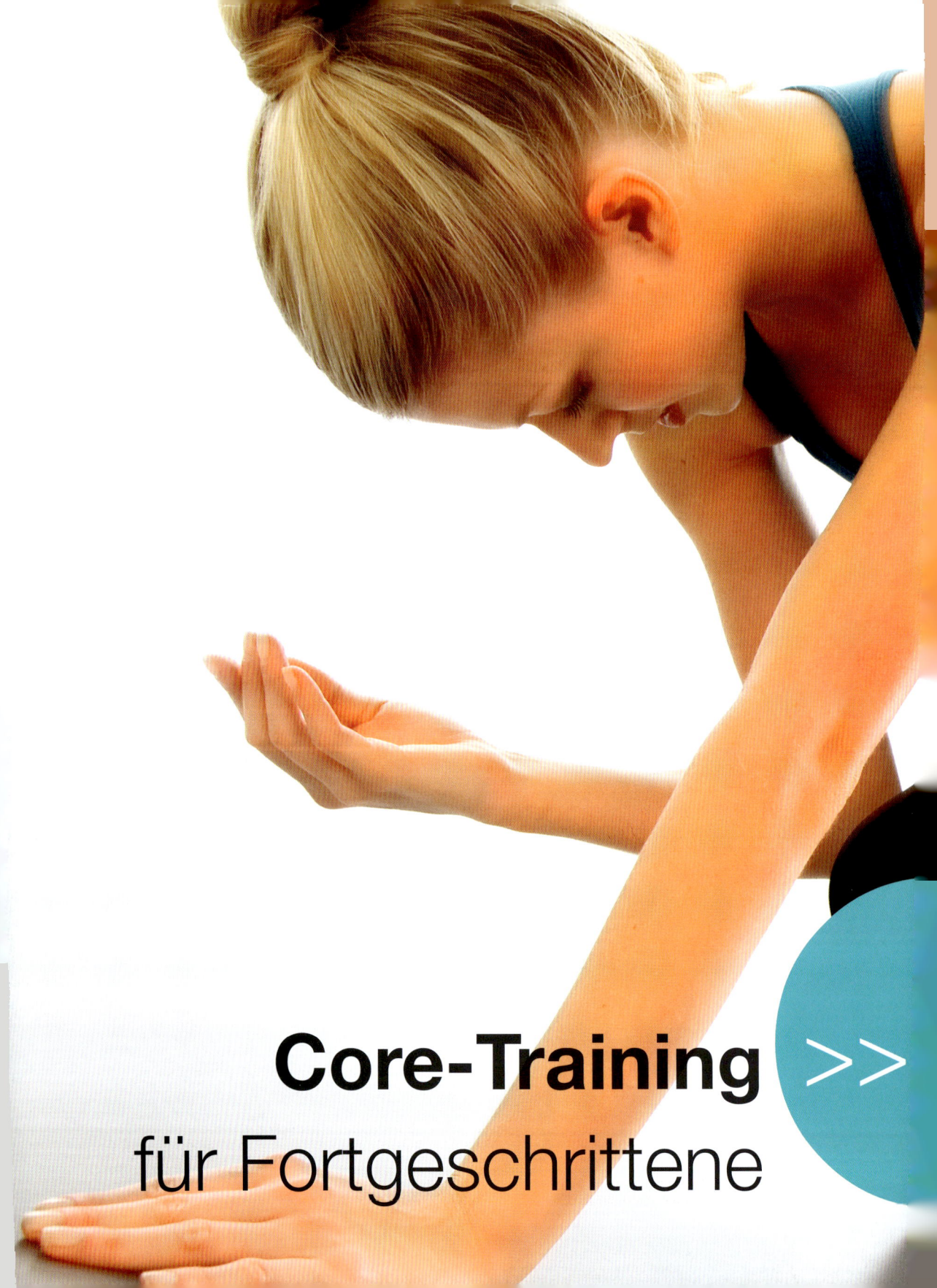

Core-Training
für Fortgeschrittene

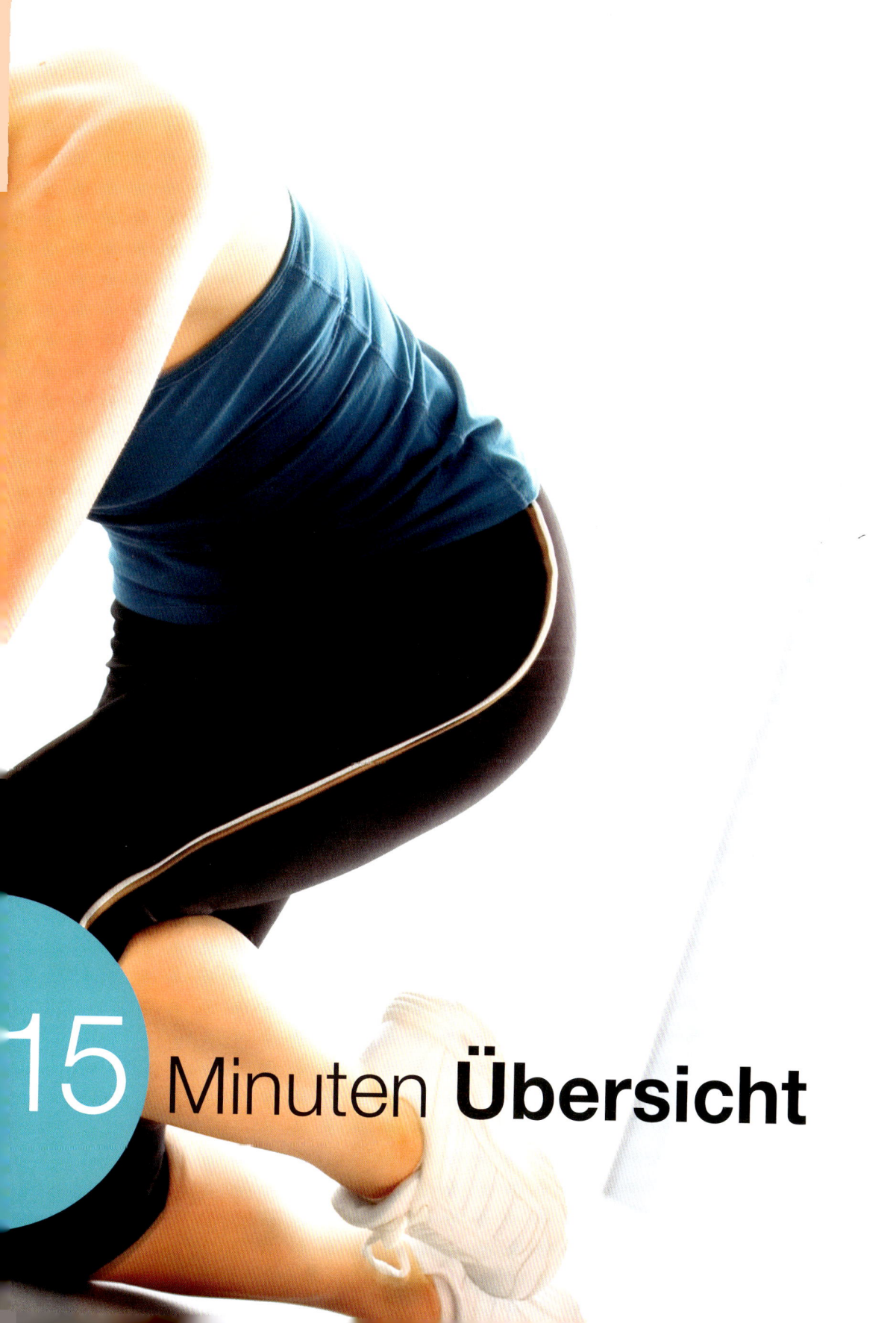

15 Minuten **Übersicht**

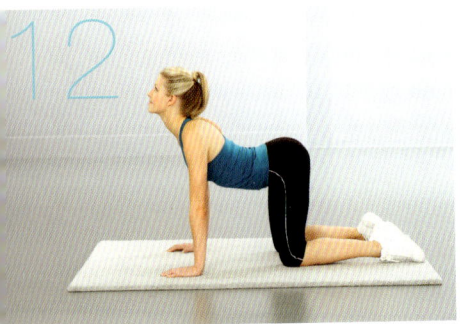

▲ Boden
Katzen-
buckel
& Pferde-
rücken,
Seite 98

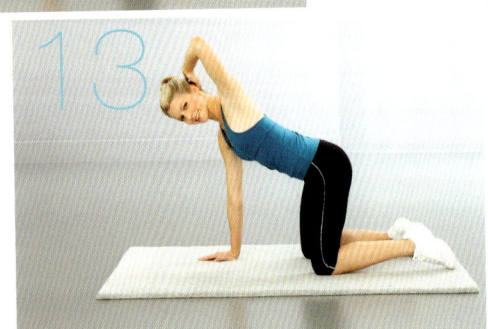

▲ Boden
Aufdrehen im Knien, Seite 98

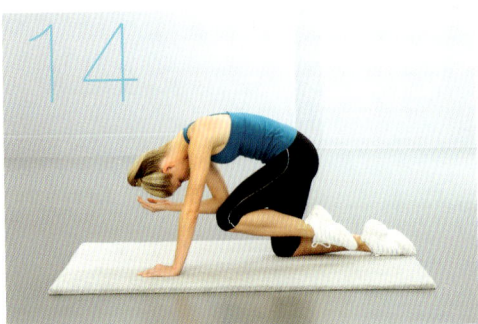

▲ Boden
Crunch
im Knien,
Seite 99

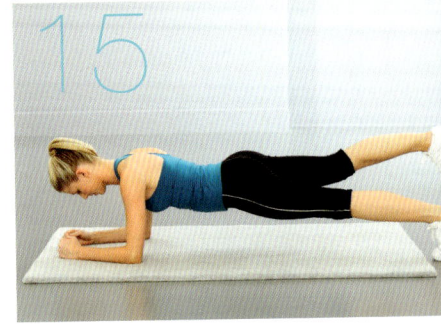

▲ Boden
Stütz mit Beinlift, Seite 99

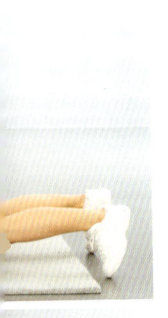

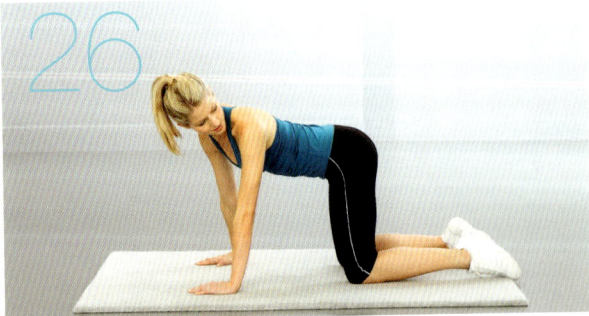

▲ Boden
Krokodil, Seite 105

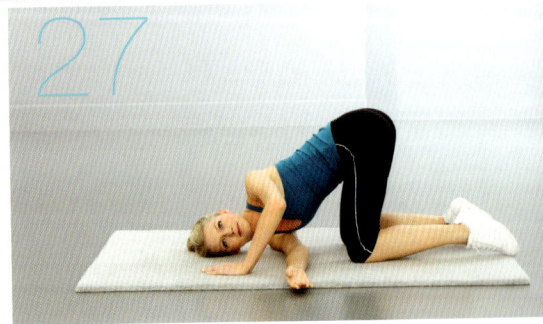

▲ Boden
Einfädeln, Seite 105

, Seite 104

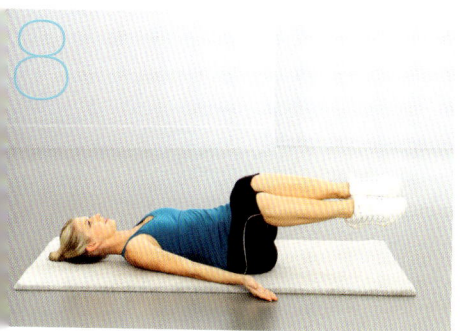

8

▲ **Boden**
Tippen &
Rollen,
Seite 96

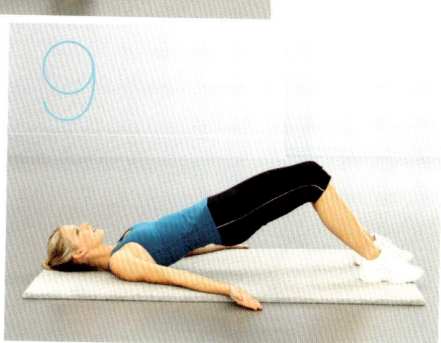

9

▲ **Boden**
Brücke, Seite 96

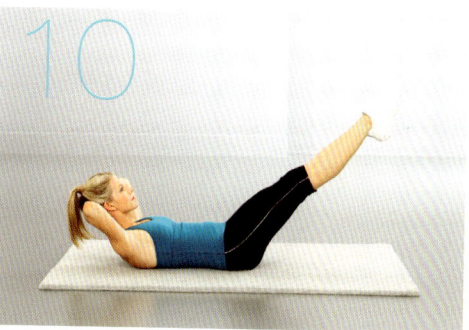

10

▲ **Boden**
Crunch &
Strecken,
Seite 97

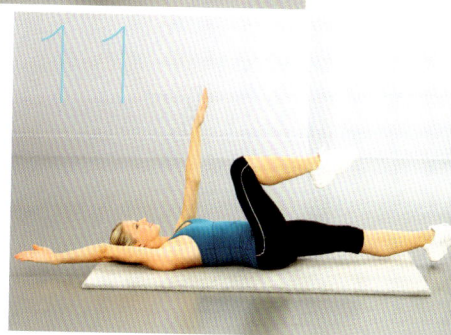

11

▲ **Boden**
Käfer, Seite 97

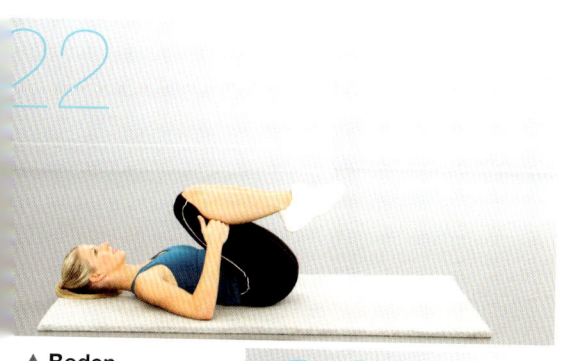

22

▲ **Boden**
Lendenwirbel-
stretch, Seite 103

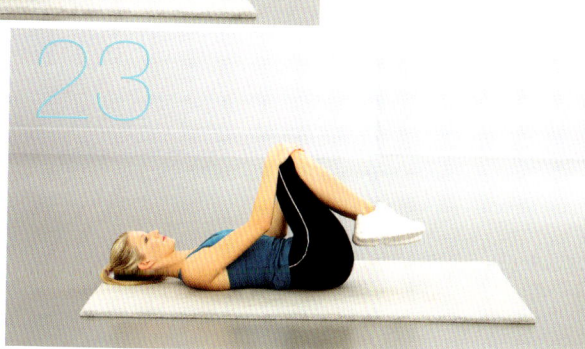

23

▲ **Boden**
Kniekreisen, Seite 103

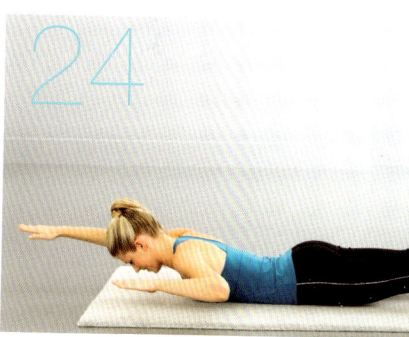

24

▲ **Boden**
Schwimmen,
Seite 104

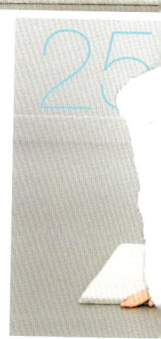

25

▲ **Boden**
Kind-Stellung

>> **Fragen** und Antworten

Diese Seiten beantworten Fragen rund um den Bauchumfang. Warum birgt eine »apfelförmige« Figur ein größeres Gesundheitsrisiko als eine »birnenförmige«? Weshalb gilt gerade das Bauchfett als gefährlich, und was lässt sich dagegen tun? Hat Bauchfett etwas mit Schmerzen im unteren Rücken zu tun? Und wie bringt man den Bauch nach einer Schwangerschaft wieder in Form?

Warum gerät gerade die Bauchregion am schnellsten aus der Form?

Der Körper neigt von Natur aus dazu, Fett im Bauchbereich zu speichern. Deshalb sind die Ergebnisse harten Trainings häufig nicht gleich sichtbar. Hinzu kommen weitere Faktoren wie genetische Veranlagung, Geschlecht, Alter und etwaige Bauchoperationen (siehe S. 10). Denken Sie stets an die positiven Effekte, die das Training der Bauchmuskulatur auf Ihre Gesundheit haben wird, und bleiben Sie mit Ihren Workouts kontinuierlich am Ball.

Wie kommt es eigentlich zum »Midlife-Bauch«?

Die entscheidenden Faktoren heißen Alter, Hormone und Stress. Mit zunehmendem Alter sinkt bei Frauen der Östrogenspiegel, das männliche Geschlechtshormon Testosteron gewinnt die Oberhand und bewirkt, dass Fett aus anderen Körperregionen (z. B. der Hüfte) in die Bauchgegend wandert. Stress hat einen ähnlichen Effekt, weil er zur Freisetzung von Kortisol führt, einem weiteren Hormon, das die Fettablagerung in der Bauchregion begünstigt.

Warum ist gerade Bauchfett so schädlich?

Tatsächlich ist das im Bauchraum abgelagerte Fett (auch »viszerales Fett« genannt) gefährlich, denn die Enzyme in diesen Fettzellen sind hoch aktiv und ermöglichen, dass das Fett besonders leicht in die Zellen hinein- und aus ihnen herausgelangt. Je mehr viszerales Fett vorhanden ist, desto mehr Fett kann in den Blutkreislauf eintreten und so zu einem erhöhten Cholesterinspiegel und zu Herzerkrankungen führen. Stress verstärkt diese Enzymaktivität noch (siehe »Bestimmen Sie Ihr Risiko«, S. 116–117).

Kann Sport dazu beitragen, schädliches Bauchfett abzubauen?

Ja! Viszerales Fett wird sogar leichter abgebaut als Unterhautfett. Weil es stoffwechselaktiver ist, spricht es auf Bewegung und Reduktionsdiäten besser an. Untersuchungen haben gezeigt, dass die Größe der viszeralen Fettzellen durch Sport effektiver reduziert wird als durch Diät. Sport verhindert auch, dass sich Fett in Organen und Muskeln ablagert.

Wie kann ich meine Körpermitte am schnellsten in Form bringen?

Optimal ist eine Kombination aus Ausdauer-Training (fünfmal wöchentlich mindestens 30 Minuten), Kräftigungs- und Dehnübungen für die Bauchmuskeln und einer leicht verringerten Kalorienzufuhr. Beginnen Sie langsam. Intensivieren Sie dann schrittweise das Ausdauer-Training, um den Kalorienverbrauch zu steigern, und verdoppeln Sie Ihren Bauchmuskel-Workout (gönnen Sie Ihren Muskeln aber immer einen Tag Pause zwischen den Workouts).

Helfen die Übungen auch bei Schmerzen im unteren Rücken?

Ja, denn eine Bauchmuskelschwäche in Kombination mit einer ungünstigen Fettverteilung mit viel Fett im Bauchbereich lässt das Becken nach vorn kippen und ein Hohlkreuz entstehen. Muskelüberlastung, Schmerzen und Verletzungen können die Folge sein. Die Lösung heißt: Bauchmuskeln stärken und abnehmen.

Ich bin gerade Mutter geworden. Wie bekomme ich meinen flachen Bauch zurück?

Der Körper braucht bis zu sechs Wochen, um sich von einer Schwangerschaft zu erholen. Ob und wie schnell Sie Ihre gewohnte Figur wiedererlangen, hängt u.a. von Ihrem Alter und der Hautelastizität ab, ebenso davon, wie fit Sie vor der Schwangerschaft waren und ob ein Kaiserschnitt gemacht wurde. Wenn Ihr Arzt zustimmt, beginnen Sie schrittweise mit Bauchmuskelübungen und Ausdauer-Training. Denken Sie auch daran, Ihre Bauchmuskeln beim Tragen und Heben des Babys bewusst einzusetzen (siehe S. 122–123).

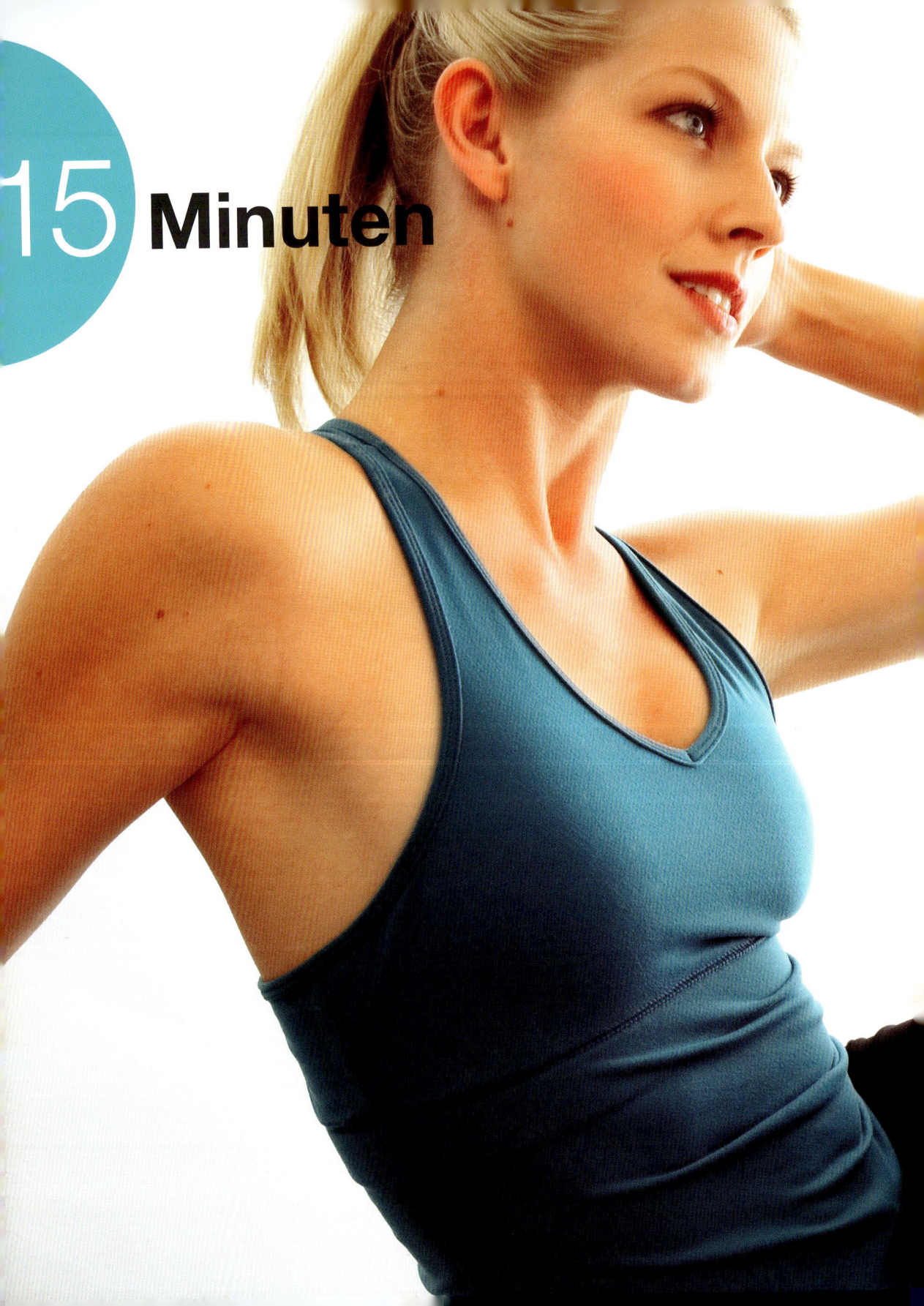

15 Minuten

Hintergrund-
informationen >>

Mehr Gesundheit, Fitness und
Lebensqualität durch kräftige
Bauchmuskeln

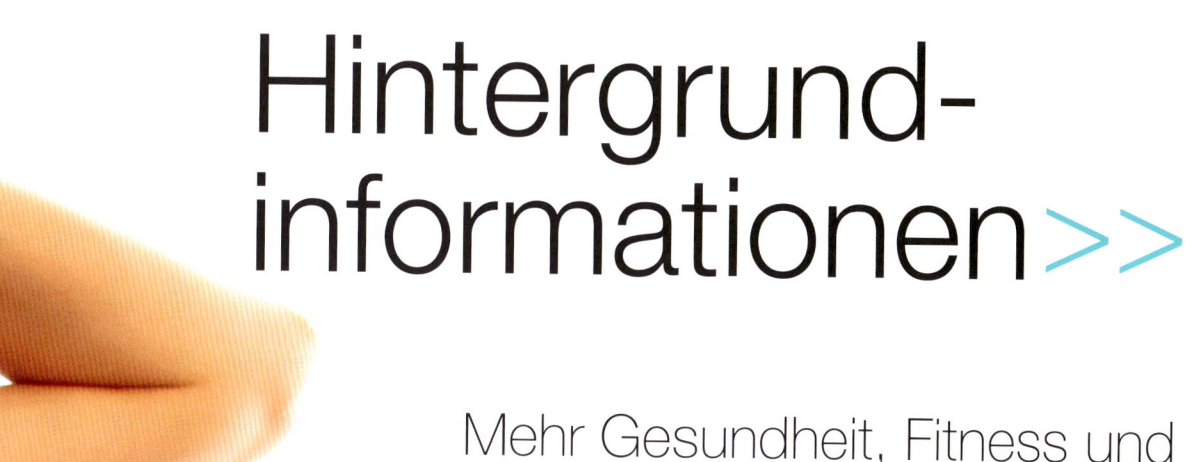

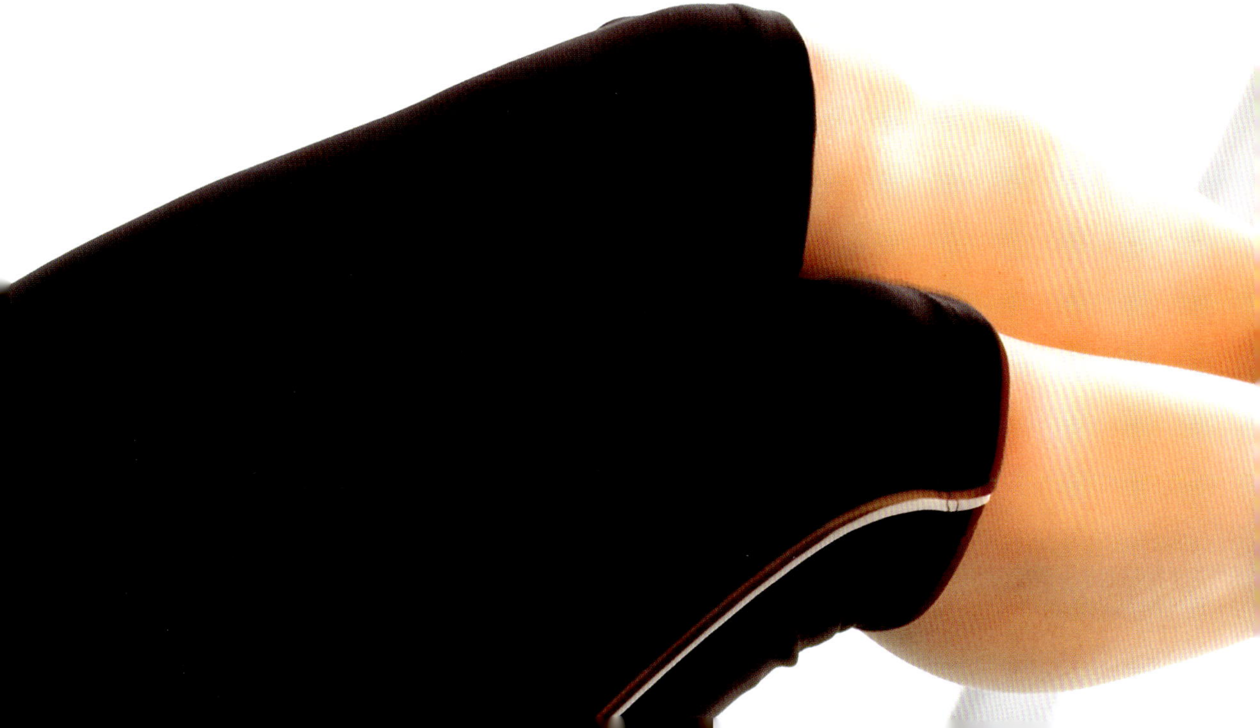

>> **Wie gesund** sind Sie?

Bevor Sie mit dem Training beginnen, sollten Sie sichergehen, dass Sie keine gesundheitlichen Risiken eingehen. Füllen Sie den Fragebogen rechts aus, und prüfen Sie Ihre Körperfettverteilung. Wenn Sie sich hinsichtlich Ihres Gesundheitszustands unsicher sind, konsultieren Sie Ihren Arzt.

Die Körperform hat großen Einfluss auf Fitness und Gesundheit. Stellen Sie sich vor einen großen Spiegel: Hat sich überschüssiges Fett eher in der Körpermitte (Apfelform) oder an Hüften und Oberschenkeln (Birnenform) abgelagert? Fett in der Bauchhöhle bringt ein höheres Risiko für Herzerkrankungen, Bluthochdruck und Diabetes mit sich. Bewegung kann helfen, dieses Risiko zu senken. Steigern Sie Ihren Kalorienverbrauch, indem Sie zusätzlich zu Ihren Workouts Ausdauersport betreiben.

Bestimmen Sie Ihr Risiko

Weil »Rettungsringe«, wie wir gesehen haben, problematischer sind als »Hüftgold«, ist der Taillenumfang ein guter Indikator für bestimmte Gesundheitsrisiken. Messen Sie Ihre Taille an der schmalsten Stelle. Werte über 89 cm bei Frauen, über 99 cm bei Männern gelten als extrem risikoreich.

Eine weitere einfache Methode zur Bestimmung der Körperfettverteilung ist das Verhältnis von Hüftumfang zu Taillenumfang. Messen Sie zunächst Ihre Hüfte an der breitesten Stelle (siehe kleine Abbildung); anschließend teilen Sie den Taillen- durch den Hüftumfang, z. B. so:

Taillenumfang = 76 cm

Hüftumfang = 102 cm

Taille-Hüft-Quotient = 76 : 102 = 0,75

Das Gesundheitsrisiko steigt mit dem Wert: Bei Frauen zwischen 20 und 39 Jahren gilt ein Wert über 0,79 als hoch, bei 40- bis 59-jährigen Frauen liegt der kritische Wert bei 0,82 und höher und bei 60- bis 69-jährigen Frauen bei 0,84 und höher.

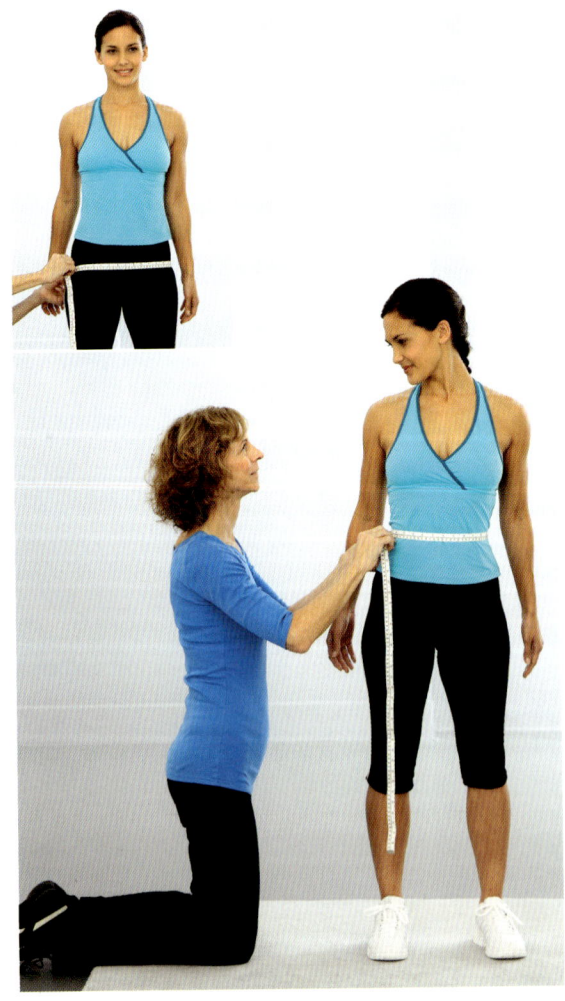

Für eine exakte Messung benötigen Sie ein flexibles Plastik- oder Stoffmaßband. Achten Sie darauf, das Band beim Messen gerade zu halten.

TEST FRAGEBOGEN FÜR PERSONEN IM ALTER ZWISCHEN 15 UND 69

Regelmäßiges Training macht Spaß und ist gesund. Immer mehr Menschen beginnen damit. Körperlich aktiver zu werden, ist für die meisten Menschen völlig ungefährlich, der eine oder andere jedoch sollte seinen Arzt konsultieren, bevor er beginnt, intensiver zu trainieren.

Wenn Sie beabsichtigen, sich mehr zu bewegen, als Sie es im Moment tun, beantworten Sie zuvor die unten aufgeführten Fragen. Wenn Sie zwischen 15 und 69

Jahre alt sind, verrät Ihnen das Testergebnis, ob Sie vor Beginn des Trainings Ihren Arzt aufsuchen sollten. Wer älter als 69 Jahre und körperliche Aktivität nicht gewöhnt ist, sollte ebenfalls mit seinem Arzt sprechen.

Lassen Sie sich bei der Beantwortung der Fragen von Ihrem gesunden Menschenverstand leiten. Bitte lesen Sie sich die Fragen sorgfältig durch, und antworten Sie ehrlich mit JA oder NEIN.

JA NEIN

☐ ☐ **1** Hat Ihr Arzt Ihnen mitgeteilt, dass Sie ein Herzleiden haben und nur ärztlich empfohlene körperliche Aktivitäten ausüben sollten?

☐ ☐ **2** Spüren Sie bei körperlicher Belastung Schmerzen in der Brust?

☐ ☐ **3** Hatten Sie im letzten Monat Schmerzen in der Brust, wenn Sie nicht körperlich aktiv waren?

☐ ☐ **4** Haben Sie Gleichgewichtsprobleme, z.B. Schwindel, oder werden Sie manchmal ohnmächtig?

JA NEIN

☐ ☐ **5** Haben Sie Knochen- oder Gelenkprobleme (z.B. in Rücken, Knie oder Hüften), die sich durch gesteigerte körperliche Aktivität verschlimmern könnten?

☐ ☐ **6** Hat Ihr Arzt Ihnen Medikamente für Blutdruck oder Herz (z.B. Betablocker) verschrieben?

☐ ☐ **7** Spricht ein anderer Grund gegen körperliche Anstrengung?

Wenn Sie eine oder mehr Fragen mit JA beantwortet haben

Sprechen Sie mit Ihrem Arzt, BEVOR Sie körperlich aktiver werden und BEVOR Sie einen Fitnesstest machen.
Erzählen Sie Ihrem Arzt von diesem Fragebogen, und teilen Sie ihm mit, welche Fragen Sie mit JA beantwortet haben.

• Es ist möglich, dass Sie jede Sportart ausüben können, die Sie möchten – solange Sie behutsam beginnen und sich nach und

nach steigern. Vielleicht müssen Sie sich aber auch auf bestimmte, für Sie ungefährliche Aktivitäten beschränken. Sprechen Sie mit Ihrem Arzt über Trainingsformen, die Ihnen erlaubt sind, und befolgen Sie seinen Rat.

•Finden Sie heraus, welche Sportangebote für Sie ungefährlich sind und Ihnen gut tun.

Wenn Sie alle Fragen mit NEIN beantwortet haben

Wenn Sie alle Fragen ehrlich mit NEIN beantwortet haben, können Sie davon ausgehen, dass Sie
• anfangen können, körperlich aktiver zu werden – beginnen Sie langsam, und steigern Sie sich nach und nach; das ist der sicherste und einfachste Weg;
• einen Fitnesstest machen können – eine hervorragende Methode, um Ihre momentane Fitness zu ermitteln und einen gesunden Bewegungs- und Lebensstil zu planen. Lassen Sie außerdem unbedingt Ihren Blutdruck messen. Sollte Ihr Wert über 144/94 liegen, sprechen Sie vor Beginn des Trainings mit Ihrem Arzt.

VERZICHTEN SIE AUF INTENSIVERES TRAINING,
• wenn Sie sich wegen einer akuten Erkrankung (Erkältung, Fieber etc.) nicht wohl fühlen;
• wenn Sie schwanger sind oder sein könnten – in diesem Fall sollten Sie zunächst mit Ihrem Arzt sprechen.

BITTE BEACHTEN SIE:
Ändert sich Ihr Gesundheitszustand, sodass Sie eine der oben aufgeführten Fragen mit JA beantworten müssen, fragen Sie Ihren Fitnesstrainer oder Arzt, ob Sie den Trainingsplan ändern sollten.

Quelle: Physical Activity Readiness Questionaire (PAR-Q) © 2002. Nachdruck mit freundlicher Genehmigung der Canadian Society for Exercise Physiology. http://www.csep.ca.

>> **Bauchmuskeln** und Fitness

Ein ausgewogener Workout hat eine feste Struktur und beinhaltet Herz-Kreislauf- oder Aerobic-Training, Widerstands- und Dehnübungen. Die 15-minütigen Workouts in diesem Buch enthalten Widerstandsübungen, die sowohl die Kraft als auch die Ausdauer Ihrer Bauchmuskeln trainieren.

Jeder Workout sollte mit einem Warm-up beginnen, um die Muskeln auf anstrengende Übungen vorzubereiten und das Verletzungsrisiko zu senken. Rhythmische Schrittfolgen und Armbewegungen dienen dazu, die Temperatur in Körperkern und Muskelgewebe zu erhöhen und die Gelenke zu »schmieren«.

Das Widerstandstraining stimuliert den Muskelaufbau mit verschiedenen Methoden. Bei den Workouts in diesem Buch ersetzt Ihr Körpergewicht die üblichen Gewichte. Wer mit größerem Widerstand arbeiten möchte, kann beim Beachball-Workout (S. 44–57) einen Medizinball verwenden.

Schlüsselfaktor Rumpfmuskulatur

Die Kraft Ihrer Rumpfmuskulatur ist entscheidend für die korrekte Ausführung von Übungen, bei denen Sie nicht an Geräten, sondern nur mit Ihrem Körper arbeiten. Ob bei der Kniebeuge oder beim Liegestütz: Starke Bauchmuskeln halten die natürliche S-Kurve der Wirbelsäule aufrecht, während Sie gegen die Schwerkraft arbeiten. Wer Liegestützen und Kniebeugen mit Bauchmuskelübungen

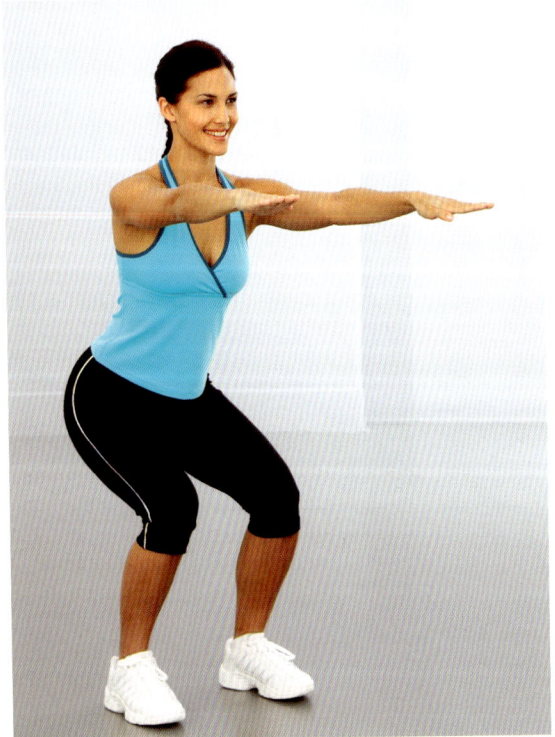

Kniebeugen Weil sie sowohl Bauch- und Rückenmuskeln als auch Oberschenkel-, Po- und Wadenmuskeln beanspruchen, kommen Kniebeugen einer Ganzkörperübung nahe.

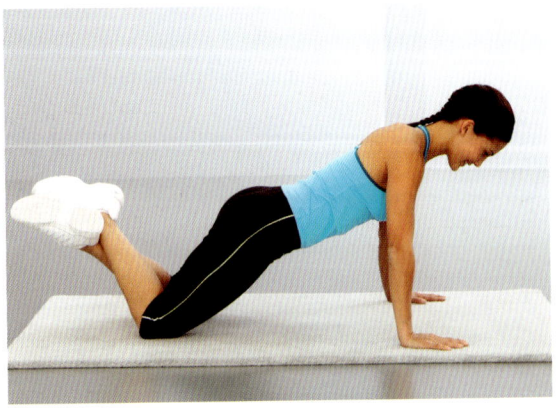

Liegestütz Diese effektive Übung erfordert eine starke Muskulatur in Bauch und Rücken. Sie halten den Rumpf gerade, während Brust-, Schulter- und Armmuskeln arbeiten.

kombiniert, hat ein kleines Ganzkörpertrainings-
programm, das jederzeit und überall durchgeführt
werden kann.

Eine starke Rumpfmuskulatur sorgt bei allen Formen von Cardio-Training – Walken, Joggen, Treppen-
steigen usw. – für eine gute Haltung. Cardio-Training
steigert den Kalorienverbrauch und baut gefährliches
Bauchfett (siehe S. 116) ab. Um einen schönen,
flachen Bauch zu bekommen, sollten Sie mehrmals
wöchentlich 30 Minuten Ausdauersport und jeden
zweiten Tag ein Bauchmuskel-Workout einplanen.

Dehnübungen sind die dritte wichtige Komponente.
Sie geben den Muskeln nach anstrengender Arbeit
ihre Länge zurück und verbessern die Haltung, z. B.,
indem sie das Becken wieder in die richtige Position
bringen. Wenn die Hüftbeugemuskulatur nämlich
sehr kompakt ist, kann sie den oberen Beckenrand
nach vorn ziehen, ein Hohlkreuz begünstigen und
bewirken, dass Ihr Bauch sich auch dann vorwölbt,
wenn Sie kein überschüssiges Körperfett haben.
Die Dehnung dieser Muskeln (siehe die beiden hier
abgebildeten Dehnübungen) hilft außerdem, die
tiefen Schichten der Bauchmuskulatur
zu aktivieren.

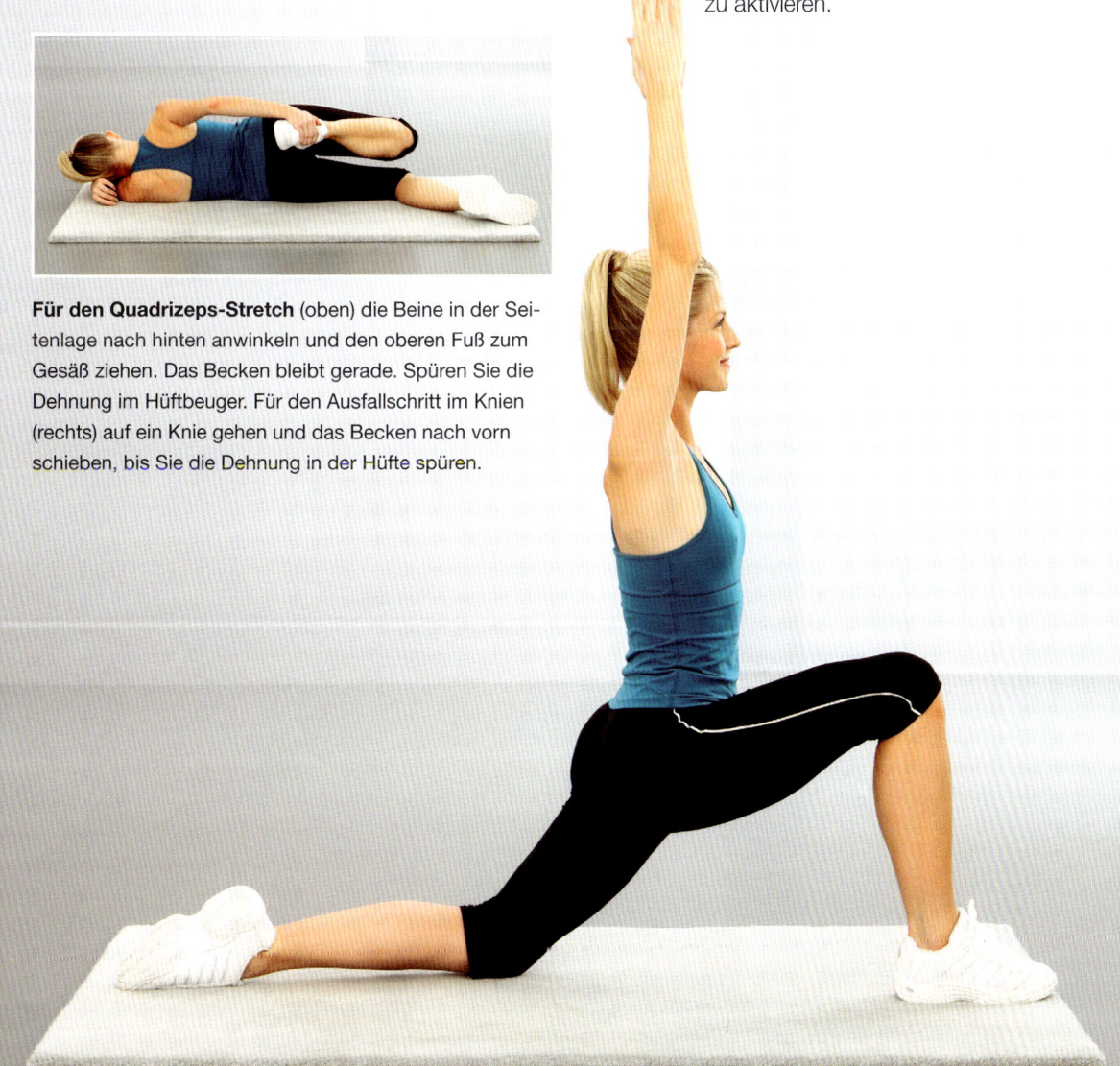

Für den Quadrizeps-Stretch (oben) die Beine in der Sei-
tenlage nach hinten anwinkeln und den oberen Fuß zum
Gesäß ziehen. Das Becken bleibt gerade. Spüren Sie die
Dehnung im Hüftbeuger. Für den Ausfallschritt im Knien
(rechts) auf ein Knie gehen und das Becken nach vorn
schieben, bis Sie die Dehnung in der Hüfte spüren.

>> **Haltung** und Ausrichtung

Eine korrekte Haltung und Ausrichtung ist nicht nur beim Einnehmen der Ausgangsposition wichtig, sondern dient auch der Stabilisierung des Körpers in der Bewegung. So können die Muskeln, die aktiviert werden sollen, gezielt angesprochen werden, und der Körper ist vor Verletzungen geschützt.

Obwohl der ganze Körper stabilisiert werden muss, sollten wir Wirbelsäule, Nacken, Schultergürtel und Becken besondere Aufmerksamkeit widmen. Um die Bedeutung einer korrekten Haltung besser zu verstehen, vergegenwärtigen Sie sich zunächst die Position dieser Körperregionen in der Ruhelage. Wenn Sie wissen, wie sich Ihr Körper in Ruhelage verhält, fällt es Ihnen leichter, die Bereiche zu identifizieren, die Sie durch entsprechendes Training optimieren können. Zwingen Sie Ihren Körper nie zu

einer unnatürlichen Position, die Schmerzen oder Unbehagen verursacht.

Die korrekte Ausrichtung

Eine korrekte Ausrichtung ist wichtig, um den Körper in allen Positionen gegen die Schwerkraft stabil zu halten – im Stehen, Sitzen, auf allen Vieren, in Rücken- und Bauchlage. Kopf und Nacken werden immer in Verlängerung der Wirbelsäule gehalten. Der Nacken ist der beweglichste Teil der Wirbel-

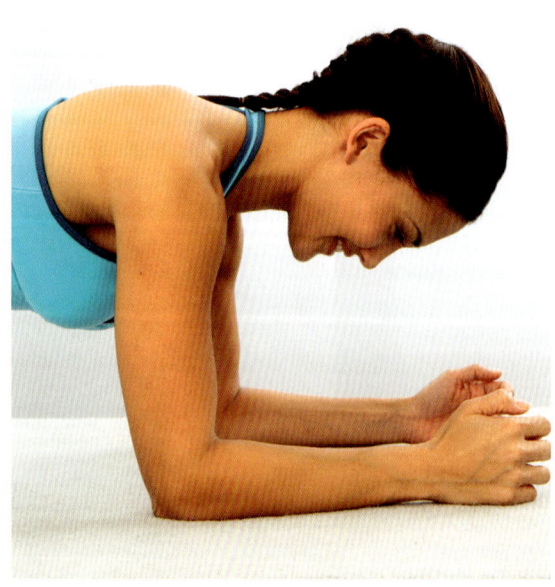

Haltung im Unterarmstütz Schulterblätter stabilisieren und die Hände zu lockeren Fäusten ballen. Die Kraft soll allein aus Ihrer Mitte kommen.

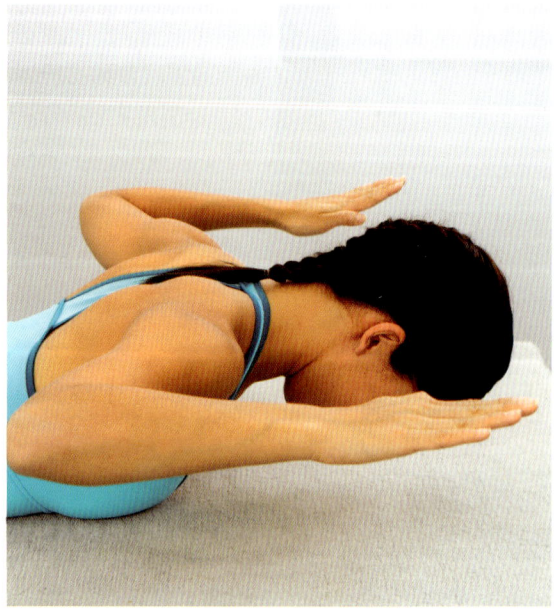

Haltung für »W«-Übungen Arme zum »W« abwinkeln, Kopf leicht anheben und einatmen. Mit der Ausatmung die Schulterblätter nach hinten unten ziehen.

säule, der den 4,5 bis 5,4 kg schweren Kopf tragen muss. Bei allen Übungen, bei denen Ihr Gesicht nach unten gerichtet ist (siehe Abbildungen), gilt daher: Die Nase zeigt immer zum Boden.

Die Wirbelsäule sollte stets ihre natürliche doppelte S-Krümmung behalten: Eine Innenwölbung im Nacken, eine sanfte Außenwölbung im oberen Rücken und eine leichte Innenkurve im Lendenwirbelbereich. Das Foto unten zeigt die neutrale Wirbelsäulenposition im Vierfüßlerstand. Diese Ausrichtung gilt natürlich auch für Übungen im Stand und im Liegen.

Die Position des Beckens beeinflusst die Wölbung der Lendenwirbelsäule. In neutraler Stellung ist das Becken weder nach vorn noch nach hinten gekippt. Sind die Muskeln der Oberschenkelvorderseite verkürzt, kann das Becken nach vorn kippen, der Unterbauch wölbt sich vor und es entsteht ein Hohlkreuz. Wenn die Muskeln der Oberschenkelrückseite verkürzt sind, kann das Becken nach hinten kippen, und die Krümmung der Lendenwirbelsäule flacht ab. Die Beckenschaukel (S. 16–17) hilft, die neutrale Position der Wirbelsäule zu finden.

Der Schultergürtel ist aufgrund seiner natürlichen Beweglichkeit besonders schwer zu stabilisieren. Dies erklärt, warum die Schultern dazu neigen, sich Richtung Ohren und nach vorn zu bewegen (»Buckel«). Wir sollten also die Muskeln kräftigen, die die Schulterblätter nach hinten unten ziehen, z. B. mit der einfachen, auf S. 120 abgebildeten Übung, die sich nicht nur in Bauchlage, sondern genauso gut im Stehen oder Sitzen durchführen lässt. Zehn »W«s über den Tag verteilt, auch am Schreibtisch oder vor dem Fernseher, sind ausreichend. Halten Sie die Position, während Sie ausatmen und bis fünf zählen.

Haltung im Vierfüßlerstand Knie unter die Hüften, Handgelenke unter die Schultergelenke. Die Schulterblätter sind stabilisiert, die Wirbelsäule ist neutral, die Bauchmuskeln sind angespannt. Wenn Sie einen Arm heben sollen (z. B. beim Diagonalen Lift, S. 77), stabilisieren Sie den Stützarm, indem Sie Gewicht auf Daumen und Zeigefinger verlagern.

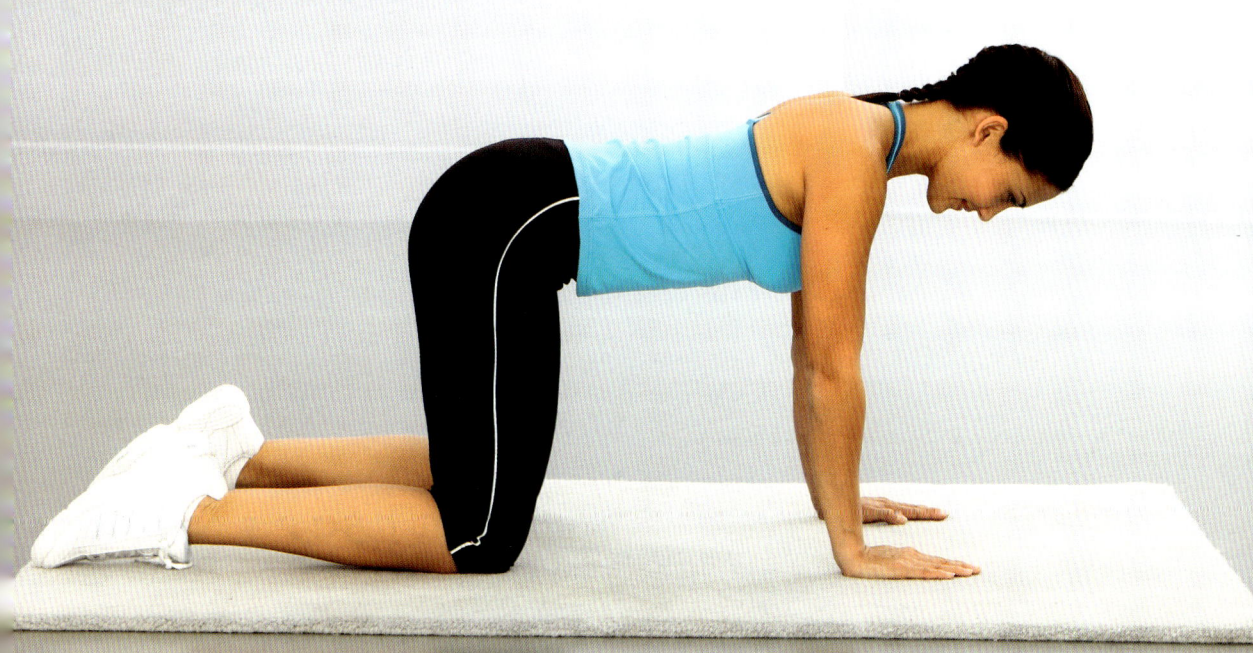

>> **Bauchmuskulatur** im Alltag

Die Rumpfmuskulatur verleiht dem ganzen Körper Kraft und Beweglichkeit. Sie hält Ihr Skelett aufrecht, wenn Sie sitzen, stehen oder gehen, verleiht Ihnen genügend Kraft und Ausdauer, um eine Position zu halten, und sorgt für Dynamik, wenn Sie sich bewegen.

Die Bauchmuskulatur spielt bei jedem Core-Training die Hauptrolle. In Zusammenarbeit mit dem Rückenstrecker stabilisiert sie den Rumpf. Indem Sie Bauch- und Rückenmuskeln kräftigen und dehnen, tun Sie also nicht nur etwas für Ihre Figur, sondern auch für Ihre Kraft und Beweglichkeit. Gleichzeitig beugen Sie Problemen des Muskel- und Skelettapparates vor. Eine starke Rumpfmuskulatur hilft Ihnen auch bei den Aufgaben des Alltags – ob Sie ein Kind hochheben, am Schreibtisch sitzen, Hausarbeit verrichten, Auto fahren oder auch nur vom Stuhl aufstehen.

Bauchmuskulatur und Rückenstrecker sind auch für eine gesunde Haltung wichtig, also für die korrekte Ausrichtung von Kopf, Schultern, Wirbelsäule und Becken, die der Schwerkraft entgegenwirkt. Sie reduzieren die Belastung der Wirbelsäule und erleichtern den Gelenken die Arbeit. Sind Bauch- und Rückenmuskulatur schwach, ermüden Sie schneller und verletzen sich leichter. Starke Bauchmuskeln verhindern zudem Schmerzen im unteren Rücken.

Ihre Bauchmuskulatur ist den ganzen Tag im Einsatz. Sie benötigen sie bereits beim Aufstehen am Morgen. Wenn Sie sich bewusst machen, auf welche Weise Ihre Bauchmuskeln arbeiten, fällt es Ihnen leichter, sie aktiv einzusetzen.

Körpermechanik und Haltungstipps

Beim Sitzen sollten Sie statt einer Rückenlehne die aktive Unterstützung Ihrer Bauchmuskeln nutzen. Ihr Rumpf passt sich leider auch ungünstigen Stüh-

>> **Begriffserklärung**

● **Muskuloskelettales System** Knochen, Gelenke und Muskeln. Bei jeder einzelnen Bewegung spielen diese drei Komponenten zusammen.

● **Ausrichtung** Das Skelett in Balance: die Wirbelsäule mit ihrer natürlichen doppelten S-Krümmung, die anderen Segmente vom Kopf bis zu den Füßen in vertikaler Linie.

● **Körpermechanik** Muskeln sichern die Ausrichtung des Skeletts bei Bewegungen, damit die Gelenke effizient arbeiten und eine Überbelastung vermieden wird.

len und Positionen an, und ergonomisch geformte Stühle und Tische sind rar. Verteilen Sie Ihr Gewicht gleichmäßig, sodass Sie beide Sitzbeinhöcker, nicht das Steißbein, spüren. Sitzen Sie aufrecht. Die Wirbelsäule sollte ihre natürliche S-Krümmung haben. Um einem Rundrücken und Hängeschultern vorzubeugen, aktivieren Sie Ihre Schulterblätter, indem Sie sie nach hinten unten Richtung Wirbelsäule ziehen (siehe die »W«-Übung, S. 120).

Im Stehen ruht das Körpergewicht idealerweise gleichmäßig auf beiden Füßen. Die Knie bleiben locker, der Brustkorb ist über dem Becken. Stellen Sie sich vor, dass die Kraft Ihrer Rumpfmuskulatur Sie aufrichtet und Sie in die Länge wachsen. Halten

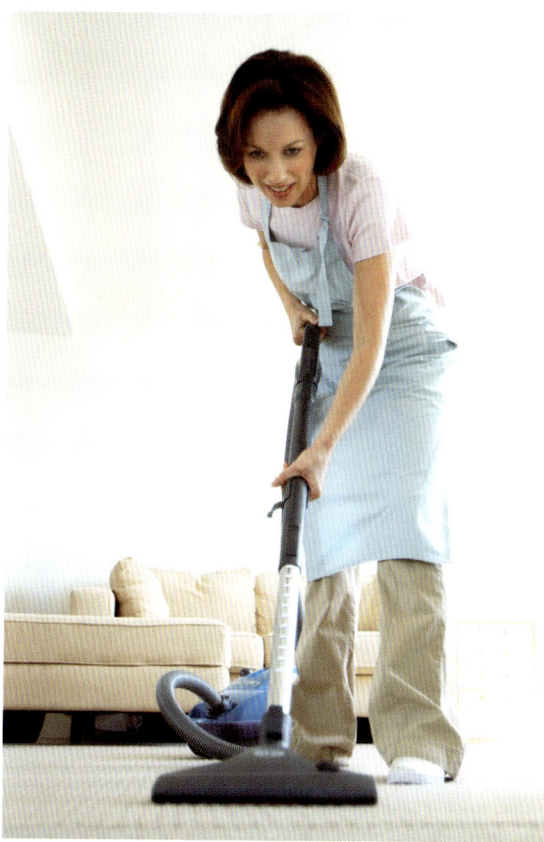

Staubsaugen (links) wird bequemer und leichter, wenn Sie die Bauchmuskeln anspannen, sich aus der Hüfte vorbeugen und Ihr Gewicht vor und zurück verlagern.

Beim Vorbeugen im Stehen (unten) stabilisieren die Bauchmuskeln den Rumpf. Lehnen Sie sich z. B. beim Wäschefalten mit geradem Rücken aus der Hüfte nach vorn.

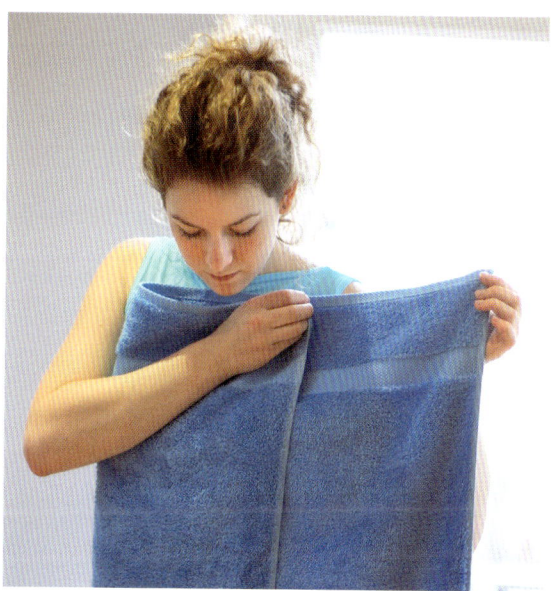

Sie das Becken mithilfe der Bauchmuskeln in neutraler Position (siehe S. 120–121).

Beim Gehen sollte sich Ihr Kopf in gerader Linie über Schultern und Hüfte befinden. Stellen Sie sich vor, ein elastischer Faden würde Ihr Brustbein mit der Zimmerdecke verbinden. Die Schultern sind entspannt und leicht nach hinten gezogen.

Bei Tätigkeiten, bei denen man sich vorbeugt, wie Abwaschen, Bettenmachen, Wäschefalten oder Zähneputzen, besteht die Tendenz, sich aus der Taille vorzubeugen und den oberen Rücken zu runden. Weil diese Haltung die Wirbel stark belastet, sollten man besser leicht in die Knie gehen und sich aus der Hüfte vorbeugen. Stabilisieren Sie Ihren Rumpf mithife Ihrer Bauchmuskeln.

Beim Heben schwerer Gegenstände sollte der obere Rücken gerade bleiben und der untere Rücken seine natürliche Krümmung behalten. Spannen Sie die Bauchmuskeln an, um den unteren Rücken zu unterstützen, und gehen Sie in

die Knie. Lassen Sie Ihre Bein- und Gesäßmuskeln arbeiten, wenn Sie sich aufrichten, und heben Sie die Last möglichst nah am Körper.

Bei ziehenden oder schiebenden Bewegungen, z. B. beim Staubsaugen, Wischen oder Zusammenrechen von Laub, neigt man dazu, sich aus der Taille heraus zu beugen und zu drehen. Besser ist es, in Schrittstellung zu stehen und das Gewicht in einer rhythmischen Schaukelbewegung vor und zurück zu verlagern. Halten Sie den Rumpf mithilfe Ihrer Bauchmuskeln gerade. Der Brustkorb sollte über dem Becken bleiben.

Um von einem Stuhl aufzustehen, rutschen Sie bis zur Stuhlkante vor. Unter- und Oberschenkel bilden einen rechten Winkel. Nun die Bauchmuskeln anspannen und mit geradem Rücken aus der Hüfte nach vorn lehnen, einen Fuß vor den anderen setzen, das Gewicht auf den Ballen des hinteren Fußes verlagern und mit der Kraft der Beine in den Stand kommen.

Nützliche Adressen und Medien

Wenn Sie sich noch weitergehend informieren möchten, so finden Sie bei den folgenden Organisationen und Webseiten Wissenswertes rund um die Themen Gesundheit, Ernährung und Fitness.

Deutschland

Bundeszentrale für gesundheitliche Aufklärung (BzgA)
Ostmerheimer Str. 220
51109 Köln
Tel. 0221/89 92-0
www.bzga.de

Deutsche Gesellschaft für Ernährung (DGE)
Godesberger Allee 18
53175 Bonn
Tel. 0228/3776-600
www.dge.de

Deutscher Sportbund
Otto-Fleck-Schneise 12
60528 Frankfurt/Main
Tel. 069/870 00
www.deutschersportbund.de

Deutscher Turnerbund
Otto-Fleck-Schneise 8
60528 Frankfurt/Main
Tel. 069/67 801-0
www.dtb-online.de

Deutsche Gesellschaft für Sportmedizin und Prävention e.V.
Geschäftsstelle
Hugstetter Str. 55
79106 Freiburg
Tel. 0761/27 07 456
www.dgsp.de

Institut für Sporternährung e.V.
In der Aue
61231 Bad Nauheim
Tel. 060 32/71 200
www.isoline.de

Österreich

Österreichische Bundessportorganisation
Prinz-Eugen-Str. 12
1040 Wien
Tel. 01/50 444 55
www.bso.or.at

Allgemeiner Sportverbund Österreichs (ASVÖ)
Dommayergasse 8
1130 Wien
Tel. 01/877 38 200
www.asvoe.at

Österreichische Gesellschaft für Ernährung (ÖGE)
Zaunergasse 1–3
1030 Wien
Tel. 01/714 71 93
www.oege.at

Schweiz

Bundesamt für Sport (BASPO)
Hauptstr. 247
2532 Magglingen
Tel. 032/327 61 11
www.baspo.ch

Swiss Olympic – Dachverband des Schweizer Sports
Talgutzentrum 27
3063 Ittingen/Bern
Postfach 606
3000 Bern 22
Tel. 031/35 97 111
www.swissolympic.ch

Schweizerische Vereinigung für Ernährung (SGE)
Effingerstr. 2
Postfach 8333
Tel. 031/385 00 00
www.sve.org

Internet-Adressen

www.citysports.de
www.fitness.com
www.fitnesswelt.com
www.inwa.nordicwalking.com
www.laufplatz.de
www.richtigfit.de
www.sportgesundheit.de

Weitere Bücher von Joan Pagano

Muskeltraining für Frauen
(Dorling Kindersley)
Mit den Schritt-für-Schritt-Anleitungen in diesem Buch können Sie Ihren Körper optimal formen und straffen. Joan Pagano zeigt, wie sich sowohl Kraft als auch Ausdauer anhaltend steigern lassen.

15 Minuten Body Workout für jeden Tag
(Dorling Kindersley)
Attraktiver aussehen und fit werden mit einer Kombination von Ausdauer- und Krafttraining. Das Buch enthält detaillierte Schritt-für-Schritt-Anleitungen und eine DVD, die alle Übungen in Echtzeit vermittelt. So lassen sich die vier 15-minütigen Workouts spielend leicht erlernen – ein ideales Programm für Menschen, die nur wenig Zeit haben.

Muskeltrainingbox
(Dorling Kindersley)
Die praktische Box enthält ein handliches, schön gestaltetes Kartenset mit 52 Übungen, die auf dem Buch *Muskeltraining für Frauen* basieren.

Kontakt zu Joan Pagano

Joan Pagano Fitness Group
401 East 89th Street (no. 2M)
New York, NY 10128
USA
E-Mail:
info@joanpaganofitness.com
www.joanpaganofitness.com

Register

Dank

Dank der Autorin

Ich danke meiner Familie und meinen Freunden für ihre Geduld und ihre Unterstützung bei diesem Projekt. Mein besonderer Dank geht an James für seine unendliche Liebe, an meine liebevolle Mutter sowie an meine Schwester, die mich wieder einmal gerettet hat.

Ich danke meinen Kundinnen und Kunden, die diesen Weg mit mir gegangen sind, für ihre Loyalität, ihre Unterstützung, ihr Entgegenkommen und nicht zuletzt für ihren Abenteurergeist.

Danken möchte ich auch Dorling Kindersley für die Chance, Frauen in der ganzen Welt zu erreichen und mit einem herausragenden Team zu arbeiten: Mary-Clare Jerram und Jenny Latham gebührt Dank für die Konzeption, meiner Lektorin Hilary Mandleberg für ihre unschätzbaren Verbesserungsvorschläge und ihre Gründlichkeit, Ruth Hope für ihren wunderbaren Sinn für Ästhetik und Ruth Jenkinson für die brillanten Fotos. Danken möchte ich auch unseren beiden großartigen Models Carla und Jacqui.

Dank des Verlags

Der Verlag Dorling Kindersley dankt der Fotografin Ruth Jenkinson und ihrer Assistentin Ann Burke, der Firma sweatyBetty für die Bereitstellung der Trainingskleidung, Viv Riley von Touch Studios, den Models Jacqui Freeman und Carla Collins, Victoria Barnes für das Schminken und Frisieren der Models sowie Hilary Bird für das Erstellen des Registers.

Über Joan Pagano

Joan Pagano, Absolventin des Connecticut College, erhielt ihre Ausbildung als Gesundheits- und Fitnesstrainerin am renommierten American College of Sports Medicine. Seit 1988 berät und unterrichtet sie als Personal Trainer in New York Klienten aller Fitnesslevels. Im Rahmen dieser Tätigkeit entwickelte sie zahlreiche auf die Bedürfnisse von Einzelpersonen, Gruppen, Fitnessstudios, Schulen, Krankenhäusern und Firmen zugeschnittene Trainingsprogramme. Viele Jahre lang war sie Leiterin des Personal Trainer Certification Program am Marymount Manhattan College.

Heute leitet sie ihr eigenes Team aus Fitnesstrainern, die Joan Pagano Fitness Group. Sie hat sich nicht nur als Ausbilderin bei IDEA (einer international tätigen Organisation für die Fitnessbranche) einen Namen gemacht, sondern gilt auch als Autorität, was die positiven Auswirkungen von Sportprogrammen auf die Gesundheit von Frauen (z. B. bei Schwangerschaft, Brustkrebs, Wechseljahrbeschwerden und Osteoporose) betrifft. Bei Dorling Kindersley veröffentlichte sie die Titel *Muskeltraining für Frauen, 15 Minuten Body Workout für jeden Tag* und die *Muskeltrainingbox* mit praktischen Übungskarten.